浙江省普通高校"十三五"新形态教材

高等院校数字化融媒体特色教材

药事管理学

DISCIPLINE OF PHARMACY ADMINISTRATION

主　编　黄越燕

副主编　熊友香

U0211154

配数字资源

二维码180个

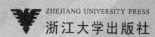

ZHEJIANG UNIVERSITY PRESS

浙江大学出版社

图书在版编目（CIP）数据

　药事管理学 / 黄越燕主编. —杭州：浙江大学出版社，
2022.1
　ISBN 978-7-308-22071-2

　Ⅰ. ①药… Ⅱ. ①黄… Ⅲ. ①药政管理－管理学－教
材 Ⅳ. ①R95

中国版本图书馆 CIP 数据核字（2021）第 252919 号

药事管理学

主　编　黄越燕

丛书策划	阮海潮(1020497465@qq.com)
责任编辑	阮海潮
责任校对	王元新
封面设计	周　灵
出版发行	浙江大学出版社
	（杭州市天目山路 148 号　邮政编码 310007）
	（网址：http://www.zjupress.com）
排　　版	杭州好友排版工作室
印　　刷	杭州杭新印务有限公司
开　　本	787mm×1092mm　1/16
印　　张	18.75
字　　数	468 千
版 印 次	2022 年 1 月第 1 版　2022 年 1 月第 1 次印刷
书　　号	ISBN 978-7-308-22071-2
定　　价	68.00 元

版权所有　翻印必究　印装差错　负责调换

浙江大学出版社市场运营中心联系方式：(0571) 88925591；http://zjdxcbs.tmall.com

《药事管理学》
编委会名单

主　编　黄越燕

副主编　熊友香

编　委　（以姓氏笔画为序）

万帮喜（浙江太美医疗科技股份有限公司）

朱志红（浙江中医药大学）

朱琦峰（嘉兴学院）

孙李丹（嘉兴学院）

张　慧（嘉兴第二医院）

黄越燕（嘉兴学院）

熊友香（浙江中医药大学）

前　　言

　　药事管理学是药学科学与社会科学相互交叉、相互渗透而形成的一门交叉学科,是运用管理学、社会学、法学、经济学和行为科学等学科的原理和方法,研究药学事业各种实践活动基本规律、基本方法的综合性应用性学科。药事管理学是教育部规定高等药学教育的专业核心课;同时"药事管理与法规"是我国执业药师职业资格考试中的必考科目之一。

　　本教材是以 2019 年版《中华人民共和国药品管理法》为核心,围绕药品研制、生产、经营、使用、监督管理等环节对相关最新的药事法律、法规、规章、政策进行整合,覆盖了国家执业药师职业资格考试、药学卫生专业技术资格考试的相关知识点,体现了时效性、政策性和法律性。本教材注重引导性、适用性和可读性,在教材编写形式上,设置了"学习导航""思考题""案例思考""知识链接""拓展信息""相关示例""课堂练习""教学课件""微课视频"等模块,内容丰富。本教材为新形态教材,纸质教材与数字化教学资源充分融合,每章均配备完整的微课教学视频及课件,可帮助学生更有效地学习和掌握知识点。

　　本教材共有十四章,主要内容包括绪论、药品管理制度、药事组织、药学技术人员管理、药品管理立法、药品注册管理、药品生产管理、药品经营管理、医疗机构药事管理、药品上市后监督管理、药品信息管理、特殊管理药品、中药管理、药品知识产权保护。

　　本教材具体编写分工为:第一、二、五、六、十一、十二章由黄越燕编写,第四章由黄越燕、熊友香编写,第三、七章由孙李丹编写,第八、十四章由黄越燕、朱琦峰编写,第九章由孙李丹、张慧、黄越燕编写,第十章由万帮喜、黄越燕编写,第十三章由熊友香、朱志红、黄越燕编写。全书由黄越燕统稿。

本教材可作为药学、中药学及相关专业的本科学生使用,也可作为药学专业技术人员的参考书和执业药师职业资格考试的辅助用书。

本书参阅借鉴了国内外相关药事管理学的教材及文献,详见书后参考文献,在此一并表示感谢!本书编写时力求紧跟国家法律、政策新动向,但难免存在疏漏或不足,敬请广大读者和专家不吝提出宝贵意见,以便修改完善。

编者

2022 年 1 月

目　　录

第一章

绪　论

> **学习导航**
>
> 1. **掌握**　药事管理的概念与目标、药事管理学的定义。
> 2. **熟悉**　药事管理的重要性、药事管理学的研究内容。
> 3. **了解**　药事管理学的形成与发展、药事管理法律体系。
> 4. **能力**　强化自身的法治意识，能够应用适当方法来研究药事管理中的实际问题。

第一节　药事管理概述

【1-1】教学课件

一、药学事业

医药是人类历史发展的产物,药品是人类社会预防、诊断、防治疾病的武器,与人类生命健康密切相关。药学事业简称药事,"药事"一词源于古代医药管理用语。据史书《册府元龟》记载:"北齐门下省,统尚药局,有典御药二人,尚药监四人,总御药之事。"由此可见,南北朝(420—589 年)时医药管理已有明确分工,设有专职人员掌管药事工作。随着社会的发展,"药事"一词的含义也在发生变化。

现代"药事"的概念,泛指一切与药有关的事项,是由药学相关部门及其活动所构成的一个完整的体系。其中,药学相关部门主要包括药品研制、生产、经营、检验、使用、价格管理、广告管理、监督管理和药学教育等部门,其活动围绕药品的研发、生产、流通和使用四个环节展开。药事体系中各部门的活动既相对独立,又密切联系,互相影响,互相促进。其基本职能包括:①为防治疾病提供安全、有效、合格的药品;②指导公众合理使用药品;③培养药学人才。因此,药事涉及的范围根据国家有关药品管理的法规、政策、规范、准则而定。

二、药事管理

(一)起源

Pharmacy Administration 一词最早出现在 1950 年,在我国曾被译为"药房管理""药学行政""药政"等。1985 年,华西医科大学药学院首次将其译为"药事管理",并正式给药学各专业本科生开设"药事管理学"必修课程。由此,"药事管理"在我国得到广泛认可与应用。

(二)药事管理的概念

药事管理是指对药学事业的综合管理,是运用管理科学的基本原理和研究方法对药学事业各部分的活动进行研究,总结其管理活动规律,并用以指导药学事业健康发展的社会活动。

药事管理有宏观和微观之分。宏观的药事管理又称药政管理或药品监督管理,是指国家对药品及药品相关事务的监督管理,包括制定和执行国家药物政策与药事法规,建立健全药事管理体制与机构,加强对药品研发、生产、流通和使用等环节的管理,保证公民用药安全、有效、经济、适当,并对违法者进行处罚管理。微观的药事管理,是指药事各部门内部的管理,包括人员、财务、物资设备、药品质量、技术、信息、药学服务等管理工作。

(三)药事管理的重要性

药事管理一直受到各国政府、社会及公众的关注。药事管理的重要性主要表现在以下几方面。

1. 建立基本医疗卫生制度,提高全民健康水平 建立基本医疗卫生制度的目标是人人享有基本医疗卫生服务。药品供应保障体系是基本医疗卫生制度的组成部分。建立药品供应保障体系的重点之一是建立国家基本药物制度,规范药品生产流通,保障公众的基本用药。享有基本医疗卫生服务的公平性问题以及有效控制医疗费用的问题,都涉及药品研发、生产、流通和使用的相关政策与具体管理措施。

2. 保证公众用药安全有效 药品是特殊的商品,关系着人们的身心健康和生命安危:一方面药品真伪和质量优劣,普通消费者难以辨识;另一方面,药品在防治疾病的同时,又具有不同程度的毒副作用。药事管理强调依法管理,其目的就是保证人们用药安全、有效、经济,维护公众的身心健康。

3. 增强医药经济在全球的竞争力 新药的不断发现与规模化的药品生产,大大降低了许多危害人类健康的疾病发病率及危害性。新药研发和销售也带来了高额经济效益,促进了制药工业的持续发展,使其成为各国经济领域的重要组成部分。进入 21 世纪以来,各国医药企业间的竞争逐渐聚焦于质量管理的竞争和药学服务的竞争。随着全球医药产业格局的不断变化,我国医药企业面临越来越多参与国际竞争的新机遇和新挑战,这对我国药事管理提出了更高的要求,不仅要有更先进的技术管理手段,还要有与国际接轨的药事管理法规和质量规范。

第二节 药事管理学科概述

一、药事管理学科的形成与发展

(一)国外药事管理学科的形成与发展

【1-2】教学课件

19世纪后期,随着制药工业新药研发能力和生产能力的提高,药品的品种和数量出现大幅增长,药品贸易蓬勃发展,药品作用更加受到经济、文化、管理等非专业技术因素的制约。药学实践逐渐与社会、经济、法律、教育、公众心理等因素相互融合,药学科学从纯粹的自然科学发展成一门与社会科学相互交叉的复合型科学。西方发达国家的药事行政和医药企业管理的内容、措施日益增多并自成体系,经过长期药事活动和药品管理实践经验的积累,药学与社会科学交叉渗透,逐渐形成药学的一支新兴分支学科——药事管理学。

随着药事管理学科的发展,药事管理学成为西方发达国家药学教育体系中的重要组成部分,列入高等药学教育的基本课程中。1910年,美国药学教师协会(AACP的前身)将"商业药学"列入基本科目,之后明确了"商业与法律药学"的学术地位。1951年,美国药学院校协会(American Association of Colleges of Pharmacy,AACP)将其更名为药事管理学(the discipline of pharmacy administration,Ph. A),1993年将其更名为"社会与管理科学"(social and administrative sciences,SAdS),但很多药学院系该学科名称仍然使用药事管理学。20世纪50—90年代,美国各药学院校纷纷成立药事管理系。目前攻读药事管理的硕士、博士占到全美药学研究生的8%以上。苏联药学教育将该学科称为"药事组织学"(pharmacy organization),在1924年提出将药事组织学列为高、中等药学教育的必修专业课程,教学内容侧重于药事行政组织机构、规章制度及行政管理。20世纪80年代后期,欧洲兴起社会药学(social pharmacy)热潮,各国药学教育开设的社会药学课程与药事管理学科的课程基本一致。

(二)我国药事管理学科的发展

药事管理学科在我国形成较晚,20世纪30年代,部分高等药学院系开设了"药物管理法及药学伦理"等课程。1954年,高教部颁布的药学专业指导性教学计划,将"药事组织"列为必修课程和生产实习内容。1956年,药学院校普遍开设了"药事组织"课程。1980年,卫生部药政管理局举办了全国药政干部进修班,正式开设药事管理课程。1984年,《中华人民共和国药品管理法》颁布后,药事管理学科的发展再度引起广泛重视。1985年,华西医科大学率先给药学类专业开设必修课程"药事管理学",随后我国各高等药学院校相继开设此课。1987年,国家教委将药事管理学列为药学专业的必修课程,1993年,人民卫生出版社出版发行了我国第一部药事管理学教材。

30多年来,药事管理学科体系逐渐发展和完善,主要体现在以下几个方面:

1.课程与教材建设 "药事管理学"被国家教育部门列为药学专业的主干课程,"药事管理与法规"被列为执业药师资格考试科目,从政策上保证了该学科的发展。目前,各高等药学院校普遍开设了药事管理学课程及其系列课程,如药品质量管理、医院药事管理、药品生产经营质量管理、药品市场学、新药开发管理、药事法规、药品生产企业管理、药物经济学、药学研究方法概论等。目前,供各层次药学生使用的药事管理学教材有 20 余种,保证了药事管理学教学的需要。

2. 师资与学生培养 部分院校成立了药事管理学教研室,药事管理学的专任教师已发展到百余人,占药学专业课教师的比例为 3.85%。国家在本科专业目录中设置了药事管理专业(专业代码:100704T),2004 年中国药科大学开始招收药事管理专业的本科生。1990 年,华西医科大学开始招收药事管理方向硕士研究生。目前已有 20 余所高校招收药事管理学硕士研究生。2000 年,沈阳药科大学、中国药科大学等 6 所高校开始招收药事管理学博士研究生。

3. 学术交流与科研 1986 年,中国药学会成立了药事管理分科学会(后改为药事管理专业委员会),随后,各省先后成立了药事管理分会。1994 年,全国召开了药事管理学科发展研讨会,成立全国医药院校药事管理学科协作组,之后举办了多次学术交流讲座,推动了我国药事管理学科的发展。1987 年,《中国药事》杂志创刊,这是我国第一种药事管理方面的学术期刊。其他一些药学期刊和卫生管理期刊也开设有药事管

【1-3】拓展信息

理栏目,供学术交流。近年来,我国每年公开发表的药事管理类学术论文数量迅速增长,近百项药事管理类课题获得国家自然科学基金及国家社会科学基金立项,研究主题涉及基本药物、药品监管、合理用药、药品不良反应、药品价格、医药供应链、医药知识产权、药学服务、药物政策等。

二、药事管理学的定义和性质

(一)药事管理学的定义

药事管理学是研究药事管理活动的基本规律和一般方法的学科。该学科以药品质量管理为重点,以解决公众用药问题为导向,应用管理学、社会学、法学、经济学和行为科学等多学科的理论与方法,对药品研制、生产、经营、使用、监督管理等活动或过程进行研究,总结其基本规律,指导药学事业健康发展。

(二)药事管理学的性质

药事管理学是药学的二级学科,但不同于药剂学、药物化学、药学等学科,它的研究更集中于管理学、社会学、法学、经济学和行为科学等社会科学,全面体现了药品研制、生产、经营、使用、价格、信息等诸多管理实践。药事管理学科的性质,主要体现在以下 4 个方面:

(1)药事管理学是药学的二级学科,主要探讨与药事有关的人们的行为和社会现象,因此具有社会科学性质。

(2)该学科是多学科理论和方法的综合应用,涵盖了药学、管理学、社会学、法学、经济学和行为科学等学科的理论和知识,是一门交叉学科。

(3)该学科研究药品研制、生产、经营、使用中非专业技术性方面的内容。

(4)该学科研究环境(政治、社会、经济、法律、技术、伦理)和管理因素(管理者理念、管理职能、管理者水平)与使用药品防病治病、维护人们健康之间的关系。

知识拓展

药事管理学科与药学其他学科的区别

药事管理学科与药学其他学科的研究目标一致,都是研究为防治疾病、计划生育、康复保健等提供药品信息和药学服务,以促进人们的健康。但它们研究所应用的基础理论、方法和研究成果等却有所不同,可以从以下几个方面体现。

不同点	药事管理学科	药学其他学科
关于药品的定义及分类	从社会、心理、传统、管理及法律方向进行研究,如:历史与现在,社会与个人如何看待药品及其作用;处方及其应用的社会、心理、行为分析;处方药与非处方药、基本药物、现代药与传统药等的分类	主要从理化性质、药理、病理生理方向进行研究,如:某物质的成分、化学结构、药理作用、治疗适应症
关于新药的研究和药品生产	从药品研究与开发管理、质量管理、法律控制、经营管理、市场管理、社会问题、资源合理利用等方面进行研究	从药物的提取分离、合成、组合、制剂、吸收、分布、代谢、机制、工艺、质量分析、检验等方面进行研究
关于影响药品作用的因素	从患者心理、社会经济条件、用药管理等社会、经济、管理等方面进行研究	从物理学、化学、生物学以及生物药学(如生物利用度、药代动力学等)等方面进行研究
关于药品的效用评价	从人们的健康权利、生命质量、对医疗的满意程度、人均期望寿命、社会经济发展水平等社会、心理、经济方面进行研究	从治疗效果、毒副作用、药物不良反应等生理学、病理学效应等方面进行研究

三、药事管理学的研究内容

药事管理学是研究药学事业的活动和管理问题,其任务是促进药学事业的发展,保证公众用药安全、有效、经济、合理,提供药物的信息和药学服务,从而保障人民用药安全,维护人民身体健康和用药的合法权益。药事管理学的研究内容主要包括以下几个方面:

1. 药事管理体制 药事管理体制涉及药事工作的组织方式、管理制度和管理方法,国家权力机关关于药事组织机构设置、职能配置及运行机制等方面的制度。药事管理学运用社会科学的理论,进行分析、比较、设计和建立完善的药事组织机构及制度,优化职能配置,减少行业、部门之间重叠的职责设置,提高管理水平。

2. 药品监督管理 研究药品的特殊性及其管理的范围和方法,制定药品质量标准,制定影响药品质量的工作制度,制定国家药品政策、基本药物目录,实施药品分类管理制度、药品不良反应监测报告制度、药品上市许可持有人制度、药品追溯制度等,明确药品全生命周期质量安全责任。

3. 药学技术人员管理 研究药师管理制度、办法,明确药师的职责、权利和义务,通过法律手段对药师进行管理。

4. 药品管理立法　依法管理药学事业是现代法治社会发展药学事业的主要途径和方法。要根据社会和药学事业的发展,不断完善药事管理法规体系,对不适应社会需求的或过时的法律、法规、规章要适时修订,以保证公众用药安全。

5. 药品研制和注册管理　研究药品注册管理制度,对新药的研究、临床前研究、临床试验过程进行规范化、科学化管理,制定实施《药品非临床研究质量管理规范》(good laboratory practice,GLP)、《药品临床试验质量管理规范》(good clinical practice,GCP),建立科学、合理、高效的审批机制,提高上市药品在国际市场的竞争力。

6. 药品生产、经营管理　运用管理科学的原理和方法,研究国家对药品生产、经营企业的管理和企业自身的科学管理,研究制定《药品生产质量管理规范》(good manufacturing practice,GMP)、《药品经营质量管理规范》(good supply practice,GSP),指导企业组织生产、经营活动。

7. 药品使用管理　重点是以患者为中心的药学技术服务,研究内容包括药学部门的组织架构、药师的配置与管理、调剂与处方管理、制剂管理、药品供应管理、临床药学与药学服务等。

8. 药品信息管理　药品信息管理是指国家对药品信息的监督管理,以保证药品信息的真实性、准确性、全面性,内容包括药品包装、标签和说明书、药品广告、互联网药品信息服务等。

9. 特殊药品管理　麻醉药品、精神药品、医疗用毒性药品、放射性药品及药品类易制毒化学品等特殊药品的滥用,会产生药物依赖甚至危害社会的行为;加强对需特殊管理的药品的管控,可以更好地维护患者用药安全,维护社会安全。

10. 中药管理研究　中医药是我国卫生事业的重要组成部分,研究中药管理,保护药材资源和合理利用,提高中药质量,积极发展中药产业,对推进中药现代化发展、提高中医药整体管理水平具有重要意义。

11. 药品知识产权保护　药品的研究创新,投资大,风险高,研发成功后可在知识产权保护期内获得丰厚的回报。运用法律对药品知识产权进行保护,是药事管理学科研究的新领域。

【1-4】知识链接

知识拓展

药事管理学的主要参考资料与网站

资料名称及网站	主办或主编、出版社
国家药品监督管理局官方网站 http://www.nmpa.gov.cn/WS04/CL2042/	国家药品监督管理局
国家卫生健康委员会官方网站 http://www.nhc.gov.cn/	国家卫生健康委员会

续表

资料名称及网站	主办或主编、出版社
世界卫生组织官方网站 https://www.who.int/zh/	世界卫生组织
中国食品药品网 http://www.cnpharm.com/	中国健康传媒集团主办,是《中国医药报》社官方网站
《中国药事》杂志 http://zgys.cnjournals.org/ch/index.aspx	中国食品药品检定研究院 CN 11-2858/R
《中国药房》杂志 http://www.china-pharmacy.com/9	中国医院协会、重庆大学附属肿瘤医院联合主办 CN 50-1055/R
医药经济报 http://www.yyjjb.com.cn/	国家药品监督管理局南方医药经济研究所主办 CN 44-0098
中国药学年鉴	《中国药学年鉴》编辑委员会编写,彭司勋主编
药事管理学	杨世民主编,人民卫生出版社 2016 年版

第三节　药事管理学的研究方法

药事管理研究是丰富和发展药事管理学的重要途径。药事管理研究具有社会科学性质,主要探讨与药事有关的人们的行为和社会现象的系统知识。药事管理研究对象以"人"及"社会"为主,其研究环节与条件、研究结果的解释程度等均与以"物"及"自然"为主的自然科学研究有所不同,主要表现在复制性低、因素复杂、间接测量、普遍性低、误差较大等。药事管理研究方面涉及内容广泛,研究方法很多。

【1-5】教学课件

一、药事管理的研究过程

药事管理研究过程遵循一般问题解决的基本过程,从发现问题开始,确定问题后着手收集资料,寻找答案。药事管理研究的一般程序见图 1-1。

二、药事管理的研究方法

(一)文献研究

文献研究是一种不直接接触研究对象的研究方式,是指查阅、收集、整理有关药事管理的科研文献资料,获取所需的知识和数据,研究并形成对事实科学认识的方法。文献研究的优点在于不需要直接接触研究对象,不会对研究对象造成干扰,适用于研究药事管理活动发展趋势一类的问题,研究费用低、时间短,可重复进行;其缺点是获得的文献受到历史阶段的限制,不一定能满足研究者的需要。

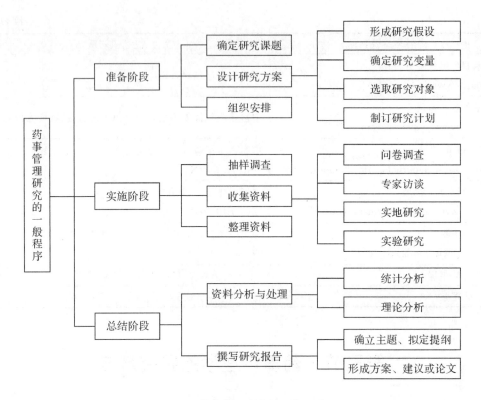

图 1-1　药事管理研究的一般程序

(二)调查研究

调查研究是以特定群体为对象,应用问卷调查和访谈的方式,向研究对象样本询问问题,收集资料和信息,根据样本特征推断总体特征的调查方法。调查研究法的特点是准确性较低,可靠性较高,主要适用于描述性、解释性或探索性研究。

问卷是收集调查数据的重要工具,问卷设计的技术性和专业性很强,问卷的样式、问题的方式和难易程度以及题目的顺序等都直接影响调查的成功与否。访谈可以面对面或电话进行,可以得到问卷法难以得到的深入资料,但访谈费时,成本大,样本数量有限。

(三)实地研究

实地研究是对自然状态下的研究对象进行直接观察和访问,收集一段时间内若干变量的原始数据或基本信息,并得出一般性结论,是一种定性的研究方式。实地研究的特征是研究者直接深入研究对象的药事活动中,通过参与观察和访谈,收集具体而详细的定性资料,感受研究对象的行为方式,归纳概括其理论解释。其优点是综合性强,方式灵活,适合研究复杂的药事活动或事件,可弥补定量研究的缺陷;其缺点是主观性较强,研究过程容易受到外界因素的干扰。

(四)实验研究

实验研究是通过对经过"处理"的实验组与未接受"处理"的对照组比较分析,研究原因和结果的关系。所谓"处理",是指对研究对象施加一定的干预措施,观察干预措施对实验对象产生的影响。该法不仅可以根据原因去预测结果,而且还可以通过控制原因去发现预期的结果。实验研究法的优点是可以控制自变量,易重复,实验结果清晰可靠,且成本较低;缺点在于其人为干预,研究结果容易失真,难以推广。

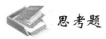 **思考题**

1. 什么是药事和药事管理?怎样理解药事管理的重要性?
2. 药事管理学是一门怎样的学科,具有什么性质?
3. 药事管理学的研究内容包括哪些?
4. 简述药事管理学的研究方法。

（黄越燕）

【1-6】课堂练习

【1-7】教学视频

第二章

药品管理制度

➜ 学习导航

1. **掌握** 药品的定义和特征、药品监督管理的含义与性质、药品质量监督检验的性质和类型、药品分类管理的主要内容、基本药物制度的主要内容。
2. **熟悉** 国家药品标准、药品储备制度。
3. **了解** 药品监督管理的行政职权。
4. **能力** 能够理解我国药品管理制度,指导开展实际工作;能够区分药品和非药品、处方药和非处方药。

第一节 药 品

药品是人类用于防治疾病的特殊商品,其质量关系到人体健康和生命安全,必须建立健全药品管理制度,对药品实施严格的监督和管理,才能保障药品安全、有效以及合理地为人类服务。那么,什么是药品,药品有哪些特性,如何分类和管理呢? 这些问题在不同的社会阶段,从不同的学科或角度出发,有不同的解释。本节从法律和社会学的角度予以阐述。

【2-1】教学课件

一、药品的定义与分类

(一)药品的定义

根据《中华人民共和国药品管理法》(以下简称《药品管理法》),药品是指用于预防、治疗、诊断人的疾病,有目的地调节人的生理机能并规定有适应症或者功能主治、用法和用量的物质,包括中药、化学药和生物制品等。

虽然《药品管理法》2019年版中将药品具体类别的叙述，从2015年版的11种(中药材、中药饮片、中成药、化学原料药及其制剂、抗生素、生化药品、放射性药品、血清、疫苗、血液制品、诊断药品等)简化描述为3种(中药、化学药、生物制品)，但其对药品定义的核心描述并未改变。

1. 范围　我国《药品管理法》规定的药品是专指人用药品，不包括农药、兽药等。这一点与美国、英国、日本等国家药事法的规定不同。

2. 区别　药品与食品、保健品、毒品等其他物质的根本区别在于，药品规定了使用目的和使用方法。有些物质既是食品又可入药，当人们为了防治疾病的目的，遵照医嘱或说明书，按一定方法和数量进行使用时，才能称为药品。

3. 分类　法律规定传统药和现代药均是药品，这一点与西方国家的规定不完全相同。这有利于继承、整理、发展中医药文化，有效开发利用医药资源，为现代医药保健服务。

(二)药品的分类

根据药品的物理性质、药理作用或给药途径，可以将药品分为多种类别。从药品管理的角度，可对药品进行以下分类：

【2-2】知识链接

1. 根据来源和历史发展，分为现代药和传统药　现代药(modern drugs)，是指用现代医学观点和理论表述其特性，并用化学合成、分离提取、化学修饰、生物技术等现代科技手段研究与开发、制造与使用的药品。主要指化学药品(原料药及其制剂)、抗生素、生化药品、放射性药品、血清、疫苗、血液制品和诊断药品等。

传统药(traditional drugs)，是指用传统医学的经验和理论表述其特性，并指导其发现、生产和使用的药品。主要指中药、民族药(如蒙药、藏药、苗药等)，包括动物药、植物药和矿物药等。

2. 根据药品使用安全管理，分为处方药和非处方药　处方药(prescription drugs)，是指凭执业医师和执业助理医师处方，方可购买、调配和使用的药品。

非处方药(over-the-counter drugs，OTC drugs)，是指由国务院药品监督管理部门公布，不需要执业医师或执业助理医师处方，消费者可自行判断、购买和使用的药品。

3. 根据药品的注册管理，分为新药、仿制药、医疗机构制剂　新药(new drugs)，是指未在中国境内外上市销售的药品。已上市药品改变剂型、给药途径、增加新适应症的，均按新药管理。

仿制药(generic drugs)，是指仿制与原研药品质量和疗效一致的药品。

医疗机构制剂(pharmaceutical preparations)，是指医疗机构根据本单位临床需要经批准而配制、自用的固定处方制剂。

4. 根据药品的社会功能，分为国家基本药物、基本医疗保险药品、国家储备药品　国家基本药物(national essential medicines)，是指国家经过科学评价遴选出来的适应基本医疗卫生需求，供临床首选、公众可公平获得的药品。一般按零差率销售，全部纳入基本医疗保险目录。

基本医疗保险药品(national basic medical insurance drugs)，是指列入《国家基本医疗保险、工伤保险和生育保险药品目录》，从基本医疗保险、工伤保险和生育保险基金支付的药品。由国家医疗保障局与人力资源和社会保障部制定并发布。

国家储备药品(national drug reserve),是指国家为了维护社会公众健康,保证紧急需要而按规定进行储备的药品。在发生灾情、疫情及突发事件时,国务院规定的部门可以紧急调用。

5. 根据管理的严格程度,分为特殊管理药品和一般管理药品 特殊管理药品(specially administered drugs),是指国家制定法律规范,实行比其他药品更加严格管制的药品。《药品管理法》规定,国家对麻醉药品、精神药品、医疗用毒性药品、放射性药品、药品类易制毒化学品等药品实行特殊管理规定。国家对疫苗、戒毒药品、兴奋剂、部分抗菌药等也采取较为严格的管理措施。

【2-3】知识链接

一般管理药品(general management drugs),是指除了特殊管理药品以外的普通药品,采取一般常规的管理措施。

二、药品的特殊性

(一)药品的质量特性

药品质量是指药品能满足防治疾病、调节生理功能的固有特性,包括有效性、安全性、稳定性、均一性等。药品与人的生命健康密切相关,因此药品质量至关重要,只有合格品和不合格品之分,不存在低于质量标准的残次品或等外品。

1. 有效性 药品在规定适应症、用法和用量条件下预防、诊断、治疗疾病的有效程度。有效性是药品的固有特性,在我国采用"痊愈""显效""有效"来区别,在有的国家采用"完全缓解""部分缓解""稳定"来区别。

2. 安全性 药品按规定的适应症、用法和用量使用后,对人体产生毒副作用的程度。大多数药品有不同程度的毒副作用,只有在衡量有效性大于毒副作用,或可解除、缓解毒副作用的情况下才可使用某种药品。

3. 稳定性 药品在规定的条件下保持其有效性和安全性的能力,包括药品的有效期限,以及生产、贮存、运输和使用的要求。

4. 均一性 药品中每一单位(片、粒、瓶、支、袋)产品都符合有效性、安全性的规定要求的同等程度。均一性是在制药过程中形成的固有特性,药品的单位产品含量与用药剂量有密切关系。

(二)药品的商品特性

药品具有商品的一般属性,通过流通渠道进入消费领域;但药品影响到人们的身体健康和生命安全,是极为特殊的商品,不能完全按照一般商品的经济规律来对待。其特殊性主要表现在以下几个方面:

1. 生命关联性 药品与其他商品相比,首先在于其与人的生命健康密切相关。各种药品有各自不同的适应症及用法、用量,只有对症治疗,合理用药,才能起到防病治病的作用。

2. 作用双重性 药品既可以防治疾病,又存在不同程度的毒副作用,可能危害人身安全。用之得当,可以治病救人,保护健康;使用和管理不当,可能危害人体健康,甚至危及生命。

3. 专业技术性 药品质量是否合格,只有药学专业技术人员依据法定标准和检验仪器才能进行鉴别判断。药品使用是否合理,需要依靠合格的医师、药师的指导或审核。

4. 公共福利性　药品流通遵循价值规律的基本原则,但药品防治疾病、维护健康的使用价值,又具有社会福利性。国家推行基本药物政策、对药品广告进行审查管理、支持新药研发等,旨在通过宏观调控和监督管理,保证人们的用药需求和合法权益,也是药品公共福利性的体现。

5. 市场需求无弹性　人类疾病种类繁多,需要多种药品来防治;但在一定时期各种疾病的发病率有一定规律,所需的药品也有一定限度,即市场需求基本上无弹性,药品的需求受价格的影响较小或不明显,是由发病率来决定的。

第二节　药品监督管理

药品是特殊的商品,药品质量关系到人民生命健康、社会稳定,世界各国政府对药品的监督管理均极为重视。

【2-4】教学课件

药品监督管理(drug administration),是指国家授权的行政机关,依法对药品的研制、生产、流通和使用环节中的药品、药事组织、药事活动和药品信息等监督管理;另外,也包括司法、检察机关和药事法人及非法人组织、自然人对管理药品的行政机关和公务员的监督。

一、药品监督管理的性质、作用和原则

(一)药品监督管理的性质

1. 属于国家行政　国家行政是以组织、执行为其活动方式,是国家行政机关依法对国家事务进行有组织的管理活动。药品监督管理是药品安全监管的行政活动,目的是保证药品质量和维护人民用药合法权益。

2. 具有法律性　药品监督管理是依据《药品管理法》依法进行的监督管理活动,体现了国家意志,由国家强制力作保障。违反、破坏这种法律关系的行为,要受到法律的制裁。

3. 具有双重性　药品监督管理既包括国家行政机关依法享有行政权力,实施行政管理活动,也包括监督主体对行政权进行的监督,防止权力滥用。

(二)药品监督管理的作用

1. 保证药品质量　药品是用于防治疾病的特殊商品,其质量好坏,消费者难以辨别。常有不法分子以假药劣药冒充合格药品;或者不具备条件擅自研制、生产、经营或使用药品,以牟取暴利。因此,必须加强政府对药品的监督管理,严惩违法活动,才能保证药品质量,保证人们用药安全有效。

2. 促进新药研究开发　新药研究开发的投资多、风险大、利润高,新药的质量和数量,对防治疾病和发展医药经济均有重大影响。加强药品监督管理,制定科学的新药审评标准,规范新药研制基本准则,严格新药审评程序,才能促进新药研究开发,促进医药行业发展。

3. 提高制药工业的竞争力　药品质量水平是制药企业生存竞争的基础。只有政府加强药品监督管理,才能解决经济效益和社会效益的矛盾,坚持质量第一,确保产品质量,提高制

药企业的竞争力。国家对医药领域的监督管理和提供的政策环境,会对制药企业核心竞争力的培育与发展起到关键作用。

4. 规范药品市场,保证药品供应　药品市场复杂,药品流通过程中影响药品质量、药学服务质量的因素多且较难控制。只有加强药品监督管理,规范药品市场,反对不正当竞争,打击扰乱药品市场秩序的违法犯罪活动,才能保证及时地为人们供应合格药品。

5. 为合理用药提供保证　随着社会的发展,合理用药问题越来越受到公众的关注。合理用药不仅要求医生科学、合理、正确地开具处方,也涉及药品质量和药师服务质量。政府和药学行业协会应加强药品监督管理,制定合理用药的规范、指南等,防止药害事件的发生,保证人们用药安全、有效、经济、合理。

(三)药品监督管理的原则

1. 依法实施监督管理　药品监督管理必须具有法律、规章的依据;行政主体必须在法律、规章规定的权限范围内实施监督管理;药品监督管理时适用的法律、规章应当准确无误。

【2-5】案例思考

2. 管理应遵循行政合法　药品监督管理作为行政管理,应当遵循行政合法的原则,包括主体合法和程序合法。《药品管理法》规定了药品监督管理的主体不得超越职权范围行事,尊重客观事实,适用法律正确;同时,管理行为也必须符合法律、规章制度对药品监督管理的时限、步骤及方式方法等程序规定和要求。没有法定依据或者不遵守法定程序的行政处罚是无效的。

3. 坚持风险管理、全程管控、社会共治　药品监督管理应当以人民健康为中心,坚持风险管理,将风险管理理念贯穿于药品研制、生产、经营、使用、上市后管理等各个环节,坚持社会共治,强化地方政府、有关部门、药品行业协会、新闻媒体等各方面的责任,合力保障药品安全。

二、药品监督管理的主要内容

(一)药品监督管理的行政职权

1. 行政职权的定义　行政职权是具体配置于不同行政主体的行政权,是行政主体所拥有的具体的行政权。其性质体现在以下三方面:①行政权与行政主体具有关联性;②行政权具有两面性,对相对方有强制力和约束力,对国家则是行政主体的职责;③具有优益性,即为了保障行政主体有效地行使职权、履行职责,国家赋予行政主体享有在职务上的优先条件和物质上的便利条件。

2. 药品监督管理部门的行政职权

(1)行政规范权　包括起草和报送药品监管法律和行政法规草案;制定、修改、废止和解释部门规章;制定和公布药品监督管理的政策、规划等规范性文件。

(2)行政许可权　行政机关根据公民、法人或其他组织的申请,经依法审查,准予其从事特定活动、认可其资格资质或赋予其某种法律权利的行为。药品监督管理部门的行政许可是一种前置性管理措施,目的是将关系人民生命健康的药品注册、生产、经营、使用等纳入规范的行政管理的监督之下,以确保人民群众用药安全有效。

《药品管理法》中确定的行政许可项目包括药品生产许可、药品经营许可、药品上市许可、药品广告许可、药品临床研究许可、药师执业许可等。

设置和实施行政许可的原则有:法定原则;公开、公平、公正原则;便民和效率原则;信赖保护原则。

(3)行政形成权 药品监管部门有权接收相对方依法申请药品注册及药品生产、经营许可证等,使药品监管法律关系产生,并有权规定变更和撤销条件。

【2-6】知识链接

(4)行政监督权 药品监管部门有权对药品的研制、生产、流通、使用等领域实施监督检查,检查药事组织及相关个人遵守药事法律、规章、药品标准和履行义务的情况,并有权进行监督抽查检验和验证。接受监督检查的单位不得拒绝和隐瞒,提供真实情况及资料。

药品监督检查主要有日常监督检查、跟踪检查、专项检查、飞行检查等,可以采取书面检查、现场检查或书面与现场检查相结合的方式。

(5)行政处罚权 药品监管部门对违反药品管理法律、规章的公民、法人或其他组织,依法实施行政处罚,这是药品监管部门的法定职责。

根据违法情节的轻重,行政处罚可分为:声誉罚(警告、告诫、约谈、通报批评)、财产罚(罚款、没收违法所得、没收非法财物)、行为罚(限期改正、停产停业、吊销许可证及证明文件)、资格罚(从业资格限制、终身禁业)、人身罚(如行政拘留)。但《药品管理法》没有涉及人身罚的内容,对人身自由的行政处罚只能由公安机关实施,药品监管部门没有人身自由处罚权。2019年版《药品管理法》加大了行政处罚力度,设置了双罚制,对情节严重的违法行为不仅处罚单位,同时处罚个人。

药事行政处罚由违法行为发生地的药品监督管理部门管辖。实施行政处罚必须坚持:①法定依据及法定程序原则;②公正公开原则;③处罚与违法行为相适应原则;④处罚与教育相结合原则;⑤不免除民事责任,不取代刑事责任原则。若对他人造成损害,应承担民事责任;若构成犯罪,移送司法机关,依法追究刑事责任。

实施行政处罚过程中,个人或药事组织享有陈述权、申辩权,而且药品监管部门不得因陈述和申辩加重处罚。对处罚不服的,有权依法申请行政复议或者提起行政诉讼。

【2-7】相关示例

(6)行政强制权 行政机关有权对行政相对人的人身及财产自由等采取强制性措施的行为,可分为行政强制措施和行政强制执行,前者是为了制止违法行为,防止证据损毁,避免危害发生,控制危险扩大;后者是为了强制行政相对人履行法定义务。

行政强制措施的种类包括:限制公民人身自由;查封场所、设施或财物;扣押财物;冻结存款、汇款及其他行政强制措施。行政强制执行的方式包括:加处罚款或滞纳金;划拨存款、汇款;拍卖或依法处理查封、扣押的场所、设施或财物;排除妨碍、恢复原状;代履行以及其他行政强制执行方式。

我国药品监管采取的行政强制措施主要为:限制药品流通的查封、扣押、责令召回,停止生产、销售、使用等紧急控制措施。经过进一步调查,确认存在违法行为或质量问题的,应当作出正式行政处罚决定或行政处理决定;经检查不存在违法行为或质量问题的,应当及时解除行政强制措施,恢复正常药品生产、经营和使用秩序。

(7)行政禁止权 行政主体有权不允许行政相对人进行一定的作为或不作为。

（8）行政确认权　行政主体依法对行政相对人的法律地位、法律关系或有关法律事实进行甄别，给予确定、认定、证明（或证伪）并予以宣告。

（9）行政裁决权　行政主体对当事人之间发生的、与行政管理活动密切相关、与合同无关的民事纠纷进行审查，并作出裁决。

【2-8】知识链接

（二）药品飞行检查

药品飞行检查是药品监督管理部门针对药品生产、经营等环节开展的不预先告知的突击检查或暗访调查。与其他监督检查相比，药品飞行检查的特点是：行动的保密性；检查的突然性；接待的绝缘性；现场的灵活性；记录的即时性；处罚的透明性。

为了加强药品和医疗器械监督检查，强化安全风险防控，国家食药监局制定了《药品医疗器械飞行检查办法》，于 2015 年 9 月 1 日起施行。

1. 检查原则　遵循依法独立、客观公正、科学处置的原则，围绕安全风险防控开展。

2. 一般规定　被检查单位应当予以配合，不得拒绝、逃避或阻碍；药监部门应按照政府信息公开的要求公开检查结果，对重大或典型案件，可采取新闻发布等方式向社会公开；药监部门及其工作人员应当严格遵守法律法规、廉政纪律和工作要求，不得向被检查单位提出无关要求，不得泄露飞行检查相关情况、举报人信息及被检查单位的商业秘密。

3. 启动标准　具有下列情形之一的，药品监管部门可以开展飞行检查：

（1）投诉举报或其他来源的线索表明可能存在质量安全风险的；

（2）检验发现存在质量安全风险的；

（3）药品不良反应监测提示可能存在质量安全风险的；

（4）对申报资料真实性有疑问的；

（5）涉嫌严重违反质量管理规范要求的；

（6）企业有严重不守信记录的；

（7）其他需要开展飞行检查的情形。

4. 检查方式　制订检查方案，明确检查事项、时间、人员构成和方式等。需要采用不公开身份的方式进行调查的，检查方案中应当予以明确。

必要时，药品监督管理部门可以联合公安机关等有关部门共同开展飞行检查。

检查组由 2 名以上检查人员组成，实行组长负责制。检查人员应当是药监部门行政执法人员、依法取得检查员资格的人员或取得本次检查授权的其他人员。

5. 结果处理　根据飞行检查的结果，药品监管部门可以依法采取限期整改，告诫或约谈被检查单位，监督召回产品，收回或撤销资格证书，暂停研制、生产、销售或使用等风险控制措施。风险因素消除后，应当及时解除控制措施。

国家药监局发现违法行为需要立案查处的，可直接组织查处，也可指定被检查单位所在地药品监管部门查处。地方药监局发现违法行为需要立案查处的，原则上应直接查处。由下级药监部门查处的，组织飞行检查的药监部门应当跟踪督导查处情况。

发现违法行为涉嫌犯罪的，由负责立案查处的药监部门移送公安机关，并抄送同级检察机关。

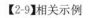

【2-9】相关示例

第三节　药品质量监督检验

一、药品标准

由政府或权威机构编纂、发布药品质量标准,以鉴别药品的真伪优劣,监督管理生产、经营、使用中的药品质量,仲裁药品质量纠纷。药品标准管理已有悠久历史。公元 659 年我国唐代政府组织编写的《新修本草》是第一部具有药典性质的国家药品标准。1772 年《丹麦药典》出版,至 20 世纪有多个国家出版药典。1930 年,《中华药典》颁布。1951 年,WHO 出版了《国际药典》。1964 年,瑞典、丹麦、挪威合编了《北欧药典》,1977 年《欧洲药典》出版。各个国家和地区的药典,对提高药品质量,发展制药工业,保障人们用药安全起到重要作用,也促进了药事管理的发展。

【2-10】教学课件

(一)药品标准的概念

药品标准(drug standard),也称药品质量标准,是指关于药品的质量规格、生产工艺和检验方法等的技术规定。药品标准是药品监督管理的法定技术依据,也是药品生产经营企业和医疗机构承担质量保证义务的最基本标准。

凡是正式批准生产销售的药品(包括化学原料药及其制剂、中药材、中药饮片、生物制品等)、药用辅料、直接接触药品的包装材料和容器等都要制定质量标准。

(二)药品标准的构成

1. 国家药品标准　国家药品标准是国家为保证药品质量、指导药品研究者和药品上市许可持有人做好药品研发和药品上市后质量控制,对药品的质量控制、技术指标、检验方法等作出的强制性规定,是药品研制、生产(进口)、经营、使用和监督管理等相关单位均应遵循的法定技术标准。

《药品管理法》规定,国家药品监督管理部门颁布的《中华人民共和国药典》和药品标准为国家药品标准。其内容包括质量指标、检验方法及生产工艺等技术要求。

(1)《中华人民共和国药典》(Pharmacopoeia of the People's Republic of China,Chinese Pharmacopoeia,ChP)简称《中国药典》,是由国家药典委员会制定,国家药品监督管理局批准并颁布的。《中国药典》是国家药品标准体系的核心。我国于 1953 年颁布了第 1 版药典,之后颁布 1963 年版、1977 年版,从 1985 年起每隔 5 年修订颁布新版药典。现行版药典为2020 年版(第 11 版),自 2020 年 12 月 30 日起实施。

《中国药典》一经颁布,其历版标准同时废止。除非特别注明版次外,《中国药典》均指现行版。《中国药典》收载品种范围和要求是:防治疾病必需、疗效肯定、不良反应少、优先推广使用,并有具体的标准,能控制或检定质量的品种;工艺成熟、质量稳定、可成批生产的品种;常用的医疗辅料、基质等。《中国药典》主要由凡例、品种正文和通用技术要求构成。自实施之日起,所有生产、上市药品应当符合本版《中国药典》相关技术要求。

2020 年版《中国药典》分为一、二、三、四部,即中药、化学药品、生物制品、通则和药用辅料卷,共收载品种 5911 种,其中,新增 319 种,修订 3177 种,不再收载 10 种,品种调整合并 4

种。一部中药收载 2711 种,其中新增 117 种、修订 452 种。二部化学药收载 2712 种,其中新增 117 种、修订 2387 种。三部生物制品收载 153 种,其中新增 20 种、修订 126 种;新增生物制品通则 2 个、总论 4 个。四部收载通用技术要求 361 个,其中制剂通则 38 个(修订 35个)、检测方法及其他通则 281 个(新增 35 个、修订 51 个)、指导原则 42 个(新增 12 个、修订12 个);药用辅料收载 335 种,其中新增 65 种、修订 212 种。

(2)局(部)颁药品标准 是指未列入《中国药典》而由国家药品监督管理部门批准并颁布实施的药品标准,同样具有法律约束力。其收载范围为:国内已有生产、疗效较好,需要统一标准但尚未载入药典的品种。例如:《国家食品药品监督管理局国家药品标准》新药转正标准 1～48册;《国家食品药品监督管理局国家药品标准》国家中成药标准汇编(中成药地方标准升国家标准部分)。

【2-11】知识链接

(3)药品注册标准 是指国家药品监督管理部门批准给申请人特定药品的标准,生产该药品的生产企业必须执行该注册标准。药品注册标准不得低于《中国药典》的规定。

《药品管理法》规定,药品应当符合国家药品标准。经国务院药品监督管理部门核准的药品质量标准高于国家药品标准的,按照经核准的药品质量标准执行;没有国家药品标准的,应当符合经核准的药品质量标准。

2. 其他药品标准

(1)中药饮片炮制规范 中药饮片应当按照国家药品标准炮制;国家药品标准没有规定的,应当按照省级药品监管部门制定的炮制规范炮制。省级药监局制定的炮制规范应当报国家药监局备案,是国家药品标准的补充,具有法律效力。不符合国家药品标准或不按照省级炮制规范炮制的,不得出厂、销售。

【2-12】知识链接

(2)医疗机构制剂质量标准 由各省、自治区、直辖市药品监督管理部门制定和审核批准。

(3)企业内控标准 制药企业为确保本企业生产的药品每一批都能质量稳定均一,并能达到国家药品标准的要求,均制定出本企业内控的药品质量标准。企业标准往往是在国家药品标准基础上建立起来的更为严格的质量控制指标。

二、药品质量监督检验

(一)药品质量监督检验的概念和性质

药品质量监督检验,是指国家药品检验机构按照国家药品标准对需要进行质量监督的药品进行抽样、检查和验证,并发出相关检验结果报告的药物分析活动,是药品质量监督的重要组成部分,检验的目的就是为了监督。

药品监督检验不同于药品生产检验或药品验收检验,具有以下性质:①公正性,属于第三方检验,不涉及买卖双方的利益,不以营利为目的,公平、公正。②权威性,是代表国家对研制、生产、经营、使用的药品质量进行的检验,具有比生产或验收检验更高的权威性。③仲裁性,是根据国家的法律法规进行的检验,检验依据是国家药品标准,检验结果具有法律效力和法律仲裁性。

(二)药品质量监督检验的类型

根据目的和处理方法不同,可以分为以下几种类型:

1. 抽查检验　抽查检验简称抽验,是由国家依法对生产、经营和使用的药品质量进行有目的的调查和检验的过程,是药品监督管理部门通过技术方法对药品质量合格与否作出判断的一种重要手段,包括评价抽验和监督抽验。

(1)评价抽验　是药品监督管理部门为掌握、了解辖区内药品质量总体水平与状态而进行的抽查检验工作。

(2)监督抽验　是药品监督管理部门在药品监督管理工作中,为保证人民群众用药安全而对监督检查中发现的质量可疑药品所进行的有针对性的抽验。

药品抽查检验分为国家和省(自治区、直辖市)两级。国家药品抽验以评价抽验为主,省级药品抽验以监督抽验为主。抽验结果由国家和省级药品质量公告予以发布。药品抽查检验不向被抽样的企业或单位收取费用,所需费用由财政列支。

2. 注册检验　注册检验是指法定的药品检验机构为协助药品监督管理部门完成药品注册审评而进行的药品检验,是药品注册审评的重要技术依据。药品注册检验包括样品检验和药品标准复核。

(1)样品检验　是指药品检验所按照申请人申报或国家药监局核定的药品标准对样品进行的检验。

(2)药品标准复核　是指药品检验所对申报的药品标准中检验方法的可行性、科学性、设定的项目和指标能否控制药品质量等进行的实验室检验和审核工作。其目的是证明原检验数据和结果的可靠性和真实性,以确保药品的质量。

药品注册检验由中国食品药品检定研究院或省级药品检验所承担。进口药品的注册检验由中国食品药品检定研究院组织实施。

3. 指定检验　指定检验是指国家规定某些药品在销售前或进口时,必须经过指定药品检验机构检验,检验合格的,才准予销售的强制性药品检验。《药品管理法》规定下列药品在销售前或进口时,应当指定药品检验机构进行检验,未检验或者不合格的不得销售:①首次在中国境内销售的药品;②国务院药品监督管理部门规定的生物制品;③国务院规定的其他药品。指定检验包括口岸检验、生物制品批签发检验。

4. 委托检验　委托检验主要指司法或其他行政部门的涉案药品送验,或药品企业不具备技术或检验条件而委托有相应检测能力的国家(或省级)药品检验机构进行的检验。

5. 复验　复验是指药品抽验当事人对药品检验机构的药品检验结果有异议,按照法律法规的规定向相关的药品检验机构提出的复核检验。复验是为了保证药品检验结果的真实准确,保护当事人的合法权益。

复验申请应向原药检所或上一级药检所提出,也可以直接向中国食品药品检定研究院提出,除此以外的其他药检所不得受理复验申请。复验样品必须是原药品检验机构的同一样品的留样,除此之外的同品种、同批次的产品不得作为复验的样品。受理复验的机构必须在国家规定的时间内作出复验结论。若复验结果与原检验结果不一致,复验费用由原检验机构承担。

三、药品质量公告

(一)药品质量公告的定义及作用

药品质量公告是国务院和省级药品监督管理部门向公众发布的有关药品质量抽查检验

结果的通告。药品质量公告是药品监督管理的重要内容,其作用体现在以下几个方面:

(1)指导药品监管部门查处不合格药品,防止已出现质量问题、尚未处理的药品再次流入市场。

(2)向全社会公布药品质量信息,引起公众对药品质量的关注与重视,增加自我保护意识,保障公众的健康权益。

(3)使各地各级药品监管部门之间实现信息共享,对本辖区药品实现更有针对性、更高效的监管。

(4)有效地警示药品生产企业,促进企业不断改进生产工艺,提升技术水平,完善质量管理,提高药品质量。

(二)药品质量公告的内容

国家药品质量公告公布国家药品质量监督检验结果,省级药品质量公告公布本省(区、市)药品质量监督抽验结果。国家药品质量公告发布前,涉及内容的核实由省级药监局负责。

【2-13】相关示例

药品质量公告应包括抽验药品的品名、检品来源、检品标示的生产企业、生产批号、药品规格、检验机构、检验依据、检验结果、不合格项目等内容。药品质量公告的重点是不符合国家药品标准的药品品种。

第四节　国家药物政策与药品管理制度

一、概述

国家药物政策(national medicine policy,NMP)是国家政府制定的有关药物研制、生产、流通、使用、监督管理等方面的指导目标、行动准则、工作策略与方法的纲领性文件,是国家卫生与医疗保障政策的基本组成部分。

【2-14】教学课件

药品管理制度是为实现某一特定政策目标而建立的一组药品管理规则或准则体系,包括药品研制管理制度、生产供应管理制度、使用管理制度、经济管理制度等。

NMP是国家政府宏观性的纲领,是药品管理制度的制定和实施及药事管理立法的导向和依据;药品管理制度是NMP具体化的产物,其制定和实施可以为NMP的实现提供制度保障。药事管理法律法规则是NMP和药品管理制度法治化的产物,其国家强制性、严格程序性、切实可诉性为NMP目标的实现及药品管理制度的有效实施提供了切实的保障。

国家发布的涉及医药方面的政策有:《中共中央关于制定国民经济和社会发展第十四个五年规划的建议》《完善中医药政策体系建设规划(2015—2020年)》《中国制造2025》《中共中央国务院关于深化医药卫生体制改革的意见》《关于建立国家基本药物制度的实施意见》《"十三五"国家药品安全规划》等。

国家制定了一系列药品管理政策与制度,具体如下:

1. 国家基本药物制度　为了满足公众的重点卫生保健需要,合理利用有限的医药资源,保障人民基本用药权益而确立的一项重大国家医药卫生政策,是国家药物政策的核心和药品供应保障体系的基础。

2. 药物分类管理制度 对药品实行分类管理是国际惯例,处方药与非处方药分类管理制度是其基础,特殊药品管理制度是其特例。

3. 药品不良反应报告制度 是指有关药品不良反应的发现、监测、报告、评价、控制等过程的管理规定,是对上市药品的安全性实施严格监测与监管的有效手段。

4. 医疗保障制度与基本医疗保险用药政策 是指有关基本医疗保险用药、新农合用药的药品目录、费用管理的制度。

5. 国家药物储备制度 是指国家对基本药物、短缺药品、特种药品、专项药品等制定的医药储备制度,确保药品供应。

6. 药品上市许可持有人制度 国家规定药品上市许可持有人依法对药品研制、生产、经营、使用全过程中药品的安全性、有效性和质量可控性负责,明确了药品全生命周期质量安全责任。

二、国家基本药物制度

(一)国家基本药物制度的发展

国家基本药物制度是国家对基本药物的遴选、生产、流通、使用、定价、报销、监测评价等环节实施有效管理的制度,是国家公共卫生政策的重要组成部分,是国家药物政策的核心内容之一,也是世界卫生组织(WHO)积极倡导的保障公众药品可获得性的最基本、最主要的政策之一。

1975 年,WHO 提出基本药物的概念,并向其成员发出倡导,旨在使其成员,特别是发展中国家大部分人得到基本药物供应。随后 WHO 不断推进基本药物相关工作。

1979 年,我国政府响应并参与 WHO 基本药物行动计划,1992 年成立"国家基本药物领导小组",组织领导国家基本药物遴选和推行工作,2009 年正式启动国家基本药物制度工作,卫生部等九部委联合发布《关于建立国家基本药物制度的实施意见》和《国家基本药物目录管理办法》。

建立基本药物制度的目标是:

(1)为提高公众获得基本药物的可及性,保障公众基本用药需求;

(2)维护公众的基本医疗卫生权益,促进社会公平正义;

(3)改变医疗机构"以药补医"的运行机制,体现基本医疗卫生的公益性;

(4)规范药品生产流通使用行为,促进合理用药,减轻医药费用负担。

(二)国家基本药物的概念

WHO 的定义为:基本药物是最重要、基本的、不可缺少的、满足人们所需的药品。

我国《关于建立国家基本药物制度的实施意见》规定:基本药物是适应基本医疗卫生需求、剂型适宜、价格合理、能够保障供应、公众可公平获得的药品。

【2-15】拓展信息

《关于建立国家基本药物制度的实施意见》中明确,国家基本药物工作委员会负责协调解决制定和实施国家基本药物制度过程中各个环节的相关政策问题,确定国家基本药物制度框架,确定国家基本药物目录遴选和调整的原则、范围、程序和工作方案,审核国家基本药物目录。国家基本药物工作委员会由国家卫健委、国家发改委、工信部、财政部、人社部、商务部、国家药监局、国家中医药局、总后卫生部组成。

(三)国家基本药物目录的管理

2015年2月13日,国家基本药物工作委员会发布《国家基本药物目录管理办法》。

1. 国家基本药物目录的组成 《国家基本药物目录管理办法》规定:国家基本药物目录中的药品包括化学药品、生物制品、中成药和中药饮片。化学药品和生物制品主要依据临床药理学分类,采用中文通用名称和英文国际非专利药名中表达的化学成分的部分;中成药主要依据功能分类,采用药品通用名称;中药饮片未列具体品种,颁布国家标准的中药饮片为国家基本药物。

我国国家基本药物目录收载情况见表2-1。

表2-1 我国基本药物目录发布(调整)情况

发布(调整)时间	化学药(含生物制品)	中药数量	品种总数
1982年	278种	—	278种
1996年	699种	1699种	2398种
1998年	740种	1333种	2073种
2000年	770种	1249种	2019种
2002年	759种	1242种	2001种
2004年	773种	1260种	2033种
2009年	205种	102种	307种
2012年	317种	203种	520种
2018年	417种	268种	685种

2. 国家基本药物目录的遴选原则和要求

(1)遴选原则 ①防治必需;②安全有效;③价格合理;④使用方便;⑤中西药并重;⑥基本保障;⑦临床首选;⑧基层能够配备。

此外,药品应当是《中国药典》收载的,国家卫生行政部门、国家药品监管部门颁布药品标准的品种。除急救、抢救用药外,独家生产品种纳入国家基本药物目录应当经过单独论证。

(2)不得纳入国家基本药物目录遴选范围 ①含有国家濒危野生动植物药材的;②主要用于滋补保健,易滥用的;③非临床治疗首选的;④因严重不良反应,国家药品监督管理部门明确规定暂停生产、销售或使用的;⑤违背国家法律、法规,或不符合伦理要求的;⑥国家基本药物工作委员会规定的其他情况。

3. 国家基本药物目录的制定和调整

(1)目录制定程序 ①从国家基本药物专家库中随机抽取专家成立目录咨询专家组和目录评审专家组,咨询专家不参加目录审评工作;②咨询专家根据循证医学、药物经济学对纳入遴选范围的药品进行技术评价,提出遴选意见,制定备选目录;③评审专家组对备选目录进行审核投票,形成目录初稿;④将目录初稿征求有关部门意见,修改完善后形成送审稿;

⑤送审稿经国家基本药物工作委员会审核后,授权国家卫健委发布。具体程序见图2-1。

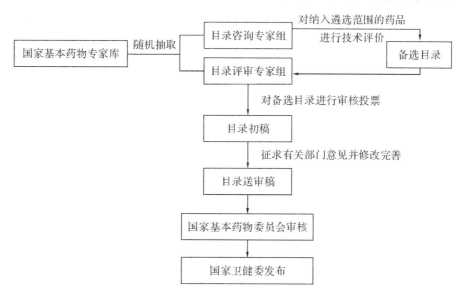

图 2-1 国家基本药物目录的制定程序

(2)目录的调整 根据经济社会发展、医药保障水平、疾病谱变化、基本医疗卫生需求、科技进步等情况,不断优化基本药物品种、类别与结构比例。

目录调整应当坚持科学、公正、公开、透明的原则。建立健全循证医学、药物经济学评价标准和工作机制,科学合理地制定目录。广泛听取社会各界的意见和建议,接受社会监督。目录在保持数量相对稳定的基础上,实行动态管理,原则上每3年调整一次。

调整的品种和数量应当根据以下因素确定:①我国基本医疗卫生需求和基本医疗保障水平变化;②我国疾病谱变化;③药品不良反应监测评价;④国家基本药物应用情况监测和评估;⑤已上市药品循证医学、药物经济学评价;⑥国家基本药物工作委员会规定的其他情况。

属于下列情况之一的品种,应从目录中调出:①药品标准被取消的;②国家药监局撤销其药品批准证明文件的;③发生严重不良反应,经评估不宜再作为国家基本药物使用的;④根据药物经济学评价,可被风险效益比或成本效益比更优的品种所替代的;⑤国家基本药物工作委员会认为应当调出的情形。

(四)基本药物的监督管理

1.生产管理 国家建立完善的医药产业政策和行业发展规划、国家药品储备制度,加强药品质量监督管理。

(1)基本药物招标定点生产 政府主办的医疗卫生机构使用的基本药物(除中药饮片以外),由省级药品采购机构公开招标采购,按我国《招标投标法》和《政府采购法》的有关规定,实行省级集中网上公开招标,择优选定药品生产企业。结合企业的产品质量、服务和保障能力,制定具体的参与投标的基本药物生产企业资格条件。药品招标采购要坚持质量优先、价格合理的原则,坚持全国统一市场,不同地区、不同所有制企业平等参与、公平竞争。药品购销双方要根据招标采购结果签订合同并严格履约。用量较少的基本药物,可以采用招标方式定点生产。

（2）基本药物电子监管　国家药监局对基本药物实行全品种电子监管，通过统一标识的药品电子监管码（20位）、每件药品的电子监管码唯一、上市药品最小销售包装上印制或粘贴监管码、运用监管网进行数据采集与报送等实施药品电子身份证监管。对未入网的和未使用电子监管码的一律不得参加基本药物招标采购。

2. 配送管理　招标采购的基本药物可由中标生产企业直接配送或者委托有配送能力的药品经营企业配送到指定的医疗机构。药品生产企业委托的药品经营企业应在省级药品集中采购平台上备案，备案情况向社会公开，省级药品采购机构及时公布每家医疗机构的配送企业名单以便接受社会监督。

医疗机构应当按照合同约定的时间在验收药品后30日内支付药品货款。对违规网下采购药品、拖延货款的医疗机构，视情节轻重给予通报批评、限期整改、责令支付违约金等处罚。

中药饮片的基本药物管理暂按国务院有关部门关于中药饮片定价、采购、配送、使用和基本医疗保险给付等政策规定执行。

3. 使用管理　建立基本药物优先和合理使用制度。政府主办的基层医疗卫生机构全部配备和使用国家基本药物。所有零售药店均应配备和销售基本药物。以省（区、市）为单位增补非目录药品，是基本药物制度实施初期的阶段性措施。

其他各类医疗机构也要将基本药物作为首选药物并达到一定使用比例，具体使用比例由卫生行政部门确定。医疗机构要按照国家基本药物临床应用指南和基本药物处方集，加强合理用药管理，确保规范使用基本药物。

实行基本药物制度的政府主办的基层医疗卫生机构、医院等配备使用的基本药物实行零差率销售。

4. 费用保障　完善基本药物的医保报销政策。基本药物全部纳入基本医疗保障药品报销目录，且报销比例明显高于非基本药物。基本药物医保报销政策是全民公平获得基本药物的重要保障。例如，治疗性药品已被列入基本医疗保险药品目录的甲类药品，全额报销；基本药物中的国家免疫规划用疫苗、艾滋病抗病毒药、抗疟药、抗血吸虫病药、抗麻风病药、抗结核病药等由国家免费提供。

基本药物零差率销售，导致基层医疗卫生机构的收入减少。为维持正常运行，国务院《关于建立健全基层医疗卫生机构补偿机制的意见》提出建立多渠道补偿机制，落实政府对基础医疗卫生机构的专项补助经费，具备条件的地区可以实行收支两条线，中央财政要通过"以奖代补"等方式进行补助，支持各地实施基本药物制度。

5. 监管与评价　加强基本药物质量安全监管机制。完善基本药物生产、配送质量规范，对基本药物定期进行质量抽检，并向社会及时公布抽检结果。加强和完善基本药物不良反应监测，建立健全药品安全预警和应急处置机制，完善药品召回管理制度，保障用药安全。

【2-16】知识链接

加强基本药物制度绩效评估机制。统筹利用有限资源，完善基本药物采购、配送、使用、价格和报销信息管理系统，充分发挥行政监督、技术监督和社会监督的作用，对基本药物制度实施情况进行绩效评估，发布监测评估报告等相关信息，促进基本药物制度不断完善。

三、药品分类管理制度

(一)处方药和非处方药分类管理概况

1. 概念与发展沿革　药品分类管理是指根据药品的安全有效、使用方便的原则,依其品种、规格、适应症、剂量及给药途径的不同,将药品划分为处方药和非处方药两类,分类进行管理的一种药品管理制度。处方药(prescription drugs)是指凭执业医师和执业助理医师处方,方可购买、调配和使用的药品。非处方药(over the counter drugs,OTC drugs)是指由国家药监局公布的,不需要凭执业医师或执业助理医师处方,消费者可自行判断、购买和使用的药品。

处方药与非处方药分类管理首次在英国实行,目前全世界已有 100 多个国家或组织对药品实施了分类管理。药品分类管理在世界各国的发展情况见表 2-2。

表 2-2　处方药与非处方药分类管理发展沿革

时间	国家或组织	管理措施
1917 年	英国	颁布《国防条例》,规定生活绝望的军人须凭医师处方,才能购买或领取可卡因、吗啡、阿片等药品
1920 年	英国	颁布《危险药品法》,确认上述规定,形成药品分类管理制度
1938 年	美国	规定磺胺类药物及其他危险药物,须在合格专业人员指导下使用
1944 年	美国	颁布《联邦食品、药品和化妆品法》,明确了处方药与非处方药的区别
1951 年	美国	颁布《处方药修订案》,规定了处方药与非处方药的分类标准
1983 年	英国	实行非处方药审评管理
1992 年	英国	制定非处方药转变准则
1989 年	WHO	向成员国推荐分类管理制度

我国从 1995 年开始探索药品分类管理工作。1996 年,卫生部成立了国家非处方药领导小组。1997 年,中共中央、国务院颁布《关于卫生改革与发展的决定》,首次提出"建立完善处方药和非处方药分类管理制度"。1999 年,国家药监局颁布《处方药与非处方药分类管理办法(试行)》,2001 年修订《药品管理法》,规定"国家对药品实行处方药与非处方药分类管理制度",将其上升到法律的高度。之后,国家出台了一系列规范性文件从各方面保障了药品分类管理制度的实施。

2. 药品分类管理的意义　药品分类管理制度是我国医药卫生事业改革与发展的一项重要决策,对我国药品监督管理、医药卫生保健事业和医药产业都产生了深远的影响,也是促进我国药品监督管理与国际模式接轨的一项重要举措。其重要意义体现在以下几方面:

(1)保证公众用药安全有效、方便及时　一方面对不适合自我药疗的品种实行严格处方药管理,在医生指导和监督下使用,有利于减少药品滥用,提高医疗质量;另一方面对安全性高的品种规范非处方药管理,有利于增强人们自我药疗、自我保健意识,合理利用医药资源。

(2)提供控制药品费用的依据,推动医保制度改革　依据药品分类,从处方药中遴选医保报销药品,消费者自行判断购买非处方药大大节约了诊疗费用和时间,均可控制医药费用的快速增长,维持医疗保障制度的实施。

(3)提高药品监管水平,促进新药开发　药品分类管理是国际通用模式,有利于国际合理用药的学术交流,提高用药水平;可促进医药企业调整产品结构,针对性开发新药,促进医药工业发展。

(二)处方药的管理

1. 处方药的种类　处方药的安全性和稳定性、使用方便程度都不及非处方药,应当在流通、经营、使用中严格管理。目前我国没有制定处方药目录,国家药监局通过不同方式明确了以下药品作为处方药的规定:

(1)必须凭处方才能销售的药品　①麻醉药品(包括含麻醉药品的复方口服制剂)、精神药品(包括含曲马多的复方口服制剂)、医疗用毒性药品、放射性药品;②药品类易制毒化学品(包括单位剂量麻黄碱类药含量大于 30mg 的复方制剂)、疫苗蛋白同化制剂、肽类激素及其他按兴奋剂管理的药品;③终止妊娠药品;④肿瘤治疗药;⑤精神障碍治疗药(抗精神病、抗焦虑、抗狂躁、抗抑郁药);⑥抗病毒药(逆转录酶抑制剂和蛋白酶抑制剂);⑦未列入非处方药目录的抗菌药和激素;⑧注射剂;⑨国家药监局公布的其他药品。

(2)处方药中不得零售的药品　麻醉药品、第一类精神药品、放射性药品、终止妊娠药品、蛋白同化制剂、肽类激素(胰岛素除外)、药品类易制毒化学品、疫苗以及我国法律法规规定的药品零售企业不得经营的其他药品。

2. 处方药的生产、流通和使用管理

(1)生产及批发销售　处方药的生产、批发销售必须由具有《药品生产许可证》《药品经营许可证》的药品生产企业、药品批发企业经营。必须按照分类管理、分类销售的原则和规定向相应的具有合法经营资格的药品零售企业和医疗机构销售处方药和非处方药,并按规定保存销售记录备查。

生产企业应当在进入药品流通领域的处方药的包装、标签和说明书上醒目地印制警示语或忠告语"凭医师处方销售、购买和使用!"药品生产企业、批发企业不得以任何方式直接向患者推荐、销售处方药。

(2)零售　销售处方药的零售药店必须具有《药品经营许可证》,必须配备驻店执业药师或药师以上药剂技术人员,必须从具有许可证的药品生产企业或批发企业采购药品。

处方药不得开架自选销售,其与非处方药应分柜摆放。不得采用有奖销售、附赠药品或礼品销售等销售方式。药店的《药品经营许可证》和执业药师资格证书应悬挂在醒目易见的地方。执业药师应佩戴标明其姓名、职称等内容的胸卡。

处方药须凭执业医师或执业助理医师处方销售、购买和使用。患者凭处方可以在零售药店或医疗机构购买药品。除麻醉药品、精神药品、医疗用毒性药品和儿科处方外,医疗机构不得限制门诊就诊人员持处方到药店买药。

执业药师或药师必须对医师处方进行审核、签字后依据处方正确调配、销售药品,对处方不得擅自更改或代用。对有配伍禁忌或超剂量的处方,应当拒绝调配、销售。必要时,经处方医师更正或重新签字,方可调配、销售。药师不在岗时,应挂牌告知,并停止销售处方药。零售药店对处方留存 2 年以上备查。禁止普通商业企业销售处方药。

(3)使用　医师处方必须遵循科学、合理、经济的原则,医疗机构应据此建立相应的管理制度。医师、药师应当根据临床医疗需要,按照《处方管理办法》等法律法规开具、调配、发放处方药。

（4）广告 处方药只能在国家卫健委和国家药监局共同指定的专业医药报刊上进行广告宣传，不得在大众媒介上发布广告或以其他方式以公众为对象的广告宣传。其目的是严格管理，防止可能对消费者产生误导，使消费者能正确地理解和使用处方药。

（三）非处方药的管理

1. 非处方药目录的制定和分类

（1）遴选原则 国家药监局按照"安全有效、慎重从严、结合国情、中西药并重"的指导思想和"应用安全、疗效确切、质量稳定、使用方便"的遴选原则，进行反复遴选、审评并确定非处方药目录。

①应用安全：不会导致严重的药品不良反应，不产生药物依赖性，无潜在毒性，不良反应发生率很低且程度轻微。无医药专业人员指导和监护下消费者能自行安全使用。

②疗效确切：药物作用针对性强，功能主治明确，无须经常调整剂量，连续使用不产生耐药性。

③质量稳定：药物理化性质稳定，有效期较长，无须特殊保存条件。

④使用方便：消费者可根据说明书使用，用药前不需做特殊检查和试验，以口服、外用、吸入等剂型为主。

（2）目录分类 国家药监局于1999年6月至2015年9月公布非处方药共计4914个品种。国家根据药品的安全性，可将非处方药分为甲、乙两类，乙类非处方药更安全。每类又分为化学药和生物制品、中成药，均分为7个治疗类别（表2-3、表2-4）。

表 2-3 非处方药中的化学药和生物制品品种数

类别	类别名称	甲类品种	乙类品种	品种总数
一	神经系统用药	108	76	184
二	呼吸系统用药	156	14	170
三	消化系统用药	151	39	190
四	皮肤科用药	105	91	196
五	五官科用药	56	22	78
六	妇科用药	59	1	60
七	维生素矿物质用药	49	140	189
	合计	684	383	1067

表 2-4 非处方药中的中成药品种数

类别	类别名称	甲类品种	乙类品种	品种总数
一	内科用药	1916	685	2601
二	外科用药	72	46	118
三	妇科用药	274	44	318
四	儿科用药	196	5	201
五	骨伤科用药	169	58	227
六	五官科用药	245	47	292
七	皮肤科用药	57	33	90
	合计	2929	918	3847

2. 非处方药的生产、经营和使用管理

（1）注册　非处方药的注册申请,应当在《药品注册申请表》中标注非处方药项。属于双跨药品(同时按处方药和非处方药管理的药品)的,可以选择按照处方药或非处方药提出申请。

（2）生产　非处方药的生产企业必须在包装、标签和说明书上醒目印刷警示语或忠告语"请仔细阅读药品说明书,并按说明使用或在药师指导下购买和使用!"

（3）经营　销售甲类非处方药的零售药店必须具有《药品经营许可证》,必须配备驻店药师或药师以上药学技术人员,并按规定保存采购记录备查。乙类非处方药还可以在经地市级批准的普通商业企业(如超市、商场等)销售,并配备经设区的市级药监机构或省级药监局直接设置的县级药监局组织考核合格的业务人员。

非处方药可以不凭医师处方销售、购买和使用,但患者可以要求在执业药师或药师的指导下进行购买和使用。执业药师或药师应对患者选购非处方药提供用药指导或提出需求医师治疗的建议。非处方药也不得采用有奖销售、附赠药品或礼品销售等销售方式。

（4）使用　医师、药师应根据临床医疗需要,按照《处方管理办法》等法律法规开具、调配、发放非处方药。消费者有权自主选择非处方药,须按照非处方药标签和说明书所示内容使用。

（5）包装　非处方药必须印有国家规定的专有标识,以便消费者识别和执法人员监督检查。专有标识图案分为红色和绿色,红色专有标识用于甲类非处方药,绿色专有标识用于乙类非处方药。专有标识的详细内容见相关章节内容。非处方药的标签、说明书和每个销售基本单元包装印有中文药品通用名称的一面右上角是印刷专有标识的固定位置。

非处方药的标签和说明书是指导患者正确用药的重要文件,必须经过国家药监局的批准,用语便于消费者自行判断、购买和使用。说明书中应列出全部活性成分或组方中的全部重要药味以及所用的全部辅料名称,且标签内容不得超出其非处方药说明书的内容。

（6）广告　仅宣传非处方药药品名称的无须经过审查批准,宣传除药品名称以外的内容则需要经过批准。详细内容见相关章节内容。

3. 处方药转换为非处方药　处方药转换为非处方药是指根据《药品管理法》及药品分类管理规定,以分类管理指导思想为评价基准,将已上市的适于自我药疗的处方药转换为非处方药的过程。

（1）申请范围　除以下规定情况外,申请单位均可对其生产或代理的品种提出处方药转换为非处方药的申请:①监测期内的药品;②急救和其他患者不宜自我治疗的药品,如用于肿瘤、青光眼、消化道溃疡、精神病、糖尿病、肝病、肾病、前列腺病、免疫性疾病、心脑血管疾病、性传播疾病等的治疗药品;③消费者不便自我使用的药品剂型,如注射剂、埋植剂等;④用药期间需要专业人员进行医学监护和指导的药品;⑤需在特殊条件下保存的药品;⑥作用于全身的抗菌药、激素(避孕药除外);⑦含毒性中药材且不能证明其安全性的药品;⑧原料药、药用辅料、中药材、饮片;⑨国家规定的麻精毒放及其他特殊管理药品;⑩其他不符合非处方药要求的药品。

（2）申请程序　药品生产企业提出转换申请,相关资料报送国家药监局药品评价中心,该中心组织开展技术评价、公示,再由国家药监局审核公布药品名单及说明书范本。药品生产企业参照国家药监局公布的非处方药说明书范本,规范非处方药说明书和标签,并及时向省级药监局提出补充申请,经核准后使用。

(3)安全性及有效评价　处方药转换为非处方药时,需要进行安全性及有效性评价。安全性包括三个方面:一是指作为处方药品时的安全性;二是作为非处方药后广泛使用时出现滥用、误用情况下的安全性;三是消费者自我诊断、自我药疗情况下的药品安全性。

有效性是指在足够的使用指示及不安全使用警告的条件下,用于绝大多数目标人群中能够产生合理、有效的预期药理作用,并对其所治疗的类型产生明显的解除作用。除用于日常营养补充的维生素、矿物质等外,非处方药的有效性应具有如下特点:①用药对象、适应症或功能主治明确;②绝大多数适用对象正确使用后能产生预期的作用;③用法用量明确;④不需要与其他药物联合使用(辅助治疗药物除外);⑤疗效确切,用药后的效果明显或明确,患者一般可以自我感知。

4. 乙类非处方药的确定　乙类非处方药是指在一般情况下,消费者不需要医生及药师的指导,可以自我购买和使用的药品。与甲类非处方药相比,其安全性更好,消费者自行使用的风险更低,用于常见轻微疾病和症状,以及日常营养补充等的非处方药品。

以下情况不应作为乙类非处方药:①儿童用药(有儿童用法用量的均包括在内,维生素、矿物质类除外);②化学药品含有抗菌药物、激素等成分的;③中成药含毒性药材(包括大毒和有毒)和重金属的口服制剂、含大毒药材的外用制剂;④严重不良反应发生率达万分之一以上;⑤中成药组方中包括无国家或省级药品标准药材的(药食同源的除外);⑥中西医复方制剂;⑦辅助用药。

5. 非处方药转换为处方药　国家药监局应对非处方药品种开展监测和评价,对存在不安全隐患或不适宜按非处方药管理的品种,应及时转换为处方药。

(四)"双跨"药品的管理

1. "双跨"药品的界定　有的药品根据其适应症、剂量和疗程的不同,既可以作为处方药,又可以作为非处方药使用和管理,这类具有双重身份的药品,称为"双跨"药品。大部分消化系统用药、解热镇痛类药都是"双跨"药品。例如,奥美拉唑肠溶胶囊(10mg/粒)应用于胃酸过多引

【2-17】拓展信息

起的胃灼热和反酸症状的短期缓解时,成人患者一般能够了解自己的疾病状况并作自我治疗,这种情形下奥美拉唑作非处方药使用、管理,每次剂量10mg,疗程7日以内。其他适应症如消化性溃疡及其出血、反流性食管炎等,因病情严重,每次剂量大于20mg,且疗程在4周以上,只能按处方药管理。

"双跨"药品必须符合国家药监局《处方药转换为非处方药评价指导原则》规定的7个基本要求:①制剂或其成分应已在我国上市,并经过长期临床使用,同时应用比较广泛、有足够的使用人数;②制剂及其成分的研究应充分,结果应当明确,安全性良好;③制剂及其成分具有法定质量标准,质量可控、稳定;④用法用量、疗程明确,疗效确切;⑤药品适应症应该符合非处方药适应症,适于自我药疗;⑥如涉及小儿、孕妇等特殊人群用药,应有明确的用药指示;⑦给药途径、剂型、剂量、规格、用药时间、贮存、包装、标签及说明书等特性均适于自我药疗需求。

2. "双跨"药品的管理

(1)必须分别使用不同的包装、标签、说明书,并且包装颜色应当有明显区别。严格按相关要求制定或规范非处方药的说明书和标签,必须印有专用标识;非处方药的适应症、用法

用量须与公布的说明书范本一致,禁忌、注意事项、不良反应不得少于范本内容,不得以任何形式扩大非处方药适应症(功能主治)范围。原处方药部分仍按照其作为处方药时批准使用的包装、标签、说明书。

(2)"双跨"药品不管是作为处方药还是非处方药管理,应当具有相同的商品名,且其商品名称不得扩大或暗示药品作为处方药、非处方药的疗效。

(3)"双跨"药品在大众媒介发布广告宣传,进行适应症、功能主治或疗效方面的宣传,其宣传内容不得超过其非处方药适应症(或功能主治)范围。

四、国家药品储备制度

药品储备制度属于国家物资储备制度。《药品管理法》规定,国家实行药品储备制度,建立中央和地方两级药品储备库。发生重大灾情、疫情或者其他突发事件时,依照《中华人民共和国突发事件应对法》的规定,可以紧急调用药品。

(一)建立药品储备制度的意义

药品是关系到人民生命健康的特殊商品,也是发生重大灾情、疫情及其他突发事件后必需的救急物资。建立国家药品储备制度,在规定的企业事先储备足以应付各种突发公共事件的药品,具有以下意义:

【2-18】拓展信息

(1)能够及时、充足调动药品,防止突发事故时出现药品供应不足或不能供应的现象。

(2)可以保证特殊时期药品供应,防止哄抬药价影响药品可支付性,维护社会稳定及公众用药的合法权益。

我国现行的国家药品储备制度是依据国家经贸委1999年修订颁布的《国家医药储备管理办法》执行的。2004年国家发改委组织编制了《国家医药储备应急预案》,建立了国家医药储备应急管理的基本制度和运行机制,加强了应急管理基础工作。

(二)药品储备制度的内容

1. 实施两级储备 在中央统一政策、统一规划、统一组织实施的原则下,建立中央与地方(省、自治区、直辖市)两级医药储备制度,实行统一领导、分级负责的管理体制。国家工业和信息化部是国家医药储备主要管理部门,负责协调全国医药储备工作。

【2-19】案例思考

承担医药储备任务的企业,分别由国家医药储备管理部门根据企业管理水平、仓储条件、企业规模和经营效益等情况商同财政部门择优选定,必须是国有或国有控股的大中型医药企业。亏损企业不得承担医药储备任务。

2. 医药储备原则 医药储备实行品种控制、总量平衡、动态管理、有偿调用的原则,以保证储备资金的安全、保值和有效使用。

中央医药储备负责储备重大灾情、疫情及重大突发事故和战略储备所需的特种药品、专项药品;地方医药储备主要负责储备地区性或一般灾情、疫情及突发事故和地方常见病防治所需的药品。

3. 储备计划与管理 实行严格计划管理。中央和地方医药储备计划分别由工业和信息化部、省级相关部门下达。承担医药储备任务的企业要认真执行储备计划,在保证储备药品的品种、质量和数量的前提下,要根据具体品种的有效期及质量要求适时进行轮换,储备总量不得低于计划总量的70%。

4.调用管理　发生一般灾情、疫情及突发事故需紧急动用药品储备的,由省级储备部门在省级储备内负责供应;发生较大灾情、疫情及突发事故或涉及若干省、自治区、直辖市时,首先动用本省级储备,不足部分按有偿调用原则向相邻省级储备请求支援,仍难以满足需要时,再申请中央药品储备。企业接到调用通知后,须在规定的时限内将药品发到指定地区和单位,并对调出药品的质量负责。

5.储备资金管理　医药储备资金来源于中央、省级财政拨款、银行专项贷款、国内外有关单位的捐款及其他资金,是政府的专项资金,必须严格管理,专款专用。储备资金由国家和省级医药储备管理部门按照储备计划会同级财政部门下达。储备药品实行有偿调用。调出方要及时收回货款,调入方不得拖延或拒付。

(三)其他供应保障制度

我国基本药物制度规定完善国家药品储备制度,确保临床必需、不可替代、用量不确定、企业不常生产的基本药物生产供应。

我国建立药品供求监测体系,及时收集和汇总分析短缺药品供求信息,对短缺药品实行预警,采取应对措施。实行短缺药品清单管理制度,加强药品供应保障工作。

【2-20】课堂练习

 思考题

1.简述药品的定义及质量特性。

2.药品质量监督检验的性质和类型是什么?

3.简述国家药品标准的含义和内容。

4.什么是国家基本药物? 其遴选原则是什么?

5.简述我国基本药物的生产、流通、使用等相关规定。

6.简述处方药和非处方药的定义及实施分类管理的意义。

7.试比较我国处方药与非处方药管理的异同点。

8.简述执行药品储备制度的原则。

【2-21】教学视频

(黄越燕)

第三章

药事组织

> **学习导航**

1. **掌握** 我国药品监督管理组织体系,国家药品监督管理局及其直属技术机构的职能。
2. **熟悉** 省级药品监督管理局的相关职能,药品监督管理相关部门的主要职能。
3. **了解** 中国药学会、药学教育与科研机构的概况。
4. **能力** 学会根据需要检索获取相应机构的工作内容,处理药事管理中的实际问题。

药事组织是为了实现药学社会任务,经由人为的分工形成的各种形式的组织机构,以及药事组织内部、外部相互协作的关系,是开展药事管理活动的组织保障。药品从研制到使用的全部活动直接关系到药品正常功能的发挥,国家建立药品行政和技术管理组织机构以及相应管理制度,对药品质量进行监督管理,方能保障药品安全性、有效性。

第一节 概 述

【3-1】教学课件

一、药事组织的含义

药事组织是一个复杂的综合性概念,凡是药事组织机构、体系、体制都称为药事组织。一般来说,药事组织的概念有狭义和广义之分,狭义的药事组织是指为了实现药学的社会任务所提出的目标,经由人为的分工形成的各种形式的组织机构的总称;广义的药事组织是指以实现药学社会任务为共同目标的人们的集合体,是药学人员相互影响的社会心理系统,是运用药学知识和技术的技术系统,是人们以特定形式的结构关系而共同工作的系统。

二、药事组织的类型

根据药事组织在药学事业中的社会任务及其药学从业人员的职业功能,可将药事组织分为以下五种类型：

1. 药品生产经营组织　在我国称为药品生产企业（即药厂、制药公司）及药品经营企业（即药品批发或零售企业、药店）；在欧美称为制药公司、社会药房；在日本称为制药株式会社、经营株式会社、社会药局等。虽然称谓不同，但其主要功能都是生产药品和经营药品。

2. 医疗机构药房组织　是指在医疗机构内以服务患者为中心，临床药学为基础，通过给患者供应药品和提供药学服务，保证合理用药的药学技术服务和药品管理工作的药学部门，常称为药剂科或药学部。它是医疗机构不可分割的组成部分，是事业性组织，也是我国药师人数最多的组织。

3. 药学教育和科研组织　包括药学类高等院校、科研院所、合同研究组织及附设在大型制药企业、医疗机构中的药物研究所（室）等。其目标是双重的，既要培养药学专门人才，发展药学事业，又开展药学基础研究、创新研究和新药开发。

4. 药品管理行政组织　是指政府机构中管理药品和药学企事业组织的国家行政机构。其功能是代表国家对药品和药学企事业组织进行监督管理，制定宏观政策，发挥引导作用，以保证国家法律法规和各项政策的贯彻执行。

5. 药事社团组织　药学行业协会、学术组织等在药事组织兴起、形成和发展过程中发挥了统一行为规范、交流技术业务信息、监督管理、对外联系与协调的积极作用，推动了药学事业的发展。当前，药事社团组织已成为药学企事业组织与政府机构联系的纽带，发挥了协助政府管理药事的作用。

第二节　我国药品监督管理组织

一、我国药品管理体制的演变与发展

1. 药事管理制度创建时期　1949 年成立卫生部，并下设药政管理处，后更名为药政管理局，负责全国的药品监督管理工作。1950 年，建立国家药品检验所，之后各省相继建立了药政和药检机构。1950 年，成立

【3-2】教学课件

中国医药公司，统一领导全国医药商业，直属卫生部管理。1955 年，成立中国药材公司，负责全国中药的生产、收购和经营工作，并建立三级医药采购供应站。

2. 药事管理体制调整时期　1958 年，商业部的中国医药公司更名为医药商贸局，中国药材公司改变体制，由卫生部领导。1964 年，化工部成立中国医药工业公司对全国医药工业实行集中统一领导和专业化管理。1978 年，国务院批准成立国家医药管理总局（直属国务院，由卫生部代管），于 1982 年更名为国家医药管理局，隶属于国家经贸委，负责医药的行业管理。1993 年，卫生部药典委员会成为卫生部直属单位。

3. 药事管理体制发展新阶段　1998 年，组建了国务院直属领导的国家药品监督管理局，2003 年在此基础上组建国家食品药品监督管理局（State Food and Drug Administration，SFDA），行使国家药品监督管理的职能，2008 年改由卫生部管理。国家食品药品监督管理局（副部级）于 2013 年被批准设置为正部级国家食品药品监督管理总局（China Food and Drug Administration，CFDA），为国务院直属机构。

2018年,根据第十三届全国人大一次会议通过的《国务院机构改革方案》,国家食品药品监督管理总局(CFDA)不再保留,单独组建国家药品监督管理局(National Medical Products Administration,NMPA,简称国家药监局),由国务院直属机构国家市场监督管理总局管理,主要职责是负责药品、化妆品、医疗器械的注册并实施监督管理。

二、我国药品行政监督管理组织

我国药品监督管理组织体系如图3-1所示。国家药品监督管理局主管全国药品监督管理工作。国务院有关部门(如卫健委、医保局等)在各自职责范围内负责与药品有关的监督管理工作。NMPA配合国务院有关部门,执行国家药品行业发展规划和产业政策。

市场监管实行分级管理,药品监管机构只设到省一级。药品经营销售等行为的监管,由市(县)市场监管部门统一承担。各省、自治区、直辖市的药品监督管理局负责本行政区域的药品监督管理工作。设区的市级、县级人民政府承担药品监督管理职责的部门负责本行政区域的药品监督管理工作。县级以上地方人民政府有关部门在各自职责范围内负责与药品有关的监督管理工作。

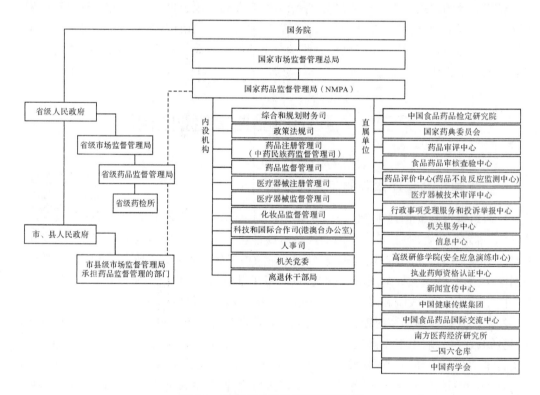

图 3-1　我国药品监督管理组织体系

(一)国家药品监督管理部门

1. 机构设置　国家药品监督管理局下设 11 个内设机构:综合和规划财务司、政策法规司、药品注册管理司(中药民族药监督管理司)、药品监督管理司、医疗器械注册管理司、医疗器械监督管理司、化妆品监督管理司、科技和国际合作司(港澳台办公室)、人事司、机关党委、离退休干部局,并设置了 17 个直属单位。

2. 主要职责

(1)负责药品(含中药、民族药,下同)、医疗器械和化妆品安全监督管理。拟定监督管理政策规划,组织起草法律法规草案,拟定部门规章,并监督实施。研究拟定鼓励药品、医疗器械和化妆品新技术新产品的管理与服务政策。

(2)负责药品、医疗器械和化妆品标准管理。组织制定、公布国家药典等药品、医疗器械标准,组织拟订化妆品标准,组织制定分类管理制度,并监督实施。参与制定国家基本药物目录,配合实施国家基本药物制度。

(3)负责药品、医疗器械和化妆品注册管理。制定注册管理制度,严格上市审评审批,完善审评审批服务便利化措施,并组织实施。

(4)负责药品、医疗器械和化妆品质量管理。制定研制质量管理规范并监督实施。制定生产质量管理规范并依职责监督实施。制定经营、使用质量管理规范并指导实施。

(5)负责药品、医疗器械和化妆品上市后风险管理。组织开展药品不良反应、医疗器械不良事件和化妆品不良反应的监测、评价和处置工作。依法承担药品、医疗器械和化妆品安全应急管理工作。

(6)负责执业药师资格准入管理。制定执业药师资格准入制度,指导监督执业药师注册工作。

(7)负责组织指导药品、医疗器械和化妆品监督检查。制定检查制度,依法查处药品、医疗器械和化妆品注册环节的违法行为,依职责组织指导查处生产环节的违法行为。

(8)负责药品、医疗器械和化妆品监督管理领域对外交流与合作,参与相关国际监管规则和标准的制定。

(9)负责指导省、自治区、直辖市药品监督管理部门工作。

(10)完成党中央、国务院交办的其他任务。

(二)地方药品监督管理部门

按照国务院有关机构改革的部署,已经组建国家药品监督管理局(NMPA),地方药品监督管理机构改革正陆续进行,药品监管体制从机构设置、管理权限、监管主体、执法队伍等方面都发生了变化。2018 年 6 月 5 日,NMPA 发布了《关于进一步加强机构改革期间药品医疗器械化妆品监管工作的通知》,以确保机构改革期间药品、医疗器械和化妆品监管工作平稳有序。

各级药品监管部门的职责分工在于:国家药品监督管理局负责制定药品、医疗器械和化妆品监管制度,并负责药品、医疗器械和化妆品研制环节的许可、检查和处罚。省级药品监督管理局负责药械生产环节的许可、检查和处罚,以及药品批发许可、零售连锁总部许可、互联网第三方平台备案及检查和处罚。市县两级市场监督管理局负责药品零售、医疗器械经营的许可、检查和处罚,以及化妆品的经营和药品、医疗器械使用环节质量的检查和处罚。

以浙江省为例,其省级药品监督管理局的主要职责是:

(1)负责药品(含中药、民族药,下同)、医疗器械和化妆品安全监督管理。组织起草相关地方性法规、规章草案,制定相关政策、规划。组织实施国家鼓励药品、医疗器械、化妆品新技术新产品管理和服务政策。

(2)监督实施国家药品、医疗器械和化妆品的标准,技术规范和分类管理制度,组织制定中药饮片炮制规范、医疗机构制剂质量标准和地方药材标准,组织实施中药品种保护制度,配合实施国家基本药物制度。

(3)组织开展药品、医疗器械和化妆品注册相关工作。组织实施药品、医疗器械和化妆品生产环节许可以及药品批发许可,指导并监督实施质量管理规范。指导药品、医疗器械行业生产经营企业做好生态环境保护和污染防治工作。

(4)组织实施药品、医疗器械和化妆品上市后风险管理。组织开展药品不良反应、医疗器械不良事件和化妆品不良反应的监测、评价和处置工作,监督实施产品召回制度。组织开展药品、医疗器械和化妆品质量抽查检验并发布质量公告。依法承担药品、医疗器械和化妆品安全应急管理工作。配合有关部门督促药品、医疗器械、化妆品行业生产经营单位做好安全生产工作。

(5)组织制定检查制度,并依职责组织实施。依职责组织查处药品、医疗器械和化妆品生产经营环节的违法行为,组织查处跨区域和重大复杂案件。负责药品、医疗器械和化妆品投诉举报的处理工作。推进专业化、职业化检查员队伍建设。

(6)组织实施执业药师资格准入制度,指导监督执业药师注册工作。

(7)推进全省药品、医疗器械和化妆品安全信用体系和技术支撑体系建设,指导监督检验检测、审评和监测机构业务工作。

(8)指导监督市县市场监督管理部门药品、医疗器械、化妆品监督管理工作。

(9)完成省委、省政府交办的其他任务。

(三)药品监督管理的相关部门

现行法律法规还规定了国务院其他有关部门在各自职责范围内负责与药品有关的监督管理工作(表 3-1)。

表 3-1　药品监督管理相关部门及其职责

部门名称	与药事管理直接相关的职能
国家卫生健康委员会	1. 组织制定国家药物政策和国家基本药物制度。 2. 开展药品使用监测、临床综合评价和短缺药品预警。 3. 提出药品价格政策的建议。 4. NMPA 会同国家卫生健康委员会组织国家药典委员会,并制定国家药典,建立重大药品不良反应和医疗器械不良事件相互通报机制和联合处置机制。 5. 与国家医保局等部门在医疗、医保、医药等方面加强制度、政策衔接,建立沟通协商机制,协同推进改革,提高医疗资源使用效率和医疗保障水平。 6. 管理国家中医药管理局。
商务部	1. 负责药品流通行业管理。 2. 负责拟订药品流通发展规划和政策,NMPA 配合执行。 3. 发放药品类易制毒化学品进口许可前,应征得 NMPA 同意。 4. 建立药品流通行业统计制度,开展药品流通行业信用体系建设,指导行业协会工作。

续表

部门名称	与药事管理直接相关的职能
国家医疗保障局(副部级)	1. 负责药品和医疗服务价格管理。 2. 制定及调整城乡统一的药品、医用耗材、医疗服务项目、医疗服务设施等医保目录和支付标准,制定并组织实施医保目录准入谈判规则。 3. 制定药品、医用耗材价格和医疗服务项目、医疗服务设施收费等政策,建立医保支付医药服务价格合理确定和动态调整机制,推动建立市场主导的社会医药服务价格形成机制,建立价格信息监测和信息发布制度。 4. 制定并监督实施药品、医用耗材的招标采购政策,指导药品、医用耗材招标采购平台建设。 5. 制定并实施定点医药机构协议和支付管理办法。
工业和信息化部	1. 组织拟定及实施高技术产业涉及生物医药的规划、政策和标准。 2. 组织拟定行业技术规范和标准,指导行业质量管理工作。 3. 承担医药行业管理工作。 4. 负责中药材生产扶持项目管理、国家医药储备管理工作。
国家市场监督管理总局	1. 负责药品生产经营企业统一登记注册。 2. 组织和指导市场监管综合执法工作,查处无证生产经营药品行为。 3. 拟定并实施有关规划,规范和维护市场秩序,负责反垄断统一执法。 4. 监管药品市场交易、网络交易及有关服务的行为。查处价格收费违法违规、不正当竞争、侵犯商标专利知识产权和制售假冒伪劣行为。 5. 组织指导药品、保健食品、医疗器械、特殊医学用途配方食品广告审查工作,监测各类媒介广告发布情况,查处虚假广告等违法行为。 6. 管理国家药品监督管理局、国家知识产权局。
国家发展和改革委员会	负责对医药行业的发展规划、投资项目立项、医药企业的经济运行状况进行宏观规划和管理。
公安部	1. 负责组织指导药品、医疗器械和化妆品犯罪案件侦查工作。 2. 参与对特殊管理药品及药品类易制毒化学品的使用管理。 3. NMPA与公安部建立行政执法和刑事司法工作衔接机制。药监部门发现违法行为涉嫌犯罪的,按规定及时移送公安机关,公安机关迅速进行审查,并依法作出立案或不予立案的决定。公安机关依法提请药监部门作出检验、鉴定、认定等协助的,药监部门予以协助。
海关总署	1. 负责药品进出口口岸的设置。 2. 负责药品进口与出口的监管、统计与分析。

续表

部门名称	与药事管理直接相关的职能
国家中医药管理局(副部级)	1. 拟定中医药和民族医药事业发展的战略、规划、政策和标准,起草有关法律法规和部门规章,参与规划及实施国家重大中医药项目。 2. 承担中医医疗、预防、保健、康复及临床用药等的监督管理责任。 3. 负责指导民族医药的理论、医术、药物的发掘、整理、总结和提高工作。 4. 组织开展中药资源普查,促进中药资源的保护、开发和合理利用,参与制定中药产业发展规划、产业政策和中医药的扶持政策,参与国家基本药物制度建设。 5. 组织拟定中医药人才发展规划,会同有关部门拟定和实施中医药专业技术人员资格标准。 6. 拟定和组织实施中医药科学研究、技术开发规划,指导中医药科研条件和能力建设,管理国家重点中医药科研项目,促进中医药科技成果的转化、应用和推广。 7. 承担保护濒临消亡的中医诊疗技术和中药生产加工技术的责任,组织开展对中医古籍的整理研究和中医药文化的继承发展,提出保护中医非物质文化遗产的建议,推动中医药防病治病知识普及。 8. 组织开展中医药国际推广、应用和传播工作,开展中医药国际交流合作和与港澳台地区的中医药合作。

三、我国药品技术监督管理组织

药品技术监督管理是药品监督管理的组成部分,为药品行政监管提供技术支撑与保障。我国药品技术监督管理组织主要包括各级药品检验机构、国家药品监督管理局及国家市场监督管理总局直属的负责技术业务的事业单位。

(一)药品检验机构

药品检验机构为同级药品监督管理机构的直属事业单位,承担依法实施药品监督管理所需的审评、检验、核查、监测与评价等工作。中国食品药品检定研究院(National Institutes for Food and Drug Control,NIFDC)是国家药品监督管理局的直属事业单位,是国家检验药品生物制品质量的法定机构和最高技术仲裁机构,是全国各级药品检验业务技术的指导中心,加挂国家药监局医疗器械标准管理中心的牌子,对外使用"中国药品检验总所"的名称。

1. 机构设置 共设 26 个职能部门,其中业务机构主要有食品检定所、技术监督中心、中药民族药检定所、化学药品检定所、生物制品检定所、化妆品检定所、医疗器械检定所、体外诊断试剂检定所、药用辅料和包装材料检定所、实验动物资源研究所、标准物质和标准化管理中心、安全评价研究所、化妆品安全技术评价中心、仪器设备管理中心、检验机构能力评价研究中心(质量管理中心)、医疗器械标准管理研究所等。

2. 主要职责

(1)承担食品、药品、医疗器械、化妆品及有关药用辅料、包装材料与容器的检验检测工作。组织开展药品、医疗器械、化妆品抽验和质量分析工作。负责相关复验、技术仲裁。组织开展进口药品注册检验以及上市后有关数据收集分析等工作。

(2)承担药品、医疗器械、化妆品质量标准、技术规范、技术要求、检验检测方法的制修订以及技术复核工作。组织开展检验检测新技术、新方法、新标准研究。承担相关产品严重不良反应、严重不良事件原因的实验研究工作。

(3)负责医疗器械标准管理相关工作。

(4)承担生物制品批签发相关工作。

(5)承担化妆品安全技术评价工作。

(6)组织开展有关国家标准物质的规划、计划、研究、制备、标定、分发和管理工作。

(7)负责生产用菌毒种、细胞株的检定工作。承担医用标准菌毒种、细胞株的收集、鉴定、保存、分发和管理工作。

(8)承担实验动物饲育、保种、供应和实验动物及相关产品的质量检测工作。

(9)承担食品药品检验检测机构实验室间比对以及能力验证、考核与评价等技术工作。

(10)负责研究生教育培养工作。组织开展对食品药品相关单位质量检验检测工作的培训和技术指导。

(11)开展食品药品检验检测国际(地区)交流与合作。

(12)完成国家药监局交办的其他事项。

省级药品检验所是省级药品监督管理局设置的药品技术监督机构,依法负责本行政区域药品生产、经营、使用单位的药品检验和技术仲裁等工作。地市级药品检验所负责本行政区域内药品检验和委托检验等工作。

另外,国家药监局根据需要可授权部分药品检验机构行使进口药品检验职能,承担进口药品的注册检验和口岸检验,加挂口岸药品检验机构牌子。目前我国有 19 个国家口岸药检所。

(二)国家药典委员会

国家药典委员会(Chinese Pharmacopoeia Commission),成立于 1950 年,是我国最早成立的标准化机构,是负责制定和修订国家药品标准的技术委员会,是国家药品标准化管理的法定机构。国家药典委员会实行秘书长负责制,下设业务综合处、中药标准处、化药标准处、生物制品标准处、质量管理处、医学评价处等部门。

国家药典委员会的主要职责为:①组织编制、修订和编译《中国药典》及配套标准。②组织制定、修订国家药品标准,参与拟定有关药品标准管理制度和工作机制。③组织《中国药典》收载品种的医学和药学遴选工作,负责药品通用名称命名。④组织评估《中国药典》和国家药品标准执行情况。⑤开展药品标准发展战略、管理政策和技术法规研究,承担药品标准信息化建设工作。⑥开展药品标准国际(地区)协调和技术交流,参与国际(地区)药品标准适用性认证合作工作。⑦组织开展《中国药典》和国家药品标准宣传培训与技术咨询,负责《中国药品标准》等刊物编辑出版工作。⑧负责药典委员会各专业委员会的组织协调及服务保障工作。⑨承办国家药监局交办的其他事项。

(三)国家药监局药品审评中心

药品审评中心(Center for drug evaluation,CDE)为国家药监局的直属事业单位,是 NMPA 药品注册技术审评机构。

其主要职责是:①负责药物临床试验、药品上市许可申请的受理和技术审评。②负责仿制药质量和疗效一致性评价的技术审评。③承担再生医学与组织工程等新兴医疗产品涉及药品的技术审评。④参与拟定药品注册管理相关法律法规和规范性文件,组织拟定药品审评规范和技术指导原则并组织实施。⑤协调药品审评相关检查、检验等工作。⑥开展药品审评相关理论、技术、发展趋势及法律问题研究。⑦组织开展相关业务咨询服务及学术交流,开展药品审评相关的国际(地区)交流与合作。⑧承担国家药监局国际人用药品注册技术协调会议(ICH)相关技术工作。⑨承办国家药监局交办的其他事项。

(四)国家药监局食品药品审核查验中心

食品药品审核查验中心(Center for Food and Drug Inspection,CFDI)是国家药监局直属事业单位。

其主要职责是:①组织制定修订药品、医疗器械、化妆品检查制度规范和技术文件。②承担药物临床试验、非临床研究机构资格认定(认证)和研制现场检查,承担药品注册现场检查,承担药品生产环节的有因检查,承担药品境外检查。③承担医疗器械临床试验监督抽查和生产环节的有因检查,承担医疗器械境外检查。④承担化妆品研制、生产环节的有因检查,承担化妆品境外检查。⑤承担国家级检查员考核、使用等管理工作。⑥开展检查理论、技术和发展趋势研究、学术交流及技术咨询。⑦承担药品、医疗器械、化妆品检查的国际(地区)交流与合作。⑧承担市场监管总局委托的食品检查工作。⑨承办国家药监局交办的其他事项。

(五)国家药监局药品评价中心(国家药品不良反应监测中心)

药品评价中心(Center for Drug Reevaluation,CDR)是国家药监局直属事业单位。

其主要职责是:①组织制定修订药品不良反应、医疗器械不良事件、化妆品不良反应监测与上市后安全性评价以及药物滥用监测的技术标准和规范。②组织开展药品不良反应、医疗器械不良事件、化妆品不良反应、药物滥用监测工作。③开展药品、医疗器械、化妆品的上市后安全性评价工作。④指导地方相关监测与上市后安全性评价工作。组织开展相关监测与上市后安全性评价的方法研究、技术咨询和国际(地区)交流合作。⑤参与拟定、调整国家基本药物目录。⑥参与拟定、调整非处方药目录。⑦承办国家药监局交办的其他事项。

(六)国家药监局执业药师资格认证中心

执业药师资格认证中心(Certification Center for Licensed Pharmacist,CCLP)是国家药监局直属事业单位。

其主要职责是:①开展执业药师资格准入制度及执业药师队伍发展战略研究,参与拟定完善执业药师资格准入标准并组织实施。②承担执业药师资格考试相关工作。组织开展执业药师资格考试命审题工作,编写考试大纲和考试指南。负责执业药师资格考试命审题专家库、考试题库的建设和管理。③组织制定执业药师认证注册工作标准和规范并监督实施。承担执业药师认证注册管理工作。④组织制定执业药师认证注册与继续教育衔接标准。拟定执业药师执业标准和业务规范,协助开展执业药师配备使用政策研究和相关执业监督工作。⑤承担全国执业药师管理信息系统的建设、管理和维护工作,收集报告相关信息。⑥指导地方执业药师资格认证相关工作。⑦开展执业药师资格认证国际(地区)交流与合作。⑧协助实施执业药师能力与学历提升工程。⑨承办国家药监局交办的其他事项。

(七)国家中药品种保护审评委员会(国家市场监督管理总局食品评审中心)

国家中药品种保护审评委员会(National Committee on the Assessment of the Protected Traditional Chinese Medicinal Products)为国家市场监督管理总局直属事业单

位,承担国家中药品种保护、保健食品、化妆品的技术审评和食品许可指导工作,实行一套机构、两块牌子管理。

其主要职责是:①参与制定修订保健食品、特殊医学用途配方食品、婴幼儿配方乳粉产品配方(简称特殊食品)和中药品种保护注册备案管理的制度措施。开展保健食品原料目录和允许保健食品声称的保健功能目录的研究工作。②组织制定修订特殊食品和中药品种保护注册备案管理相关配套技术文件并组织实施。受总局委托,组织制定修订食品许可审查通则细则,承担食品许可、食品安全监管措施研究等技术支撑工作。③承担特殊食品和中药品种保护注册的受理和技术审评、进口保健食品备案等工作。④组织开展特殊食品境内外注册现场核查以及食品生产企业检查相关工作。组织开展保健食品上市后技术评价。协助开展食品安全风险研判。⑤承担特殊食品注册备案专业档案及品种档案的建立和管理工作。⑥受总局委托,承担国家级食品检查队伍、注册现场核查队伍以及技术审评、食品许可等业务相关专家队伍的建设管理工作。⑦开展业务相关的国际交流合作、技术培训和咨询服务等。⑧承办总局交办的其他事项。

四、药品生产、经营、教育、科研机构及社会团体

(一)药品生产经营组织

药品生产经营组织是一种经济组织,主要功能是生产、经营药品,包括药品生产企业、药品经营批发企业、药品经营零售企业等。药品生产经营行业主管部门包括国家发改委、商务部、工业与信息化部、中医药管理局等。

1. 药品生产企业 药品生产企业是指生产药品的专营或兼营企业,是应用现代科学技术,获准从事药品生产活动,实行自主经营,独立核算,自负盈亏,具有法人资格的基本经济组织,习惯称为药厂。可分为化学药原料及其制剂生产企业、中药制剂生产企业、中药饮片生产企业、生物制品生产企业、药用辅料生产企业等。

医药产业是世界上增长最快的朝阳产业之一。我国医药工业发展迅猛,近十年来,中国医药产品年平均增速为 16.4%。截至 2019 年底,我国共有原料药和制剂生产企业 4529 家,实有医疗器械生产企业 1.8 万家。在鼓励竞争、集采降价、合理用药、医保控费、贸易摩擦等新环境压力的推动下,创新、绿色、共享、高质量、国际化、智能制造、"互联网+"等

【3-3】知识链接

新动力正推进我国医药工业快速转型升级。根据中国医药企业管理协会的数据,2019 年,中国医药工业的营业收入为 2.61 万亿元,同比上升 8%,利润为 3457 亿元,同比上升 7%,其中化学药品制剂制造营收占医药工业子行业第一,但生物药品制造获利能力远超其他子行业。

2. 药品经营企业 药品经营企业指经营药品的专营企业和兼营企业,分为药品经营批发企业和药品经营零售企业,前者习惯称为医药公司或中药材公司,后者习惯称为零售药房(药店)。

截至 2019 年底,全国共有《药品经营许可证》持证企业 54.4 万家,其中批发企业 1.4 万家,零售连锁企业 6701 家,零售连锁企业门店 29.0 万家,零售药店 23.4 万家。2019 年我国药品流通销售收入 23303 亿元,其中药品零售销售额达 4258 亿元,占比达 18.27%。近

年来,我国百强药品连锁企业平均拥有门店数量保持高速上升趋势,依托规模和品牌优势不断强化区域布局,推动行业规范化发展,促进医药零售资源的整合。

(二)药学教育机构

我国现代药学教育发展经历了100多年的发展历程,已经形成由高等药学教育、中等药学教育、药学继续教育构成的多层次、多类型、多种办学形式的教育体系。根据教育部《普通高等学校本科专业目录(2020年)》,我国药学类专业共有8个,中药学类专业6个,其他药学相关类专业2个,共有16个本科专业。药学类专业包括药学、药物制剂、临床药学、药事管理、药物分析、药物化学、海洋药学、化妆品科学与技术等;中药学类专业包括中药学、中药资源与开发、藏药学、蒙药学、中药制药、中草药栽培与鉴定等专业;化工与制药类专业包括制药工程;生物工程类专业包括生物制药。我国研究生教育一级学科点2个,包括药学、中药学;二级学科点6个,包括药物化学、药剂学、生药学、药物分析学、微生物与生化药学、药理学。

截至2018年,全国共有980个高等药学教育办学点,高等药学教育招生规模达到6.23万人,呈现稳步增长态势。全国设置药学类专业的大多数高等院校和部分科研院所都在招收硕士、博士研究生,进行各专业研究方向的研究生培养教育。

(三)药学科研机构

药学科研机构的主要功能是研究开发新药、改进现有药品,以及围绕药品和药学的发展进行基础研究,提高创新能力,发展药学事业。

我国的药学科研机构主要有两类,即独立的药物研究院所和附设在高等药学院校、大型制药企业或医疗机构中的药物研究所(室)。目前,全国有独立的药物研究院所130余个,分别隶属于中国科学院、中国医学科学院、中医研究院、军事医学科学院等国家和地方科学院系统及中央和地方政府卫生、医药和教育行政主管部门,均属于事业单位。

随着我国科技体制改革逐步深化,药学科研机构的自主权不断扩大,国家的行政事业性经费投入逐渐减少,实行了重大科研项目招标制,保证了国家对药学重大科研项目的扶持力度和宏观管理。同时各科研机构加强了医药产品和技术创新研究的力度,建立了多渠道多元化的科技投资机制,使医药科研成果尽快实现转化并形成产业化发展趋势,推动了医药经济的发展。

(四)药学社会团体

我国与药学有关的全国性民间社会团体有近40个,药学社会团体的行业管理职能不断增强,主要表现为政府将原有药学方面的部分管理职能委托给一些药学社会团体办理。

1. 中国药学会 中国药学会(Chinese Pharmaceutical Association,CPA)成立于1907年,是我国最早成立的学术团体之一,是由全国药学工作者自愿组成并依法登记成立、具有法人资格的全国性、学术性、非营利性社会组织,是党和政府联系药学科技工作者的桥梁和纽带,是国家推动药学科学技术和民族医药事业健康发展,为公共健康服务的重要力量。

中国药学会为中国科协团体会员,国际药学联合会、亚洲药物化学联合会成员。现有普通会员12万余人,高级会员4000余人,单位会员80余家,13个工作委员会,35个专业委员会,主办25种学术期刊,2个经济实体。学会业务主管单位为中国科学技术协会,支撑单位为国家药监局。

　　中国药学会的主要任务是：开展国内外药学科学技术的学术交流，活跃学术思想，促进学科发展；发展与世界各国和地区药学学术团体、药学工作者的友好交往与合作；编辑出版发行药学学术、技术、信息、科普等各类期刊，组织编写药学图书资料及电子音像制品；举荐优秀药学科技人才，依照有关规定经批准，表彰奖励优秀药学科技工作者；开展对会员和药学工作者的继续教育与培训工作；组织开展药学及相关学科的科学技术知识普及与宣传，开展医药产品展览、推荐及宣传活动，提供医药技术服务与推动科研成果转化等；反映会员和药学工作者的意见和建议，维护其合法权益；建立和完善药学科学研究诚信监督机制，促进科学道德和学风建设；接受政府委托，承办有关药学发展、药品监管等有关事项，组织会员和药学工作者参与国家有关的科学论证、科技与经济咨询，开展医药科技评价。举办为会员服务的事业和活动；依法兴办符合本会业务范围的社会公益事业等。

　　2. 药学协会　我国的药学协会主要有中国医药企业管理协会、中国化学制药工业协会、中国非处方药物协会、中国医药商业协会、中国中药协会、中国医药教育协会及中国药师协会，详见表 3-2。

表 3-2　我国主要药学协会

协会名称	成立时间	协会核心宗旨	协会网址
中国医药企业管理协会（China Pharmaceutical Enterprises Association，CPEA）	1985 年	宣传贯彻党的各项方针政策，面向医药企业，为医药企业和医药企业家(经营管理者)服务；推动企业管理现代化和生产技术现代化	http://www.cpema.org/
中国化学制药工业协会（China Pharmaceutical Industry Association，CPIA）	1988 年	为企业服务，维护会员单位的合法权益；提供信息服务，提高全行业的经济效益；促进行业自律，加强行业诚信体系建设；承担政府部门委托的行业管理任务	http://www.cpia.org.cn/default.html
中国非处方药物协会（China Nonprescription Medicines Association，CNMA）	1988 年	致力于促进非处方药行业生产，推动我国自我药疗产品的科研、开发和品牌建设，提高行业经营管理水平。倡导负责任的自我药疗，增进公众健康，为大众宣传普及自我药疗理念，传播安全用药知识	http://cnma.ittn.com.cn/home
中国医药商业协会（China Association of Pharmaceutical Commerce，CAPC）	1989 年	为会员、为行业、为政府服务，促进医药经济健康、稳定、可持续发展；协助政府实施行业管理、维护公平竞争的市场环境，推动医药流通体制改革，促进医药商业行业健康发展	http://www.capc.org.cn/index.html
中国中药协会（China Association of Traditional Chinese Medicine，CATCM）	2000 年	沟通政府、服务企业，全面履行代表、自律、管理、协调、服务等职能，弘扬中药文化，促进中药行业持续健康发展	http://www.catcm.org.cn/index.asp

续表

协会名称	成立时间	协会核心宗旨	协会网址
中国医药教育协会 (China Medicine Education Association, CMEA)	1992 年	全面贯彻国家医药教育、药品监管、医药卫生等工作方针和政策、法规,坚持以教育为本的科学理念,组织会员及其单位不断创新,开拓进取,共同发展医药教育事业,提高医药从业人员的素质,为实现医药教育现代化服务	http://www. cmea. org. cn/Index/index
中国药师协会 (Chinese Pharmacists Association, CPA)	2003 年	自律、维权、协调、服务。致力于加强药师队伍建设与管理,维护药师的合法权益;增强药师的法律、道德和专业素质,提高药师的执业能力;保证药品质量和药学服务质量,促进公众合理用药,保障人民身体健康	http://www. clponline. cn/index. asp

第三节　国外药事管理体制

　　各国的药事管理体制是在其特定的社会制度、国体政体、历史发展及医药卫生状况等背景下逐渐形成的,并不断加强和完善,其发展变化的共性之处,都是强化中央政府对药品质量的监督管理,保障公众用药安全有效,降低国家卫生经费支出等。本节介绍美国与日本的药事管理组织体系、世界卫生组织与欧盟药品管理局的概况。

【3-4】教学课件

一、美国药品监督管理组织

(一)食品药品管理局(FDA)

　　美国联邦政府卫生行政的主管部门是联邦卫生与人类健康服务部(U. S. Department of Health & Human Services,HHS),其下设的食品药品管理局(Food and Drug Administration,FDA)是美国联邦政府药品监督管理的工作机构,是《联邦食品、药品和化妆品法案》(FFDCA)等重要药政法规的执法机构,负责全美的食品、药品、化妆品、医疗器械及兽药等的管理。

　　FDA 由 16 个职能部门(7 个中心,9 个办公室)组成,包括生物制品评价与研究中心(CBER)、器械与放射健康中心、药品审评与研究中心(CDER)、食品安全和应用营养中心、烟草产品中心、兽药中心、肿瘤卓越中心、监管实务办公室(ORA)、临床政策与计划办公室、公共事务办公室、粮食政策与应对办公室、少数族裔健康与平等办公室、执行办公室、国际事务与政策立法办公室、首席科学家办公室、女性健康办公室等。

　　FDA 组织机构见图 3-2。药品生产质量监管具体执行部门主要涉及审评部门(CDER、CBER 等)、监管实务办公室(ORA)以及隶属于 CDER 的综合质量管理小组(IQA)。

　　FDA 对药品的监督管理主要包括:新药审批注册,《药品非临床研究质量管理规范》(good laboratory practice,GLP)认证,药品生产企业登记注册,《药品生产质量管理规范》(good manufacturing practice,GMP)认证,进出口药品管理,上市后药品跟踪检查,对假劣

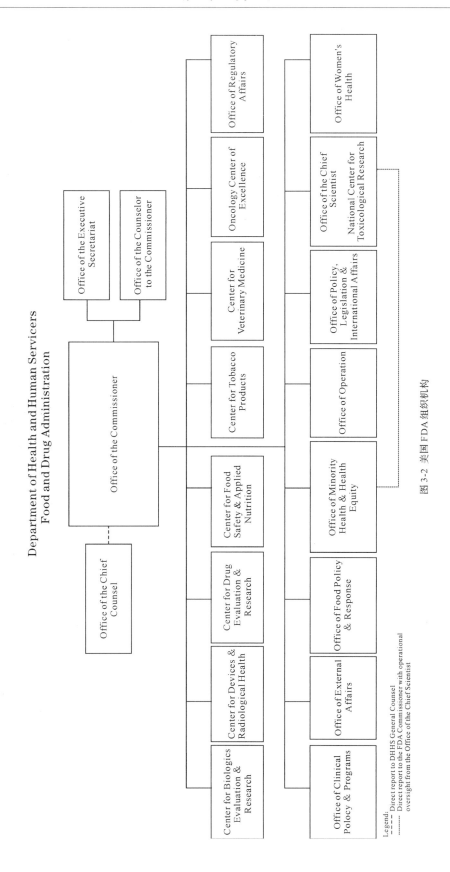

图 3-2 美国 FDA 组织机构

药、违标药的调查取证与查封,监督执法等。为确保 FDA 相关法规的执行,FDA 在全美各地建立了许多派出机构,统一归总部垂直管理,与地方政府无上下级关系。

美国各州政府卫生局亦设有药政机构,根据各州法律法规设置,名称与工作内容各不相同。主要职能是药师资格认可、所有药房的监管、管制药品的监管等。州卫生局药政机构、药房委员会与联邦政府 HHS、FDA 之间无上下级关系,而是协作关系。

(二)美国药典委员会

美国药典委员会(The United States Pharmacopeial Convention)为非政府的、负责制定药品标准的独立的权威机构。FDA 依法有权对药品质量标准、检验方法载入药典的条文等进行评价、审核,必要时通知药典委员会修订。

美国药典委员会编纂的国家药品标准有《美国药典》(USP)、《国家处方集》(NF)、《美国药典》增补版(一般每年两次);另外,还出版有《配制药剂信息》《用药指导》《美国药物索引》及期刊《药学讨论》等。《美国药典》是美国政府对药品质量标准和检定方法做出的技术规定,也是药品生产、使用、管理、检验的法律依据。

(三)全国药房理事会协会

全国药房理事会协会(National Association of Boards Pharmacy,NABP)是独立的、国际的、公正的协会,代表各州药房理事会的唯一专业协会,帮助各成员理事会制定、推行、执行确保公众健康的统一标准。

二、日本药品监督管理组织

(一)医药食品安全局(PFSB)

根据日本《药事法》,药品和药事监督管理层次分为中央级、都道府县级、市町村级三级。厚生劳动省(Ministry of Health, Labour and Welfare,MHLW)(即卫生福利部)下设的医药食品安全局(Pharmaceutical and Food Safety Bureau,PFSB)是药品监督管理的核心机构,负责食品、人用药品、兽药、化妆品、生物制品、医疗器械等的管理。

【3-5】拓展信息

PFSB 负责临床研究、注册审查、上市药品安全性监测等管理,保障药品、类药品、化妆品和医疗器械的安全有效,以及血液制品、麻醉类药品和兴奋剂的管理。

地方政府都道府县的卫生主管部下设药务主管课,承担地方药品监管和药品检验工作,在业务上受 PFSB 的领导。

(二)药品与医疗器械管理局(PMDA)

药品与医疗器械管理局(Pharmaceuticals and Medical Devices Agency,PMDA)是 2004年成立的一个统一管理药品、生物制品及医疗器械的独立机构,是日本主要的药品技术审评部门。PMDA 与厚生劳动省采取分工合作、共同管理的工作模式。

PMDA 的主要职责是审核药品和医疗器械的上市申请、进行上市后的安全监测,并向遭受不良反应和传染病的患者提供药品或生物制品等救济补偿。

三、世界卫生组织

世界卫生组织(World Health Organization,WHO)是联合国下属负责卫生问题指导和协调的专门机构,是国际上最大的政府间卫生组织,1948年成立,总部设在瑞士日内瓦,目前已经拥有194个会员单位。

WHO的宗旨是"使全世界人民获得可能的最高水平的健康",其主要职能是:促进流行病和地方病的防治;提供和改进公共卫生、疾病医疗和有关事项的教学与训练;推动制定生物制品的国际标准。

WHO有关药品事务由"诊断、治疗和康复技术处"管理,主要工作内容有:制定药物政策和管理规划,编辑和出版国际药典,主持药品统一国际命名,制定生物制品国际标准,药品安全监测,基本药物遴选,召开药品管理国际会议。

WHO下设三个主要机构:世界卫生大会、执行委员会和秘书处。

世界卫生大会是WHO的最高决策机构,每年5月召开一次会议,主要职能是决定本组织的政策。世界卫生大会任命总干事,监督本组织的财政政策,以及审查和批准规划预算方案;并审议执行委员会的报告,指示需要进一步行动、研究、调查或报告的事项。

执行委员会由WHO选出的34名会员国选派的代表组成,委员任期为3年,每年举行两次全体会议。主要职能是执行世界卫生大会的决议、政策和委托的任务。

秘书处是WHO常设机构,下设非洲、美洲、东南亚、欧洲、东地中海、西太平洋6个地区办事处。

WHO的专业组织有顾问和临时顾问、专家委员会(47个,成员2600多人)、全球和地区医学研究顾问委员会、WHO合作中心。

四、欧盟药品管理局

欧盟药品管理局(European Medicines Agency,EMA)是欧盟(EU)负责药品事务的政府机构,是一个分散机构,总部设在伦敦,始建于1995年。

EMA的总体管理机构为管理委员会,任命执行理事,负责EMA日常管理。EMA的主要职能是通过评价和监管人用药品和兽药来保障和提高公众和动物的健康。

EMA下设7个科学委员会,包括人用药品委员会(CHMP)、药物警戒风险评价委员会(PRAC)、兽用药品委员会(CVMP)、罕见病药品委员会(COMP)、草药委员会(HMPC)、儿科委员会(PDCO)、先进疗法委员会(CAT)。其中,人用药品委员会(CHMP)主要负责创新药和生物制品的评审,包括对生物技术、质量、安全性、有效性、使用注意事项等方面的评价,在欧盟上市药品审评中发挥至关重要的作用。

【3-6】课堂练习

【3-7】教学视频

思考题

1. 简述国家药品监督管理局的主要职能。
2. 中国食品药品检定研究院的职能是什么?
3. 我国药品技术监督管理组织有哪些?
4. 简述中国药学会的性质。

(孙李丹)

第四章

药学技术人员管理

学习导航

1. **掌握** 执业药师的定义、考试、注册、继续教育管理等规定;执业药师的职责;药师职业道德原则。
2. **熟悉** 中国执业药师职业道德准则;药学职业道德规范。
3. **了解** 我国药学技术人员的概念、类别及配备依据。

第一节 概 述

【4-1】教学课件

一、药学技术人员的相关概念

(一)药学技术人员

药学技术人员(pharmaceutical professionals)是指取得药学类专业学历,依法经过国家相关资格认定,取得药学专业技术职务证书或执业药师资格,遵循药事法规和职业道德规范,从事与药品的生产、经营、使用、科研、检验和监督管理有关实践活动的技术人员。药学技术人员包括药师、执业药师、临床药师等。

(二)药师

我国《辞海》中药师的定义是:"受过高等药学教育或在医疗预防机构、药事机构和制药企业从事药品调剂、制备、检定和生产等工作并经过卫生部门审查合格的高级药学人员"。美国韦氏词典将药师定义为"从事药房工作的人"。英国《药品法》规定:"药师是指领有执照,可从事调剂或独立开业的人"。日本《药剂师法》没有对药师或药剂师作出定义,但规定"欲称为药剂师者,必须得到卫生劳动大臣颁发的许可(执照);许可自厚生省大臣在药剂师名册上登记(即注册)之时起生效;药剂师主要从事调剂、提供医药品或其他药学服务的工作。"

　　广义的药师是泛指受过高等药学专业教育,从事药学专业技术工作的个人;而执业药师是指依法经资格认定,准予在药学单位执业的药师。

二、药学技术人员的类别与职责

(一)药师的类别

1. 根据专业技术职务资格分类　专业技术职务资格,又称职称,是我国对专业技术人员任职资格进行考核和评定的主要方式,各系列一般分为高、中、初三级。医疗机构的药学技术人员属于卫生技术人员系列,按职称可分为主任(中)药师、副主任(中)药师、主管(中)药师、药师和药士。药学科研机构、药学教育及药品生产、经营领域的药学技术人员,可分为科研系列(研究员、副研究员、助理研究员、研究实习员)、高教系列(教授、副教授、讲师、助教)、工程系列(教授级高级工程师、高级工程师、助理工程师、技术员)或实验系列(高级实验师、实验师、助理实验师、实验员)。

2. 根据职业准入资格分类　药学作为关系公共利益和承担人民健康责任的重要职业领域,大多数国家和地区对药师的执业准入提出了较高要求,即必须符合相关条件并通过统一考试取得药师执照,是获得药师职业资格的准入条件。我国从1994年开始实行执业药师资格制度。由于制度实施较晚,执业药师数量总体偏少,尚不能实现以取得执业药师资格与否作为药师职业准入条件。取得《执业药师资格证书》并经注册登记的药师为执业药师。

3. 根据工作领域及岗位分类　根据药学工作领域的不同,可以将药学技术人员分为生产领域、流通领域、医疗卫生领域、科研机构、教育机构、管理部门药学技术人员。截至2020年2月底,全国执业药师注册人数为522461人,每万人口执业药师人数为3.7人。其中注册于药品零售企业的执业药师47.13万人,占总数的90.2%。注册于药品批发企业、药品生产企业、医疗机构和其他领域的执业药师分别为3.42万人、0.38万人、1.29万人、0.03万人。

(二)药师的职责

不同领域和岗位药学技术人员的资格要求不同,承担的功能和任务不同,但其根本职责是一样的,即保证所提供药品和药学服务的质量。

【4-2】拓展信息

1. 药品生产企业药师的职责

(1)制订药品生产计划,保证药品供应。

(2)制定药品生产工艺规程、岗位操作法、标准操作规定等生产质量管理文件并严格实施,推行GMP管理,保证生产出合格的药品。

(3)依据药品标准,承担药品检验和质量控制工作,出具检验报告。

(4)进行药品稳定性考察,确定药品有效期,控制库存。

(5)从事新产品的研制、质量标准制定及申报工作。

(6)保证所生产药品的销售。

(7)负责药品不良反应监测及报告。

2. 药品批发企业药师的职责

(1)制定并监督实践企业管理制度,推行《药品经营质量管理规范》(good supply

practice，GSP)管理。

(2)构建药品流通渠道。

(3)审定进货企业的资格,编制购货计划。

(4)负责首营企业和首营品种的审核与验收。

(5)指导药品的合理养护和保管。

(6)建立药品质量档案。

(7)对员工进行药品知识、药事法规宣传教育和培训。

3. 药品零售企业药师的职责

(1)负责处方的审核,监督调配处方药。

(2)提供用药咨询服务,对药品的购买和使用进行指导。

(3)负责药品分类管理的实施。

(4)从事药品检验、验收、保管、养护工作。

(5)制定企业质量管理制度,推行 GSP 管理。

(6)对员工进行药品知识、药事法规宣传教育和培训。

4. 医疗机构药师的职责

(1)负责处方或用药医嘱的审核与调配。

(2)负责药品采购供应、养护保管、质量检查、特殊药品的管理。

(3)负责静脉用药集中调配、医院制剂的配制与质量检验。

(4)开展治疗药物监测和药品不良反应监测。

(5)提供用药咨询与信息,宣传合理用药知识。

(6)进行药品使用的统计和经济分析。

5. 药物研究机构药师的职责

(1)分析新药研发方向和前景。

(2)设计、筛选和制备新药。

(3)研究新工艺、新材料、新剂型、新设备。

(4)开展临床前和临床研究,确定新药安全性和有效性。

(5)研究新药质量标准。

(6)按照规定申报药品注册。

6. 行政监督管理机构药师的职责

(1)依法对药品的研究、生产、流通、使用领域进行监督管理。

(2)依法对药品进行质量检验和技术复核,对药品生产、经营、使用机构进行业务指导。

知识拓展

临床药师的职责

临床药师的主要职责如下:

(1)参与临床药物治疗工作,审核用药医嘱或处方。根据需要进行治疗药物监测。根据临床诊断和药动学、药效学特点,与临床医师共同设计药物治疗方案,制订个性化给药方案。

（2）参与日常性查房和会诊，参加危重患者的救治和病案讨论，协助临床医生做好药物鉴别遴选工作，实施药学监护、查房和书写药历，在用药实践中发现、解决、预防用药问题。

（3）协助临床医师进行药物临床观察，监测新药上市后的安全性和有效性，进行相关资料的收集、整理、分析、评估和反馈工作。

（4）结合临床药物治疗实践，进行用药调查，开展合理用药、药物评价和药物利用的研究。

（5）掌握临床用药信息，为医务人员和患者提供及时、准确、完整的用药信息及咨询服务，指导患者安全用药。

三、药学技术人员管理法规和制度

（一）国际药师法规的形成与发展

药师的法律规范是医药分业和药学职业化过程中产生的。公元1224年，欧洲颁布法令，将药学职业从医学职业中分离出来。1407年，意大利颁布《热那亚药师法》，规定药师必须获得管理当局的执业许可才能从事药房工作，并对药房工作提出要求，是现代药师法的雏形。1725年，德国最先提出药师考试的学科标准，德、法、英等国家相继建立高等药学学校。药师的学历条件逐渐成为药师法对药师资格规定的主要内容之一。

19世纪后，欧美国家药事管理体制相继成立。英国、美国、日本相继颁布了《药房法》《药剂师法》等，并在不断修订中日趋完善，形成一套比较完善的规范药师准入、注册、继续教育和执业行为的法律法规体系。

目前，国际药师制度正处于快速发展阶段，各国人均药师数量均有较大幅度增加。药师参与为公众提供多元化、专业化的药学服务，越来越具有较高的社会认可度和地位，在安全、合理用药和提升健康服务品质方面都表现出专业优势，深受公众信任和尊重。

（二）我国药学技术人员管理制度的建立与发展

我国医药分业较晚，19世纪末，药师才成为一个独立的职业。1929年，国民党政府颁布《药师暂行条例》，成为我国第一个关于药师的专门法规。1951—1952年，卫生部颁布了《药师暂行条例》，随后制定颁布了一系列有关医药卫生人员的法律和规章，对医疗机构药学人员的资格、职称、职责做了具体规定。

【4-3】知识链接

1985年颁布的《药品管理法》明确规定在药品生产、经营、使用部门必须配备药学人员，并对药学人员的条件作了规定。随后国家陆续出台《药品生产质量管理规范》《药品经营质量管理规范》《医院药剂管理办法》《卫生技术人员职务试行条例》等法规，均涉及药学技术人员的相关规定。

【4-4】知识链接

1994年，我国颁布了《执业药师资格制度暂行规定》，1995年，开始实施执业药师资格考试与注册，走上与国际接轨的执业资格道路。1999年，人事部、国家药监局下发的《关于修订印发〈执业药师资格制度暂行规定〉和〈执业药师资格考试实施办法〉的通知》，对原有考试管理办法进行了修订。卫生部先后在2002年、2011年颁布实施了《医疗机构药事管理规定》，对药学人员资格、职称、职责等作了具体规定。2015年，中国药师协会印发了《执业药师继续教育管理试行办法》。国家药监局、人力资源和社会保障部于2019年修订并印发了《执业药师职业资格制度规定》和《执业药师职业资格考试实施办法》,对执业药师职业资格考试、注册、职责、监督管理等进行了新的调整。

通过法律法规的不断完善,我国逐渐构建形成了以学历和专业技术资格为基础,职业准入资格与依法认定资格相互补充的药学技术人员管理体系。我国药事法律法规中关于药学技术人员的配备要求见表 4-1。

表 4-1 我国药事法律法规中关于药学技术人员的配备要求

法律法规	法条	人员配备规定
药品生产质量管理规范(2010年)	第18条	企业配备足够数量并具有适当资质(含学历、培训和实践经验)的管理和操作人员,明确规定每个部门和每个岗位的职责。
	第20条	关键人员应为全职人员,至少包括企业负责人、生产管理负责人、质量管理负责人和质量受权人。
	第22条	生产管理负责人至少具有药学或相关专业本科学历(或中级职称或执业药师资格),具有至少三年从事药品生产和质量管理的实践经验,其中至少有一年的药品生产管理经验,接受过与所生产产品相关的专业知识培训。
	第23条	质量管理负责人至少具有药学或相关专业本科学历(或中级职称或执业药师资格),具有至少五年从事药品生产和质量管理的实践经验,其中至少有一年的药品质量管理经验,接受过与所生产产品相关的专业知识培训。
	第25条	质量受权人至少具有药学或相关专业本科学历(或中级职称或执业药师资格),具有至少五年从事药品生产和质量管理的实践经验,从事过药品生产过程控制和质量检验工作。
药品经营质量管理规范(2016年)	第19条	(药品批发企业)企业负责人具有大学专科以上学历或中级以上职称,经过基本的药学专业知识培训,熟悉有关药品管理的法律法规及本规范。
	第20条	(药品批发企业)质量负责人具有大学本科以上学历、执业药师资格和3年以上药品经营质量管理工作经历,在质量管理工作中具备正确判断和保障实施的能力。
	第21条	(药品批发企业)质量管理部门负责人具有执业药师资格和3年以上药品经营质量管理工作经历,能独立解决经营过程中的质量问题。
	第22条	(药品批发企业)应配备合格的质量管理、验收及养护等岗位人员: ①从事质量管理工作的,具有药学中专或医学、生物、化学等相关专业大学专科以上学历或药学初级以上职称。 ②从事验收、养护工作的,具有药学或医学、生物、化学等相关专业中专以上学历或药学初级以上职称。 ③从事中药材、中药饮片验收工作的,具有中药学专业中专以上学历或中药学中级以上职称;从事中药材、中药饮片养护工作的,具有中药学专业中专以上学历或中药学初级以上职称;直接收购地产中药材的验收人员,具有中药学中级以上职称。 ④从事疫苗配送的,还应配备2名以上专技人员专门负责疫苗质量管理和验收工作,具有预防医学、药学、微生物学或医学等专业本科以上学历及中级以上职称,并有3年以上从事疫苗管理或技术工作经历。

续表

法律法规	法条	人员配备规定
药品经营质量管理规范（2016年）	第24条	（药品批发企业）从事采购工作的人员具有药学或医学、生物、化学等相关专业中专以上学历，从事销售、储存等工作的人员具有高中以上文化程度。
	第125条	（药品零售企业）法定代表人或企业负责人具备执业药师资格。按照国家有关规定配备执业药师，负责处方审核，指导合理用药。
	第126条	（药品零售企业）质量管理、验收、采购人员具有药学或医学、生物、化学等相关专业学历或药学职称。从事中药饮片质量管理、验收、采购人员具有中药学中专以上学历或中药学专业初级以上职称。 营业员具有高中以上文化程度或符合省级药监局规定的条件。中药饮片调剂人员应具有中药学中专以上学历或中药调剂员资格。
医疗机构药事管理规定（2011年）	第5条	依法取得相应资格的药学专技人员方可从事药学专业技术工作。
	第14条	二级以上医院药学部门负责人具有高校药学或临床药学专业本科以上学历及本专业高级职称；除诊所、卫生所、医务室、卫生保健所、卫生站以外的其他医疗机构药学部门负责人具有高校药学专业专科以上或中等学校药学专业毕业学历及药师以上职称。
	第19条	医疗机构应配备临床药师。
	第32条	医疗机构药学专技人员按规定取得相应的药学职称。
	第33条	医疗机构药学专技人员不得少于本机构卫生专技人员的8%。建立静脉用药调配中心（室）的，医疗机构根据实际需要另行增加药学专技人员数量。
	第34条	医疗机构根据本机构性质、任务、规模配备适当数量临床药师，三级医院临床药师不少于5名，二级医院临床药师不少于3名。临床药师具有高校临床药学或药学专业本科以上学历，并经过规范化培训。
	第35条	医疗机构加强对药学专技人员的培养、考核和管理，制订培训计划，组织药学专技人员参加规范化培训和继续医学教育，将完成培训及取得继续医学教育学分情况，作为药学专技人员考核、晋升专业职称和专业岗位聘任的条件之一。
处方管理办法（2007年）	第29条	取得药学专技职称的人员方可从事处方调剂工作。
	第30条	药师在执业的医疗机构取得处方调剂资格。
	第31条	具有药师以上职称的人员负责处方审核、评估、核对、发药以及安全用药指导；药士从事处方调配工作。
药物临床试验质量管理规范（2003年）	第46条	监查员是申办者与研究者之间的主要联系人。其人数及访视的次数取决于临床试验的复杂程度和参与试验的医疗机构的数目。监查员应有适当的医学、药学或相关专业学历，经过必要训练，熟悉药品管理法规，熟悉有关试验药物的临床前和临床方面的信息以及临床试验方案及其相关文件。

第二节　我国执业药师职业资格制度

为加强对药学技术人员的职业准入管理,发挥执业药师指导合理用药与加强药品质量管理的作用,保障和促进公众用药安全有效,根据《药品管理法》《药品管理法实施条例》及国家职业资格制度有关规定,国家药监局与人力资源和社会保障部于2019年3月5日修订颁布了《执业药师职业资格制度规定》。

【4-5】教学课件

为规范执业药师注册及其相关监督管理工作,加强执业药师队伍建设,国家药监局于2021年6月18日修订颁布了《执业药师注册管理办法》。

一、执业药师的定义

执业资格是政府对某种责任较大、社会通用性较强、关系公共利益的专业(工种)施行准入控制,是依法独立开业或从事某一特定专业(工种)学识、技术和能力的必备标准。

执业药师(licensed pharmacist)是指经全国统一考试合格,取得《执业药师资格证书》并经注册,在药品生产、经营、使用和其他需要提供药学服务的单位中执业的药学技术人员。

二、执业药师职业资格制度的性质和意义

国家设置执业药师准入类职业资格制度,将其纳入国家职业资格目录。

实施执业药师职业资格制度是深化医药人事制度改革,实行科学化管理,提高药学技术人员素质,加强药师队伍建设的有效措施,也是维护社会公共利益,净化医药市场,规范药品生产、经营、使用行为,保证药品质量、保障人民用药安全有效的重大措施。

三、执业药师职业资格考试管理

(一)考试管理

国家药品监督管理局与国家人力资源和社会保障部共同负责执业药师职业资格考试工作,其中日常管理工作由国家药监局执业药师资格认证中心负责,具体考务工作由人力资源和社会保障部人事考试中心组织实施。各省级人力资源社会保障行政主管部门会同药品监管部门负责本辖区的考试工作。

执业药师职业资格考试属于职业资格准入考试,实行全国统一大纲、统一命题、统一组织的考试制度,原则上每年举办一次,报名时间一般为每年3—6月,考试时间为每年10月。

执业药师职业资格考试合格者,由各省级人力资源社会保障部门颁发《执业药师职业资格证书》,表明具备执业药师的学识、技术和能力。该证书由人力资源和社会保障部统一印制,国家药监局与人力资源和社会保障部用印,在全国范围内有效。

(二)报考条件

申请参加执业药师职业资格考试的人员必须具备以下条件:①中华人民共和国公民和获准在我国境内就业的外籍人员。②具有药学、中药学或相关专业学历,并有一定的专业工

作实践经历(工作年限)。工作年限的具体要求见表 4-2。

凡符合执业药师职业资格考试相应规定的港澳台地区居民,可报名参加考试。

表 4-2　执业药师报考时对专业及工作年限的规定

专业	学历或学位	在药学或中药学岗位工作年限
药学类、中药学类专业	大专学历	满 5 年
	本科学历或学士学位	满 3 年
	第二学位、研究生班毕业或硕士学位	满 1 年
	博士学位	—
相关专业	相应学历或学位	在上述年限上相应增加 1 年

(三)考试科目

资格考试共 4 个科目,除药事管理与法规为共同考试科目外,其他三科分别为药学和中药学类别(表 4-3)。

符合执业药师报考条件,按照国家有关规定取得药学(中药学)或医学(中医学)专业高级职称并在药学(中药学)岗位工作的,可免试药学专业知识(一)和(二),只参加药事管理与法规、药学(或中药学)综合知识与技能两个科目的考试。

表 4-3　执业药师资格考试科目

考试科目	药学类	中药学类
科目一	药事管理与法规	药事管理与法规
科目二	药学专业知识(一) (包括药理学、药物分析、药剂学、药物化学)	中药学专业知识(一) (包括中药学、中药化学、中药炮制学、中药药剂学、中药药理学、中药鉴定学)
科目三	药学专业知识(二) (包括临床药物治疗学、临床药理学)	中药学专业知识(二) (包括临床中药学、中成药学、方剂学)
科目四	药学综合知识与技能	中药学综合知识与技能

(四)考试要求

考试成绩管理以四年为一个周期,参加全部科目考试的人员必须在连续四个考试年度内通过全部科目的考试。免试部分科目的人员须在连续两个考试年度内通过应试科目。

四、执业药师注册管理

我国执业药师实行注册制度。执业药师职业资格证书持有者,按规定通过全国执业药师注册管理信息系统向所在地注册管理机构申请注册后,方可从事相应的执业活动。未经注册者,不得以执业药师身份执业。注册管理的目的,是通过登记注册控制执业药师的素质,及时发现并通过注销登记注册来清退不合格或执业行为违规者,保证执业药师为公众提供高质量的药品和药学服务,保障公众用药的安全和有效。

【4-6】拓展信息

国家药监局负责执业药师注册的政策制定和组织实施,指导全国执业药师注册管理工作。各省级药监局负责本辖区执业药师注册及其相关监督管理工作。执业药师注册内容包括执业地区、执业类别、执业范围、执业单位。执业类别分为药学类、中药学类、药学与中药学类。执业范围分为药品生产、药品经营、药品使用及其他需要提供药学服务的单位。执业地区为省、自治区、直辖市。

执业药师只能在一个执业药师注册机构注册,在一个执业单位按照注册的执业类别、执业范围执业。

法律、行政法规、规章和相关质量管理规范规定需由具备执业药师资格的人员担任的岗位,应按规定配备执业药师。国家药监局鼓励药品上市许可持有人、药品生产企业、药品网络销售第三方平台等使用取得执业药师资格的人员。

1. 注册条件　申请注册者,必须同时具备下列条件:①取得《执业药师职业资格证书》;②遵纪守法,遵守执业药师职业道德,无不良信息记录;③身体健康,能坚持在执业药师岗位工作;④经所在单位考核同意。

2. 不予注册情形　有下列情形之一者,不予注册:①不具有完全民事行为能力的;②因健康状况不适宜或不能胜任相应业务工作的;③因受刑事处罚,自刑罚执行完毕之日到申请注册之日不满3年的;④未按规定完成继续教育学习的;⑤近3年有新增不良信息记录的;⑥国家规定不宜从事执业药师业务的其他情形。

3. 注册程序　首次申请人填写《执业药师首次注册申请表》,并按规定提交相关材料;药品监管部门受理注册申请之日起20日内作出注册许可决定,颁发《执业药师注册证》。

4. 延续注册　执业药师注册有效期为5年。需要延续的,应在有效期届满30日前,向所在地注册管理机构提出延续注册申请。延续注册时必须提交执业药师继续教育学分证明。

5. 变更注册　执业药师变更执业地区、执业类别、执业范围、执业单位,应向申请执业所在地的省级药监局申请办理注册手续。

6. 注销注册　有下列情形之一的,由药品监管部门予以注销注册:①注册有效期满未延续的;②执业药师注册证被依法撤销或吊销的;③法律法规规定的应注销注册的其他情形。

有下列情形之一的,由执业药师或其执业单位向药监部门申请办理注销注册:①本人主动申请注销注册的;②身体健康状况不适宜继续执业的;③无正当理由不在执业单位执业,超过一个月的;④死亡或者被宣告失踪的;⑤丧失完全民事行为能力的;⑥受刑事处罚的。

五、执业药师继续教育

《执业药师继续教育管理办法》规定,执业药师参加继续教育并达到规定要求是执业药师注册的必备条件。目的是使执业药师保持良好的职业道德和执业技能,认真履行职责,为公众提供药学服务。

中国药师协会负责全国执业药师继续教育管理,省级药师协会负责本辖区执业药师继续教育管理工作。继续教育内容包括公需科目和专业科目。公需科目包括执业药师应掌握的思想政治、法律法规、职业道德、诚信自律等基本知识。专业科目包括从事药学服务工作应掌握的专业知识和专业技能。

执业药师继续教育实行学分制。执业药师每年应参加不少于90学时的继续教育培训,每 3 个学时为 1 学分,每年累计不少于 30 学分。其中,专业科目学时一般不少于总学时的 2/3。执业药师继续教育采取学分登记制,实行电子化管理。执业药师的继续教育学分,由继续教育管理机构及时记入全国执业药师注册管理信息系统。

六、执业药师的职责

1. 基本准则 执业药师应遵守执业标准和业务规范,以保障和促进公众用药安全为基本准则。

2. 依法、执法的责任 执业药师必须严格执行《药品管理法》及相关法规、政策,对违法行为或决定,有责任提出劝告制止、拒绝执行,并向当地负责药品监管的部门报告。

3. 药品质量监督责任 执业药师在执业范围内负责对药品质量的监督和管理,参与制定和实施药品全面质量管理制度,参与对本单位违反规定行为的处理。

4. 指导合理用药责任 执业药师负责处方的审核及调配,提供用药咨询与信息,指导合理用药,开展治疗药物的监测及药品疗效的评价等临床药学工作。

5. 挂牌明示的责任 药品零售企业应在醒目位置公示《执业药师注册证》,并对在岗执业的执业药师挂牌明示。执业药师不在岗时,应以醒目方式公示,并停止销售处方药和甲类非处方药。执业药师执业时应当按照有关规定佩戴工作牌。

6. 接受继续教育责任 执业药师应按照国家专业技术人员继续教育的有关规定接受继续教育,更新专业知识,提高业务水平。国家鼓励执业药师参加实训培养。

七、监督管理

药品监管部门依法对执业药师配备情况及其执业活动实施监督检查。监督检查时应查验《执业药师注册证》、处方审核记录、执业药师挂牌明示、在岗服务等事项。执业单位及执业药师应对检查予以协助、配合,不得拒绝、阻挠。

【4-7】知识链接

建立执业药师个人诚信记录,对其执业活动实行信用管理。执业药师的违法违规行为、接受表彰奖励及处分等,作为个人诚信信息由药监局及时记入全国执业药师注册管理信息系统。

对未按规定配备执业药师的单位,由所在地县级以上药监局责令限期配备,依法给予处罚。

对以不正当手段取得《执业药师职业资格证书》的,按照国家专业技术人员资格考试违纪违规行为处理规定处理;以欺骗、贿赂等不正当手段取得《执业药师注册证》的,由发证部门撤销注册证,三年内不予执业药师注册。构成犯罪的,依法追究刑事责任。

严禁《执业药师注册证》挂靠,持证人注册单位与实际工作单位不符的,由发证部门撤销注册证,并作为个人不良信息由药监局记入全国执业药师注册管理信息系统。买卖、租借《执业药师注册证》的单位,按相关法律法规给予处罚。

【4-8】拓展信息

执业药师违反本规定、《药品管理法》及其他法律法规,所在单位应如实上报,由药监局根据情况予以处理。构成犯罪的,由司法机关依法追究责任。

第三节　药学职业道德

药学专业技术人员所从事的是与人类健康和生命安全息息相关的专业,作为药学人员,一方面需要遵循各种药事法规对其职业行为的规定,另一方面,也需要遵守药学人员职业道德规范的约束。药师职业长期发展过程中形成的药师职业道德规范,发挥着保障人们用药安全有效,公众和药师本人的合法权益,维护药师职业荣誉的重要作用。

【4-9】教学课件

一、药学职业道德的定义

职业道德(professional ethics)是人们在职业活动、履行其职责和处理各种职业关系过程中,其思想和行为应遵循的特定的职业行为规范。药学职业道德是药学在漫长发展过程中逐渐形成的调节药学人员与患者、社会、其他专业人员及其他药学人员之间关系,处理药学实际工作中各种矛盾的一种特殊的行为准则与规范。药德与医德的基本精神是一致的,在具体原则和规范方面则各有侧重。

二、药学职业道德准则

药学职业道德准则,是所有药学人员在药学领域活动和实践过程中应遵循的根本指导原则,可概括表述为:保证药品质量,保障人体用药安全,维护人们用药的合法权益,实行社会主义人道主义,全心全意为人民身心健康服务。

药学职业道德的具体原则表现为:

1. 质量第一的原则　药品质量的真伪优劣,直接关系人们身心健康和生命。药学人员在执业中必须处理好质量和数量、质量和经济利益、质量和品种、质量和速度等关系,保证药品符合国家质量标准,不生产、不经营、不使用假药劣药,对公众生命健康负责。

2. 不伤害原则　药物具有两重性,药物的不良反应具有普遍性。药师应具有对患者高度负责及保护患者健康和生命的理念,在实践中,药师应与医师、护师、患者密切配合,合理用药,保障人们用药安全,尽量避免不必要的药疗伤害。

3. 公正原则　体现在人际交往公正和资源分配公正。合理协调日益复杂的医患、药患关系,合理解决日趋尖锐的健康权益分配的基本矛盾。

4. 尊重原则　药患双方交往应真诚尊重对方的人格。在实践中强调药师尊重患者及其家属平等的人格权和尊严,强调对患者一视同仁、平等相待,维护患者用药的合法权益。

三、药学职业道德规范

药学职业道德规范是社会根据其道德原则提出的,要求人们在处理个人与他人、个人与社会关系时必须普遍遵循的具体的行为准则。

药学职业道德规范的作用包括:①是进行药学德学道德评价的直接尺度;②是进行药学道德修养的主要内容;③是实施依法生产、经营、管理药品的保证。

药学职业道德规范的主要内容包括以下几个部分:

1. 药师与患者的关系 ①药师必须把患者的健康和安全放在首位；②药师要维护用药者的合法权益，应向患者提供专业、真实、全面的信息；③药师要对患者的利益负责；④药师要为患者保密，必须严守病历中的个人秘密，除非法律要求否则不得将患者的病情和治疗泄露给第三者；⑤药师要对患者一视同仁，尊重人民的生命和尊严；⑥药师应不断更新和拓宽自己的专业知识，提供更好的药学服务。

【4-10】拓展信息

2. 药师与同事的关系 ①药师应与共事的药师及医务人员保持良好的业务关系，通力合作，以提供完善的药学服务；②药师应加强自信心，在同行中为大家所信赖；③应尊重同事，不应以错误方式与患者或他人讨论处方的治疗作用；④药师绝不能同意或参与利用职业上的便利进行私下的钱财交易等行为；⑤除非是公众提出请求，药师不应主动推荐医生或医疗服务项目。

【4-11】拓展信息

3. 药师与社会的关系 ①药师应维护其职业的高尚和荣誉；②药师在任何时候都只能为自己的服务索取公正合理的报酬；③药师应加入以发展药学事业为目标的组织，并应为这些组织贡献才能和财力；④药师有服务于个人、社区和社会的义务，并处理好满足患者个人服务需求与满足社会服务需求之间的关系；⑤药师应采取建立良好职业信誉的方法吸引顾客，禁止采用其他手段吸引顾客。

四、中国执业药师职业道德准则

中国执业药师协会 2006 年发布、2009 年修订了《中国执业药师职业道德准则》，2007 年发布、2009 年修订了《中国执业药师职业道德准则适用指导》，适用于中国境内的执业药师，包括依法履行执业药师职责的其他药学技术人员。具体内容为：

1. 救死扶伤，不辱使命 执业药师应当将患者及公众的身体健康和生命安全放在首位，以专业知识、技能和良知，尽心尽职尽责为患者及公众提供药品和药学服务。

2. 尊重患者，平等相待 执业药师应当尊重患者或消费者的价值观、知情权、自主权、隐私权，对待患者或消费者应不分年龄、性别、民族、信仰、职业、地位、贫富，一律平等相待。

3. 依法执业，质量第一 执业药师应当遵守药品管理法律、法规，恪守职业道德，依法独立执业，确保药品质量和药学服务质量，科学指导用药，保证公众用药安全、有效、经济、合理。

4. 进德修业，珍视声誉 执业药师应当不断学习新知识、新技术，加强道德修养，提高专业水平和执业能力；知荣明耻，正直清廉，自觉抵制不道德行为和违法行为，努力维护职业声誉。

5. 尊重同仁，密切协作 执业药师应当与同仁和医护人员相互理解，相互信任，以诚相待，密切配合，建立和谐的工作关系，共同为药学事业的发展和人类的健康奉献力量。

【4-12】拓展信息　　　【4-13】拓展信息

【4-14】拓展信息　　　【4-15】案例思考

思考题

1.药学技术人员的含义是什么？各领域药师的工作职责有哪些？

2.根据我国《执业药师职业资格制度规定》,说明执业药师职业资格
制度的性质,取得执业药师职业资格的条件。

【4-16】课堂练习

3.申请执业药师注册应具备哪些条件?

4.简述执业药师的职责。

5.药学职业道德的具体原则是什么?

6.请简述中国执业药师职业道德准则的主要内容。

【4-17】教学视频

（黄越燕　熊友香）

第五章

药品管理立法

→ 学习导航

1. **掌握**　《药品管理法》的立法宗旨和主要内容。
2. **熟悉**　药品管理法律体系及其渊源,违反《药品管理法》应承担的法律责任。
3. **了解**　我国药品管理立法的发展。
4. **能力**　养成自觉守法合规意识,能运用相关药事法律法规分析和解决药学实践中遇到的问题,能够正确判断假药、劣药的情形。

第一节　药品管理立法概述

【5-1】教学课件

一、药品管理立法相关概念

(一)药品管理立法的概念和特征

药品管理立法是指由特定的国家机关,依据法定的权限和程序,制定、认可、修订、补充和废除药品管理法律规范的活动。

药品管理立法是一种活动,包括"过程"和"结果"两个方面,一方面是指全国人大及其常委会运用立法权制定药品法律的程序,另一方面是指中央及地方特定国家机关制定药品法律、规章及其他规范性文件的总和。

1. 药品管理立法要依据法定的权限　立法活动是行使立法权的过程和表现。各国根据其国家性质和国家政权组织形式与结构形式,确定由哪些国家机关行使制定、修改或废止法律、法规的权力。

根据我国《宪法》及《立法法》的规定,我国立法权限的划分如下:①全国人民代表大会及其常委会行使国家立法权,有权制定法律。②国务院具有行政法规的制定权。③省、直辖市人民代表大会及其常委会可以制定地方性法规,民族自治地方的人民代表大会有权制定自治条例和单行条例。④特别行政区有权保留原来的法律或制定本行政区域的新法律。⑤国务院各部委及具有行政管理职能的直属机构,可以在本部门权限范围内制定部门规章。⑥省、自治区、直辖市和设区的市、自治州的人民政府,可以制定地方政府规章。

2. 药品管理立法要依据法定程序 立法要依据一定的程序进行,才能保证立法具有严肃性、权威性和稳定性。我国现行的立法程序可大致划分为四个阶段:法律草案的提出,法律草案的审议,法律草案的通过,法律的公布。宪法规定由国家主席签署主席令公布法律。

3. 药品管理立法的原则 立法原则是指立法主体据以进行立法活动的重要准绳,是立法指导思想在立法实践中的重要体现。药品管理立法必须遵循的具体原则是:实事求是,从实际出发;规律性与意志性相结合;原则性与灵活性相结合;统一性与协调性相结合;现实性与前瞻性相结合;稳定性、连续性和适时变动性相结合;总结本国经验与借鉴外国立法相结合。

(二)药品管理法的渊源

药品管理法的渊源,是指药品管理法律规范的具体表现形式。不同立法机关制定的法律文件,其地位和效力不同。我国药品管理法的法律渊源主要有宪法、法律、行政法规、地方性法规、部门规章、地方性规章、民族自治条例、特别行政区法律、中国政府承认或加入的国际公约。中国药品监督管理法律体系见图 5-1。

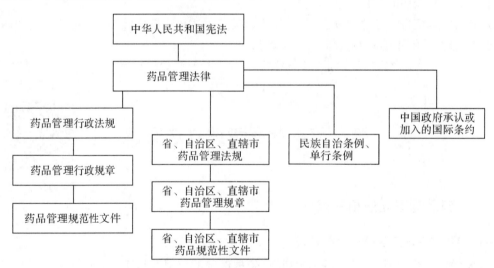

图 5-1　中国药品监督管理法律体系

1. 宪法 宪法是我国的根本大法,由全国人民代表大会通过严格程序制定,具有最高的法律效力。宪法是我国所有法律包括药品管理法的重要渊源。

2. 药品管理法律 法律是全国人大及其常委会制定的规范性文件,由国家主席签署主席令公布,其地位和效力仅次于宪法。单独的药品管理法律有《药品管理法》,与药品管理相关的法律有《中医药法》《疫苗管理法》《刑法》《广告法》《价格法》《消费者权益保护法》《反不正当竞争法》《专利法》《行政许可法》等。

3. 药品管理行政法规 行政法规是由最高行政机关——国务院制定、修改并发布的规范性文件,由总理签署国务院令公布,其效力低于宪法、法律。主要有 10 余部:《药品管理法实施条例》《麻醉药品和精神药品管理条例》《医疗用毒性药品管理办法》《放射性药品管理办法》《中药品种保护条例》《野生药材资源保护管理条例》《反兴奋剂条例》《戒毒条例》《易制毒化学品管理条例》《血液制品管理条例》《疫苗流通和预防接种管理条例》等。

4. 药品管理地方性法规 各省(自治区、直辖市)、省会市和经国务院批准较大的市的人大及其常委会根据本行政区域的具体情况和实际需要,依法制定地方性法规,其效力低于宪法、法律及行政法规。如《吉林省药品监督管理条例》《湖北省药品管理条例》《山东省药品使用条例》等。

5. 药品管理部门规章 国务院各部委和具有行政管理职能的直属机构,依法在本部门的权限范围内,制定规章。国家药品监督管理部门、国家卫生行政管理部门等已颁布数十部部门规章,如《药品注册管理办法》《药品生产质量管理办法》《处方药与非处方药分类管理办法》《药品召回管理办法》《处方管理办法》《药品不良反应报告和监测管理办法》等。

6. 药品管理地方性规章 各省(自治区、直辖市)、省会市和经国务院批准较大的市的人民政府,可以依法制定地方性规章,其效力低于宪法、法律、行政法规、上级和同级地方性法规。如《浙江省医疗机构药品和医疗器械管理办法》《湖北省药品使用质量管理规定》《福建省药品和医疗器械流通监督管理办法》等。

7. 中国政府承认或加入的国际公约 国际公约一般属于国际法范畴,我国的缔约权由全国人大常委会、国家主席和国务院共同行使。经中国政府缔结的双边、多边协议、条约和公约等,在我国具有约束力,如《1961 年麻醉品单一公约》《1971 年精神药物公约》。此外,我国 2001 年加入世界贸易组织(WTO),该组织的《与贸易有关的知识产权协议》(即 TRIPS 协议)对我国具有约束力。

(三)药品管理法律规范的效力层次和适用规则

规范性法律文件对同一药事事项的规定不一致时,会引起法律适用之间的冲突。根据我国《宪法》和《立法法》的规定,药品管理法律规范的效力层次和适用应当遵循以下规则:

1. 上位法优于下位法 当不同部门制定的法律规范之间发生冲突时,法律效力层次高的上位法优于法律效力层次低的下位法。宪法具有最高的效力层次,法律的效力高于行政法规,行政法规的效力高于部门规章及地方性法规,地方性法规的效力高于本级和下级地方政府政府规章。上级地方政府规章的效力高于下级地方政府规章。

部门规章之间、部门规章与地方政府规章之间具有同等效力,在各自的权限范围内施行。部门规章之间、部门规章与地方政府规章之间对同一事项的规定不一致时,由国务院裁决。部门规章与地方性法规对同一事项规定不一致,不能确定如何适用时,由国务院提出意见,由国务院决定或全国人大常委会裁决。

2. 新法优于旧法 同一部门制定的法律规范新旧发生冲突时,根据"法不溯及既往"的原则,应当适用新的规定。

3. 特别法优于一般法 特别法是指适用于特定时间、地点、人或事项的法律规范。一般法是指在一定范围内对公众、组织普遍适用的法律规范。当同一部门制定的类似内容的法律规范发生冲突时,特别规定、特别条款或专门条款,优先于一般规定、一般条款或普通规定。

二、药品管理立法的历史发展

政府对药品实施行政和法律监督管理,具有悠久的历史。公元前18世纪,古巴比伦王国的《汉谟拉比法典》中记载有关于医药的法律条文。我国公元前西周时期的《周礼》记载了掌握医药政令的机构和制度。在《秦律》《唐律》《元典章》《大明会典》《大清律》中都有涉及医疗机构管理、传染病防治、药学教育、公共卫生、医药事故等方面的规定。我国现代药品管理立法始于辛亥革命之后,在一百多年的发展过程中大体经历了三个阶段。

(一)药品管理立法的萌芽

1912年,中华民国临时政府在内务部设立卫生司,主管全国卫生工作,其下属的第四科主办药政工作。1911—1949年,国民党政府先后发布《药师暂行条例》《管理药商规则》《修正麻醉药品管理条例》《修订管理成药规则》《细菌学免疫学制品管理规则》《药师法》。

(二)药品管理立法的初创

1949年后,为配合戒烟禁毒和清理旧社会遗留下来的伪劣药品问题,卫生部制定了《关于严禁鸦片烟毒的通令》《关于麻醉药品临时登记处理办法的通令》《关于抗疲劳素药品管理的通知》《关于资本主义国家进口西药检验管理问题的知识》等行政规范性文件。1958—1965年,随着我国制药工业的迅速发展,国家有关部委制定了《关于综合医院药剂科工作制度和各级人员职责》《食用合成染料管理暂行办法》《关于加强药政管理的若干规定》《管理毒药限制性剧药暂行规定》《关于药品宣传工作的几点意见》《管理中药的暂行管理办法》等一系列规章。从1949年到改革开放前,我国编纂发布了《中国药典》1953年版、1963年版和1977年版。

(三)药品管理立法的发展

1978年,国务院颁布了新时期第一个纲领性药品管理文件《药政管理条例》(试行),卫生部和有关部门也陆续颁布了一系列配套行政法规和部门规章。这些法规和规章,对于保证药品质量,保障人民用药安全、有效,维护公众身体健康,发挥了积极作用,但同时存在执法主体、法律责任不明确等问题,法律效力有限。

1984年9月20日,第六届全国人大常委会第七次会议审议通过《中华人民共和国药品管理法》(简称《药品管理法》),自1985年7月1日起实施。《药品管理法》是我国第一部全面的、综合的药品管理法律,标志着我国药品管理进入法治化新阶段。以《药品管理法》为依据,国家先后出台配套的行政法规7部,发布规章及规范性文件400多部,药品管理立法取得重大进展。

2002年8月,国务院颁布了《中华人民共和国药品管理法实施条例》,于2002年9月15日起实施,并在2016年2月重新进行了修订。《药品管理法》在2001年进行了首次修订,并于2001年12月1日起实施,随后在2013、2015年分别进行了两次修正。2019年8月26日第十三届全国人大常委会第十二次会议审议通过了《药品管理法》最新修订版,于2019年12月1日起施行。

为保证《药品管理法》的有效实施,国务院、卫生部、国家药品监督管理部门等也先后发布多项行政法规和部门规章,各省、自治区、直辖市也制定了一系列药品管理的地方性法规和规章。上述规范性文件逐渐形成了具有中国特色的药品管理法律体系。

三、我国的药品管理法律体系

(一)药品管理法律体系的概念

药品管理法律体系是指以宪法为依据,以药品管理法为基本法,由涉及药品管理的法律、法规、规章及其他一系列规范性文件构成的相互协调和制约的法律规范体系。

(二)药品管理法律体系的特征

药品管理法律体系除了具有系统性、科学性、规范性等法律体系的一般特征外,还具有以下几方面特征:

1. 以维护公众健康为最终目标 药品直接关系到用药者的生命健康,药品管理法律体系通过对药品的研制、审批、生产、流通、使用和监督管理的全过程进行严格的法律控制,目的在于加强药品监督管理,保证药品质量,维护公众生命健康与安全。

2. 以质量管理为核心 药品质量在研制和生产中形成,在流通中得以保持,在用药者的治疗使用中得以实现。药品管理法律体系是通过保证药品标准和药品质量的工作标准,来规范人们在研制、生产、流通和使用药品过程中的行为。只有保证了药品质量,才能有效维护公众生命健康。

3. 技术性法律规范为重要组成部分 为保证药品安全、有效、经济、合理,需要一系列药学技术规范对影响药品质量的各个环节进行指导和管理。在现代药品管理法律体系中,以医药科学技术为主体的技术性法律规范占据重要组成部分,并日益体系化。

4. 国际化倾向 药品管理法律以药品质量为核心,需要遵循医药科学共同的客观规律。经济全球化使药品的国际贸易和技术交流日益频繁,推动药品管理标准的统一。药品管理领域的国际条约、公约和协议日益增多,国际合作日益广泛,各国药品管理法律体系的趋同化趋势更加明显。

(三)药品管理法律体系的内容

按照法律规范所调整的具体领域的不同,药品管理法律体系可分为药品研制与注册管理法律规范、药品生产管理法律规范、药品流通管理法律规范、医疗机构药事法律规范、药品上市后安全监管法律规范、药品监督管理法律规范等。这里主要介绍各类法规、规章,不重复《药品管理法》及《药品管理法实施条例》的相关内容。

1. 药品研制与注册管理法律规范 药品研制是药品质量形成的第一阶段,药品注册是国家对药品研究和上市批准的重要环节。这一阶段的法律规范参见表5-1。

表 5-1 药品研制与注册管理法律规范

规范	颁布部门	施行日期
药物非临床研究质量管理规范(GLP)	国家食品药品监督管理总局	2017.9.1
药物非临床研究质量管理规范认证管理办法	国家食品药品监督管理局	2007.4.16
药物临床试验质量管理规范(GCP)	国家食品药品监督管理局	2003.9.1
药物临床试验机构资格认定办法(试行)	国家食品药品监督管理局、卫生部	2004.3.1
药品注册管理办法	国家食品药品监督管理局	2007.10.1
药品注册现场核查管理规定	国家食品药品监督管理局	2008.5.23

续表

规范	颁布部门	施行日期
中药注册管理补充规定	国家食品药品监督管理局	2008.1.7
新药注册特殊审批管理规定	国家食品药品监督管理局	2009.1.7
药品技术转让注册管理规定	国家食品药品监督管理局	2009.8.19
国家食品药品监督管理局药品特别审批程序	国家食品药品监督管理局	2005.11.18
关于调整进口药品注册管理有关事项的决定	国家食品药品监督管理总局	2017.10.10
关于调整部分药品行政审批事项审批程序的决定	国家食品药品监督管理总局	2017.5.1
体外诊断试剂注册管理办法	国家食品药品监督管理总局	2014.10.1
		（2017.1.25 修正）

2. 药品生产管理法律规范 药品生产是决定药品质量的关键阶段,药品生产的规范程度影响了所生产药品的质量。这一阶段的法律规范参见表 5-2。

表 5-2 药品生产管理法律规范

规范	颁布部门	施行日期
药物生产质量管理规范(GMP)	卫生部	2011.3.1
药品生产质量管理规范认证管理办法	国家食品药品监督管理局	2011.8.2
药品生产监督管理办法	国家食品药品监督管理局	2004.8.5
		（2017.11.7 修正）
关于贯彻实施药品委托生产监督管理规定的通知	国家食品药品监督管理总局	2014.10.1
药品说明书和标签管理规定	国家食品药品监督管理局	2006.6.1
直接接触药品的包装材料和容器管理办法	国家食品药品监督管理局	2004.7.20

3. 药品流通管理法律规范 药品流通过程涉及储存、运输、经营等众多环节,存在很多影响药品质量的因素。这一阶段的法律规范参见表 5-3。

表 5-3 药品流通管理法律规范

规范	颁布部门	施行日期
药品经营质量管理规范(GSP)	国家食品药品监督管理总局	2015.6.25
		（2016.7.13 修正）
药品经营质量管理规范认证管理办法	国家食品药品监督管理局	2003.4.24
药品流通监督管理办法	国家食品药品监督管理局	2007.5.1
药品经营许可证管理办法	国家食品药品监督管理局	2004.4.1
		（2017.11.7 修正）
药品进口管理办法	国家食品药品监督管理局、海关总署	2004.1.1
零售药店设置暂行规定	国家药品监督管理局	2001.2.9

续表

规范	颁布部门	施行日期
互联网药品信息服务管理办法	国家食品药品监督管理局	2004.7.8
		(2017.11.7 修正)
互联网药品交易服务审批暂行规定	国家食品药品监督管理局	2005.12.1
		(2017.1.12 修正)
药品广告审查发布标准	国家工商总局、国家食品药品监督管理局	2007.5.1
药品广告审查办法	国家食品药品监督管理局、国家工商总局	2007.5.1
广告法	全国人大常委会	2015.9.1
关于印发推进药品价格改革意见的通知	国家发改委、国家计生委等七部委	2015.6.1
处方药与非处方药分类管理办法(试行)	国家药品监督管理局	2000.1.1
处方药与非处方药流通管理暂行规定	国家药品监督管理局	2000.1.1
关于开展处方药与非处方药转换评价工作的通知	国家食品药品监督管理局	2004.4.7
国家医药储备管理办法	国家经贸委员会	1999.6.14

4. 医疗机构药事管理法律规范 医疗机构药事管理包括保障临床合理用药、监管医疗机构配制制剂和药品供应。这一阶段的法律规范参见表5-4。

表5-4 医疗机构药事管理法律规范

规范	颁布部门	施行日期
医疗机构药事管理规定	卫生部、国家中医药管理局、总后勤部卫生部	2011.3.1
医疗机构制剂注册管理办法(试行)	国家食品药品监督管理局	2005.8.1
医疗机构制剂配制质量管理规范	国家药品监督管理局	2001.3.13
医疗机构制剂配制监督管理办法(试行)	国家食品药品监督管理局	2005.6.1
医疗机构药品监督管理办法(试行)	国家食品药品监督管理局	2011.10.11
医疗机构药品集中采购工作规范	卫生部、国家发改委等六部委	2010.7.7
关于进一步规范医疗机构集中招标采购的若干规定	卫生部等五部委	2004.9.23
进一步规范医疗机构药品集中采购工作的意见	卫生部、国家发改委等六部委	2009.1.17
处方管理办法	卫生部	2007.5.1
抗菌药物临床应用管理办法	卫生部	2012.8.1

5. 药品上市后安全监管法律规范 药品上市后监管主要是针对上市药品进行再评价、不良反应报告与监控、药品召回等。这一阶段的法律规范参见表5-5。

表 5-5 药品上市后安全监管法律规范

规范	颁布部门	施行日期
药品不良反应报告和监测管理办法	卫生部	2011.7.1
药品召回管理办法	国家食品药品监督管理局	2007.12.10
药品安全"黑名单"管理规定(试行)	国家食品药品监督管理局	2012.10.1

6. 药品监督管理法律规范 药品监督是药品监管部门依照法定职权和程序,对药品的研制、生产、流通、使用的单位和个人遵守药品管理法律规范的情况进行监督检查的活动。这一阶段的法律规范参见表 5-6。

表 5-6 药品监督管理法律规范

规范	颁布部门	施行日期
产品质量法	全国人大常委会	1993.9.1 (2018.12.29 修正)
行政复议法	全国人大常委会	1999.10.1
行政复议法实施条例	国务院	2007.8.1
国家食品药品监督管理总局行政复议办法	国家食品药品监督管理总局	2014.1.1
行政处罚法	全国人大	1996.10.1 (2018.1.1 修正)
食品药品行政处罚程序规定	国家食品药品监督管理总局	2014.6.1
行政强制法	全国人大常委会	2012.1.1
行政许可法	全国人大常委会	2004.7.1
国家食品药品监督管理局听证规则(试行)	国家食品药品监督管理局	2006.2.1
食品药品投诉举报管理办法	国家食品药品监督管理总局	2016.3.1
关于印发食品药品行政执法与刑事司法衔接工作办法的通知	国家食品药品监督管理总局、公安部等五部委	2015.12.22
药品医疗器械飞行检查办法	国家食品药品监督管理总局	2015.9.1
国家食品药品管理总局立法程序规定	国家食品药品监督管理总局	2013.12.1
食品药品监督管理统计管理办法	国家食品药品监督管理总局	2015.2.1
国家基本药物目录	国家卫生健康委员会	2018.11.1

7. 药品专项管理法律规范 药品专项管理方面的法律规范参见表 5-7。

表 5-7　药品专项管理法律规范

调整范围	规范	颁布部门	施行日期
中药管理	野生药材资源保护管理条例	国务院	1987.12.1
	中药品种保护条例	国务院	1993.1.1
			(2018.9.18 修订)
	中医药法	全国人大常委会	2017.7.1
	进口药材管理办法	国家市场监督管理总局	2020.1.1
特殊管理药品	麻醉药品和精神药品管理条例	国务院	2005.11.1
			(2016.2.6 修正)
	医疗用毒性药品管理办法	国务院	1988.12.27
	放射性药品管理办法	国务院	1989.1.13
			(2017.3.1 修正)
	戒毒条例	国务院	2011.6.22
	药品类易制毒化学品管理办法	卫生部	2010.5.1
	疫苗流通和预防接种管理条例	国务院	2005.6.1
			(2016.4.23 修正)
	生物制品批签发管理办法	国家食品药品监督管理总局	2018.2.1
	疫苗管理法	全国人大常委会	2019.12.1
	蛋白同化制剂和肽类激素进出口管理办法	国家食品药品监督管理总局、海关总署、国家体育总局	2014.12.1
			(2017.11.7 修正)
	反兴奋剂条例	国务院	2004.3.1
执业药师管理	执业药师职业资格制度规定	国家药品监督管理局、人力资源和社会保障部	2019.3.20
	执业药师职业资格考试实施办法	国家药品监督管理局、人力资源和社会保障部	2019.3.20
	执业药师注册管理办法	国家药品监督管理局、人力资源和社会保障部	2021.6.18
	执业药师继续教育管理办法	中国药师协会	2020.1.1
药品知识产权保护	药品行政保护条例	国家医药管理局	1993.1.1
	药品行政保护条例实施细则	国家药品监督管理局	2000.10.24
	专利法	全国人大常委会	1985.4.1
			(2008.12.27 修正)
	商标法	全国人大常委会	1983.3.1
			(2013.8.30 修正)
	著作权法	全国人大常委会	1991.6.1
			(2010.2.26 修正)
	知识产权海关保护条例	国务院	2009.7.1
			(2010.4.1 修正)

第二节　《药品管理法》主要内容

《药品管理法》是我国药品管理领域的基本法,是衡量药品研制、生产、流通、使用和监督管理全过程中各种活动及行为合法性的纲领性标准。《药品管理法》于1984年9月20日第六届全国人民代表大会常务委员会第七次会议通过,于1985年7月1日起实施。再经历2001年2月28日、2013年12月28日、2015年4月24日、2019年8月26日共计2次修正和2次修订。现行版是2019年修订版,于2019年12月1日起实施,共计12章155条,比2015年版增加51条。

【5-2】教学课件

知识拓展

2015年版与2019年修订版《药品管理法》章节目录对比

章节	2015年版	2019年修订版
第一章	总则	总则
第二章	药品生产企业管理	药品研制和注册
第三章	药品经营企业管理	药品上市许可持有人
第四章	医疗机构的药剂管理	药品生产
第五章	药品管理	药品经营
第六章	药品包装的管理	医疗机构药事管理
第七章	药品价格和广告的管理	药品上市后管理
第八章	药品监督	药品价格和广告
第九章	法律责任	药品储备和供应
第十章	附则	监督管理
第十一章		法律责任
第十二章		附则

解读:2019年修订版《药品管理法》专设了第二章"药品研制和注册"、第三章"药品上市许可持有人"、第七章"药品上市后管理"、第九章"药品储备和供应",调整"药品管理""药品包装的管理"相应内容至其他章节。

一、总则

总则是一部法律的总的原则、基本制度等,是整部法律的纲领性规定。《药品管理法》第一章是总则,共15条。

(一)立法目的

《药品管理法》的立法目的是加强药品管理,保证药品质量,保障公众用药安全和合法权益,保护和促进公众健康。其意义在于,一方面要加强对药品从研制到使用全过程的管理,保证药品质量,使药品真正发挥其预防、治疗、诊断疾病的作用,才能保障公众用药的安全、有效;另一方面要维护人民用药的合法权益,保证公众在合理、公平的条件下最大限度地使用到安全、有效的药品。

(二)适用范围

在中华人民共和国境内从事药品研制、生产、经营、使用和监督管理活动,适用本法。《药品管理法》适用对象包括了"从事研制、生产、经营、使用和监督管理活动"的单位和个人。

本法所称的药品,是指用于预防、治疗、诊断人的疾病,有目的地调节人的生理功能并规定有适应症或者功能主治、用法和用量的物质,包括中药、化学药和生物制品等。

(三)我国药品管理理念

《药品管理法》规定,药品管理应当以人民健康为中心,坚持风险管理、全程管控、社会共治的原则,建立科学、严格的监督管理制度,全面提升药品质量,保障药品的安全、有效、可及。

药品管理理念的核心是要将药品管理和人民的健康紧密地结合起来,并将风险管理理念贯穿于药品研制、生产、经营、使用、上市后管理等各个环节,坚持社会共治。

(四)我国发展药品的基本方针

1. 发展现代药和传统药 我国一贯坚持中医药并重的方针,为保护人民健康起到巨大作用。《药品管理法》规定,国家发展现代药和传统药,充分发挥其在预防、医疗和保健中的作用。国家保护野生药材资源和中药品种,鼓励培育道地中药材。

2. 鼓励研究和创制新药 研究开发新药是发展药品的主要途径,是提高我国药品市场竞争力的关键,是防治疾病、保护人民健康的客观要求。《药品管理法》规定,国家鼓励研究和创制新药,保护公民、法人和其他组织研究、开发新药的合法权益。

3. 实施药品上市许可人制度 国家对药品管理实行药品上市许可持有人制度。药品上市许可持有人依法对药品研制、生产、经营、使用全过程中药品的安全性、有效性和质量可控性负责。这一制度明确了药品全生命周期质量安全责任。

4. 强化药品全过程信息要求 从事药品研制、生产、经营、使用活动,应当遵守法律、法规、规章、标准和规范,保证全过程信息真实、准确、完整和可追溯。

(五)药品监督管理体制

1. 药品监督管理部门与职责 国务院药品监督管理部门主管全国药品监督管理工作。国务院有关部门在各自职责范围内负责与药品有关的监管工作。国务院药品监管部门配合国务院有关部门,执行国家药品行业发展规划和产业政策。

省、自治区、直辖市人民政府药品监督管理部门负责本行政区域内的药品监督管理工作。设区的市级、县级人民政府承担药品监管职责的部门负责本行政区域内的药品监管工作。县级以上地方人民政府有关部门在各自职责范围内负责与药品有关的监管工作。

2. 县级以上地方人民政府职责　县级以上地方人民政府对本行政区域内的药品监督管理工作负责,统一领导、组织、协调本行政区域内的药品监管工作以及药品安全突发事件应对工作,建立健全药品监管工作机制和信息共享机制。

县级以上人民政府应将药品安全工作纳入本级国民经济和社会发展规划,将药品安全工作经费列入本级政府预算,加强药品监管能力建设,为药品安全工作提供保障。

3. 药品专业技术机构及职责　药品监管部门设置或指定的药品专业技术机构,承担依法实施药品监管所需的审评、检验、核查、监测与评价等工作。

(六)药品安全社会共治体系

1. 国家建立健全药品追溯制度,建立药物警戒制度　《药品管理法》规定,国家建立健全药品追溯制度。国务院药品监管部门应制定统一的药品追溯标准和规范,推进药品追溯信息互通共享,实现药品可追溯。国家建立药物警戒制度,对药品不良反应及其他与用药有关的有害反应进行监测、识别、评估和控制。

2. 强化各部门各方面的责任,齐心合力保障药品安全　《药品管理法》规定,各级人民政府及其有关部门、药品行业协会等应加强药品安全宣传教育,开展药品安全法律法规等知识的普及工作。

新闻媒体应开展药品安全法律法规等知识的公益宣传,并对药品违法行为进行舆论监督。有关药品的宣传报道应当全面、科学、客观、公正。

药品行业协会应加强行业自律,建立健全行业规范,推动行业诚信体系建设,引导和督促会员依法开展药品生产经营等活动。

县级以上人民政府及其有关部门对在药品研制、生产、经营、使用和监管工作中做出突出贡献的单位和个人,按照国家有关规定给予表彰、奖励。

二、药品研制和注册

(一)明确鼓励药品研制和创新

国家支持以临床价值为导向、对人的疾病具有明确或特殊疗效的药物创新,鼓励具有新的治疗机理、治疗严重危及生命的疾病或者罕见病、对人体具有多靶向系统性调节干预功能等的新药研制,推动药品技术进步。

国家鼓励运用现代科学技术和传统中药研究方法开展中药科学技术研究和药物开发,建立和完善符合中药特点的技术评价体系,促进中药传承创新。

国家采取有效措施,鼓励儿童用药品的研制和创新,支持开发符合儿童生理特征的儿童用药品新品种、剂型和规格,对儿童用药品予以优先审评审批。

(二)严格管理药品研制环节

从事药品研制活动,应遵守药物非临床研究质量管理规范、药物临床试验质量管理规范,保证药品研制全过程持续符合法定要求。GLP、《药品临床试验质量管理规范》(good clinical practice, GCP)由国务院药品监管部门会同国务院有关部门制定。

开展药物非临床研究,应符合国家有关规定,有与研究项目相适应的人员、场地、设备、仪器和管理制度,保证有关数据、资料和样品的真实性。

(三)药物临床试验的审批管理

开展药物临床试验,应按照国家药监局的规定如实报送研制方法、质量指标、药理及毒理试验结果等有关数据、资料和样品,经国家药监局批准。国家药监局自受理临床试验申请之日起六十个工作日内决定是否同意并通知临床试验申办者,逾期未通知的,视为同意。其中,开展生物等效性试验的,报国家药监局备案。

开展药物临床试验,应在具备相应条件的临床试验机构进行。药物临床试验机构实行备案管理,具体办法由国家药监局和卫健委共同制定。

(四)药物临床试验的过程管理

开展药物临床试验,应符合伦理原则,制订临床试验方案,经伦理委员会审查同意。伦理委员会应建立伦理审查工作制度,保证伦理审查过程独立、客观、公正,监督规范开展药物临床试验,保障受试者合法权益,维护社会公共利益。

实施药物临床试验,应向受试者或者其监护人如实说明和解释临床试验的目的和风险等详细情况,取得受试者或者其监护人自愿签署的知情同意书,并采取有效措施保护受试者合法权益。

药物临床试验期间,发现存在安全性问题或者其他风险的,临床试验申办者应及时调整临床试验方案、暂停或终止临床试验,并向国家药监局报告。必要时,国家药监局可以责令调整临床试验方案、暂停或终止临床试验。

对正在开展临床试验的用于治疗严重危及生命且尚无有效治疗手段的疾病的药物,经医学观察可能获益,并且符合伦理原则的,经审查、知情同意后可以在开展临床试验的机构内用于其他病情相同的患者。

(五)药品注册管理

在中国境内上市的药品,应当经国家药监局批准,取得药品注册证书;但是,未实施审批管理的中药材和中药饮片除外。实施审批管理的中药材、中药饮片品种目录由国家药监局会同国家中医药局制定。

申请药品注册,应当提供真实、充分、可靠的数据、资料和样品,证明药品的安全性、有效性和质量可控性。

对申请注册的药品,国家药监局应组织药学、医学和其他技术人员进行审评,对药品的安全性、有效性和质量可控性以及申请人的质量管理、风险防控和责任赔偿等能力进行审查;符合条件的,颁发药品注册证书。

(六)建立原料、辅料、包材关联审评审批制度

国家药监局在审批药品时,对化学原料药一并审评审批,对相关辅料、直接接触药品的包装材料和容器一并审评,对药品的质量标准、生产工艺、标签和说明书一并核准。本法所称辅料,是指生产药品和调配处方时所用的赋形剂和附加剂。

(七)建立附条件审批制度及沟通咨询制度

对治疗严重危及生命且尚无有效治疗手段的疾病以及公共卫生方面急需的药品,药物临床试验已有数据显示疗效并能预测其临床价值的,可以附条件批准,并在药品注册证书中载明相关事项。

国家药监局应完善药品审评审批工作制度，加强能力建设，建立健全沟通交流、专家咨询等机制，优化审评审批流程，提高审评审批效率。

批准上市药品的审评结论和依据应当依法公开，接受社会监督。对审评审批中知悉的商业秘密应当保密。

(八)国家药品标准的管理

药品应符合国家药品标准。经国家药监局核准的药品质量标准高于国家药品标准的，按照经核准的药品质量标准执行；没有国家药品标准的，应符合经核准的药品质量标准。

国家药监局颁布的《中华人民共和国药典》和药品标准为国家药品标准。国家药监局会同国家卫健委组织药典委员会，负责国家药品标准的制定和修订。国家药监局设置或指定的药品检验机构负责标定国家药品标准品、对照品。

列入国家药品标准的药品名称为药品通用名称。已经作为药品通用名称的，该名称不得作为药品商标使用。

三、药品上市许可持有人

(一)基本概念及责任

药品上市许可持有人(marketing authorization holder，MAH)是指取得药品注册证书的企业或者药品研制机构等。

MAH 应依照本法规定，对药品的非临床研究、临床试验、生产经营、上市后研究、不良反应监测及报告与处理等承担责任。其他从事药品研制、生产、经营、储存、运输、使用等活动的单位和个人依法承担相应责任。

MAH 的法定代表人、主要负责人对药品质量全面负责。

(二)明确质量保证

药品上市许可持有人应建立药品质量保证体系，配备专门人员独立负责药品质量管理；应对受托药品生产、经营企业的质量管理体系进行定期审核，监督其持续具备质量保证和控制能力。

(三)委托生产管理

药品上市许可持有人可以自行生产药品，也可以委托药品生产企业生产。MAH 自行生产药品的，应取得药品生产许可证；委托生产的，应委托符合条件的药品生产企业。MAH 和受托生产企业签订委托协议和质量协议，并严格履行协议约定的义务。

国家药监局制定药品委托生产质量协议指南，指导、监督 MAH 和受托生产企业履行药品质量保证义务。

血液制品、麻醉药品、精神药品、医疗用毒性药品、药品类易制毒化学品不得委托生产；但是，国家药监局另有规定的除外。

(四)药品放行审核

药品上市许可持有人应建立药品上市放行规程，对药品生产企业出厂放行的药品进行审核，经质量受权人签字后方可放行。不符合国家药品标准的，不得放行。

(五)药品销售管理

药品上市许可持有人可以自行销售其取得药品注册证书的药品，也可以委托药品经营企业销售。MAH 从事药品零售活动的,应取得药品经营许可证。

MAH 自行销售药品的,应具备《药品管理法》第 52 条规定的条件;委托销售的,应委托符合条件的药品经营企业。药品上市许可持有人和受托经营企业应签订委托协议,并严格履行协议约定的义务。

(六)委托储运的管理

药品上市许可持有人、药品生产企业、药品经营企业委托储存、运输药品的,应当对受托方的质量保证能力和风险管理能力进行评估,与其签订委托协议,约定药品质量责任、操作规程等内容,并对受托方进行监督。

(七)药品上市后的管理

药品上市许可持有人、药品生产企业、药品经营企业和医疗机构应建立并实施药品追溯制度,按照规定提供追溯信息,保证药品可追溯。

MAH 应建立年度报告制度,每年将药品生产销售、上市后研究、风险管理等情况按规定向省级药监局报告。

(八)相关义务

药品上市许可持有人为境外企业的,应由其指定的在中国境内的企业法人履行 MAH 义务,与 MAH 承担连带责任。

中药饮片生产企业履行 MAH 的相关义务,对中药饮片生产、销售实行全过程管理,建立中药饮片追溯体系,保证中药饮片安全、有效、可追溯。

经国家药监局批准,MAH 可以转让药品上市许可。受让方应具备保障药品安全性、有效性和质量可控性的质量管理、风险防控和责任赔偿等能力,履行 MAH 义务。

四、药品生产

(一)药品生产的基本条件与许可审批

从事药品生产活动,应经所在地省级药监局批准,取得药品生产许可证。无许可证不得生产药品。药品生产许可证应当标明有效期和生产范围,到期重新审查发证。

从事药品生产活动应具备条件:①有依法经过资格认定的药学技术人员、工程技术人员及相应的技术工人;②有与药品生产相适应的厂房、设施和卫生环境;③有能对所生产药品进行质量管理和质量检验的机构、人员及必要的仪器设备;④有保证药品质量的规章制度,并符合 GMP 要求。

(二)药品生产质量管理规范

从事药品生产活动,应当遵守药品生产质量管理规范,建立健全药品生产质量管理体系,保证药品生产全过程持续符合法定要求。药品生产企业的法定代表人、主要负责人对本企业的药品生产活动全面负责。

(三)药品生产应遵循的依据

药品应按照国家药品标准和经药监部门核准的生产工艺进行生产。生产、检验记录应当完整准确,不得编造。

中药饮片应按照国家药品标准炮制;国家药品标准没有规定的,应按照省级药监局制定的炮制规范炮制。省级药监局制定的炮制规范应报国家药监局备案。不符合国家药品标准或不按照省级炮制规范炮制的,不得出厂、销售。

(四)对原辅料、药包材及容器的要求

生产药品的原料、辅料,应符合药用要求、GMP 要求。生产药品,应对原料、辅料等的供应商进行审核,保证购进、使用的原料、辅料等符合要求。

直接接触药品的包装材料和容器,应符合药用要求,符合保障人体健康、安全的标准。对不合格的包装材料和容器,由药监部门责令停用。

(五)药品出厂放行规程

药品生产企业应对药品进行质量检验,不符合国家药品标准的,不得出厂。应建立药品出厂放行规程,明确出厂放行的标准、条件。符合标准、条件的,经质量受权人签字后方可放行。

(六)药品包装、标签及说明书的规定

药品包装应适合药品质量要求,方便储存、运输和医疗使用。发运中药材应有包装。每件包装应注明品名、产地、日期、供货单位,附有质量合格标志。

药品包装应按规定印有或贴有标签并附有说明书。标签或说明书注明药品的通用名称、成分、规格、MAH 及其地址、生产企业及其地址、批准文号、产品批号、生产日期、有效期、适应症或功能主治、用法、用量、禁忌、不良反应和注意事项。标签、说明书中的文字应当清晰,生产日期、有效期等事项显著标注,容易辨识。

麻醉药品、精神药品、医疗用毒性药品、放射性药品、外用药品和非处方药的标签、说明书,应印有规定标志。

(七)从业人员的健康检查

药品上市许可持有人、药品生产、经营企业和医疗机构中直接接触药品的工作人员,应每年进行健康检查。患有传染病或其他可能污染药品的疾病的,不得从事直接接触药品的工作。

五、药品经营

(一)药品经营的基本条件与许可审批

从事药品批发活动,应经所在地省级药监局批准,取得药品经营许可证。从事药品零售活动,应经所在地县级以上药品监管部门批准,取得药品经营许可证。无许可证不得经营药品。药品经营许可证应标明有效期和经营范围,到期重新审查发证。药品监督管理部门实施药品经营许可,除依据《药品管理法》第 52 条规定外,还应遵循方便群众购药的原则。

从事药品经营活动应具备以下条件:①有依法经过资格认定的药师或者其他药学技术人员;②有与所经营药品相适应的营业场所、设备、仓储设施和卫生环境;③有与所经营药品相适应的质量管理机构或人员;④有保证药品质量的规章制度,并符合 GSP 要求。

(二)药品经营质量管理规范

从事药品经营活动,应遵守 GSP,建立健全药品经营质量管理体系,保证药品经营全过程持续符合法定要求。

国家鼓励、引导药品零售连锁经营。药品零售连锁企业总部,应建立统一的质量管理制度,对其零售经营活动履行管理责任。药品经营企业的法定代表人、主要负责人对本企业的

药品经营活动全面负责。

城乡集市贸易市场可以出售中药材,国务院另有规定的除外。

国家实行处方药与非处方药分类管理制度。具体办法由国家药监局会同卫健委制定。

(三)药品购销管理

药品上市许可持有人、药品生产企业、药品经营企业和医疗机构应从MAH或具有药品生产、经营资格的企业购进药品;但购进未实施审批管理的中药材除外。

药品经营企业购进药品,应建立并执行进货检查验收制度,验明药品合格证明和其他标识;不合规定的不得购进和销售。

药品经营企业购销药品,应有真实、完整的购销记录。购销记录注明药品的通用名称、剂型、规格、产品批号、有效期、MAH、生产企业、购销单位、购销数量、购销价格、购销日期及国家药监局规定的其他内容。

(四)药品销售的规定

药品经营企业零售药品应准确无误,并正确说明用法、用量和注意事项;调配处方应经过核对,对处方药品不得擅自更改或代用。对有配伍禁忌或者超剂量的处方拒绝调配;必要时,经处方医师更正或重新签字,方可调配。销售中药材,应标明产地。

依法经过资格认定的药师或其他药学技术人员负责本企业的药品管理、处方审核和调配、合理用药指导等工作。

(五)药品储存与出入库管理

药品经营企业应制定和执行药品保管制度,采取必要的冷藏、防冻、防潮、防虫、防鼠等措施,保证药品质量。药品入库和出库应执行检查制度。

(六)网络销售药品管理

药品上市许可持有人、药品经营企业通过网络销售药品,应遵守本法规定。具体办法由国家药监局会同卫健委制定。疫苗、血液制品、麻醉药品、精神药品、医疗用毒性药品、放射性药品、药品类易制毒化学品等实行特殊管理的药品不得在网络销售。

药品网络交易第三方平台提供者应按照国家药监局规定,向所在地省级药监局备案。第三方平台提供者应依法对申请进入平台经营的MAH、药品经营企业的资质等进行审核,保证其符合法定要求,并对平台上药品经营行为进行管理。

第三方平台提供者发现在平台经营的MAH、药品经营企业有违法行为的,应及时制止并立即报告所在地县级药监部门;发现严重违法行为的,立即停止提供网络交易平台服务。

(七)药品进出口管理

新发现或从境外引种的药材,经国家药监局批准后,方可销售。

药品应从允许药品进口的口岸进口,并由进口药品的企业向口岸所在地药监部门备案。海关凭药监部门出具的进口药品通关单办理通关手续。无通关单的,海关不得放行。

口岸所在地药监部门应通知药品检验机构按规定对进口药品进行抽查检验。允许药品进口的口岸由国家药监局会同海关总署提出,报国务院批准。

医疗机构因临床急需进口少量药品的,经国家药监局或国务院授权的省级政府批准,可以进口。进口的药品应在指定医疗机构内用于特定医疗目的。个人自用携带入境少量药品,按照国家有关规定办理。

进口、出口麻醉药品和国家规定范围内的精神药品,应持有国家药监局颁发的进口准许证、出口准许证。禁止进口疗效不确切、不良反应大或其他危害人体健康的药品。

国家药监局对下列药品在销售前或进口时,指定药品检验机构进行检验;未经检验或检验不合格的,不得销售或进口:①首次在中国境内销售的药品;②国家药监局规定的生物制品;③国务院规定的其他药品。

六、医疗机构药事管理

(一)药学人员的要求

医疗机构应配备依法经过资格认定的药师或其他药学技术人员,负责药品管理、处方审核和调配、合理用药指导等工作。非药学技术人员不得直接从事药剂技术工作。

(二)购进药品的规定

医疗机构购进药品,应建立并执行进货检查验收制度,验明药品合格证明和其他标识;不合规定的不得购进和使用。

医疗机构应具有相应的场所、设备、仓储设施和卫生环境,制定和执行药品保管制度,采取必要的冷藏、防冻、防潮、防虫、防鼠等措施,保证药品质量。

(三)使用药品和处方调配的规定

医疗机构应坚持安全有效、经济合理的用药原则,遵循药品临床应用指导原则、临床诊疗指南和药品说明书等合理用药,对医师处方、用药医嘱的适宜性进行审核。医疗机构以外的其他药品使用单位,应遵守《药品管理法》的规定。

依法经过资格认定的药师或其他药学技术人员调配处方,应进行核对,对处方所列药品不得擅自更改或代用。对有配伍禁忌或者超剂量的处方,拒绝调配;必要时经处方医师更正或重新签字,方可调配。

(四)医疗机构配制制剂的审批与条件

医疗机构配制制剂,应经所在地省级药监局批准,取得医疗机构制剂许可证。无许可证的不得配制制剂。许可证标明有效期,到期重新审查发证。

医疗机构配制制剂,应有能保证制剂质量的设施、管理制度、检验仪器和卫生环境;按照经核准的工艺进行,所需的原料、辅料和包装材料等符合药用要求。

(五)医疗机构制剂管理

医疗机构配制的制剂,应是本单位临床需要而市场上没有供应的品种,并经所在地省级药监局批准;但是,对配制中药制剂另有规定的除外。

医疗机构制剂应按照规定进行质量检验;合格的,凭医师处方在本单位使用。经国家药监局或省级药监局批准,医疗机构制剂可在指定的医疗机构之间调剂使用。医疗机构制剂不得在市场上销售。

七、药品上市后管理

(一)药品上市后风险管理计划

药品上市许可持有人应制订药品上市后风险管理计划,主动开展药品上市后研究,对药品的安全性、有效性和质量可控性进行进一步确证，加强对已上市药品的持续管理。

对附条件批准的药品，MAH 应采取相应风险管理措施，并在规定期限内按要求完成相关研究；逾期未完成研究或不能证明其获益大于风险的，国家药监局依法处理，直至注销药品注册证书。

(二)药品生产过程变更风险

对药品生产过程中的变更，按其对药品安全性、有效性和质量可控性的风险和产生影响的程度，实行分类管理。属于重大变更的，应经国家药监局批准，其他变更按国家药监局的规定备案或报告。

MAH 按照国家药监局的规定，全面评估、验证变更事项对药品安全性、有效性和质量可控性的影响。

(三)药品不良反应监测与管理

药品上市许可持有人应开展药品上市后不良反应监测，主动收集、跟踪分析疑似药品不良反应信息，对已识别风险的药品及时采取风险控制措施。

MAH、药品生产、经营企业和医疗机构应经常考察本单位所生产、经营、使用的药品质量、疗效和不良反应。发现疑似不良反应的，及时向药品监管部门和卫健主管部门报告。具体办法由国家药监局会同卫健委制定。

对已确认发生严重不良反应的药品，由国家药监局或省级药监局根据实际情况采取停止生产、销售、使用等紧急控制措施，并应当在五日内组织鉴定，自鉴定结论作出之日起十五日内依法作出行政处理决定。

(四)药品召回管理

药品存在质量问题或安全隐患的，药品上市许可持有人立即停止销售，告知相关药品经营企业和医疗机构停止销售和使用，召回已销售药品，及时公开召回信息，必要时立即停止生产，并将药品召回和处理情况向省级药监局和卫健委报告。药品生产、经营企业和医疗机构应配合。

MAH 依法应召回药品而未召回的，省级药监局应责令其召回。

(五)药品上市后评价

药品上市许可持有人应对已上市药品的安全性、有效性和质量可控性定期开展上市后评价。必要时，国家药监局可责令 MAH 开展或直接组织开展上市后评价。

经评价对疗效不确切、不良反应大或其他危害人体健康的药品，注销药品注册证书。

已注销药品注册证书的药品，不得生产或进口、销售和使用。已注销药品注册证书、超过有效期等的药品，应由药品监管部门监督销毁或依法采取其他无害化处理等措施。

八、药品价格和广告

(一)维护价格秩序

国家完善药品采购管理制度，对药品价格进行监测，开展成本价格调查，加强药品价格监督检查，依法查处价格垄断、哄抬价格等药品价格违法行为，维护药品价格秩序。

(二)药品定价的原则性规定

依法实行市场调节价的药品,药品上市许可持有人、药品生产、经营企业和医疗机构应按照公平、合理和诚实信用、质价相符的原则制定价格,为用药者提供价格合理的药品。MAH、药品生产、经营企业和医疗机构应遵守国务院药品价格主管部门关于药品价格管理的规定,制定和标明药品零售价格,禁止暴利、价格垄断和价格欺诈等行为。

(三)如实提供药品价格信息资料

药品上市许可持有人、药品生产、经营企业和医疗机构应依法向药品价格主管部门提供其药品的实际购销价格和购销数量等资料。

医疗机构应向患者提供所用药品的价格清单,按规定如实公布常用药品价格,加强合理用药管理。具体办法由国家卫健委制定。

(四)在药品购销中禁止回扣

禁止药品上市许可持有人、药品生产、经营企业和医疗机构在药品购销中给予、收受回扣或其他不正当利益。

禁止 MAH、药品生产、经营企业或代理人以任何名义给予使用其药品的医疗机构的负责人、药品采购人员、医师、药师等有关人员财物或其他不正当利益。

禁止医疗机构的负责人、药品采购人员、医师、药师等有关人员以任何名义收受 MAH、药品生产、经营企业或者代理人给予的财物或其他不正当利益。

(五)药品广告审批与内容

药品广告应经广告主所在地省级政府确定的广告审查机关批准;未经批准不得发布。

药品广告内容应真实、合法,以国家药监局核准的药品说明书为准,不得含有虚假内容。

药品广告不得含有表示功效、安全性的断言或者保证;不得利用国家机关、科研单位、学术机构、行业协会或专家、学者、医师、药师、患者等的名义或者形象作推荐、证明。非药品广告不得有涉及药品的宣传。

(六)适用法律的补充

药品价格和广告,《药品管理法》未作规定的,适用《价格法》《反垄断法》《反不正当竞争法》《广告法》等的规定。

九、药品储备和供应

(一)国家药品储备制度

国家实行药品储备制度,建立中央和地方两级药品储备。发生重大灾情、疫情或其他突发事件时,依照《突发事件应对法》的规定,可以紧急调用药品。

(二)国家基本药物制度

国家实行基本药物制度,遴选适当数量的基本药物品种,加强组织生产和储备,提高基本药物的供给能力,满足疾病防治基本用药需求。

(三)药品供求监测体系

国家建立药品供求监测体系,及时收集和汇总分析短缺药品供求信息,对短缺药品实行预警,采取应对措施。

国家实行短缺药品清单管理制度。具体办法由国家卫健委会同国家药监局等制定。MAH停止生产短缺药品的,应向国家药监局或省级药监局报告。

(四)药品供应保障措施

国家鼓励短缺药品的研制和生产,对临床急需的短缺药品、防治重大传染病和罕见病等疾病的新药予以优先审评审批。

对短缺药品,国务院可以限制或禁止出口。必要时国务院有关部门可采取组织生产、价格干预和扩大进口等措施,保障药品供应。MAH、药品生产、经营企业应按规定保障药品的生产和供应。

十、监督管理

(一)禁止生产、销售、使用假药、劣药

禁止生产(包括配制)、销售、使用假药、劣药。

有下列情形之一的,为假药:①药品所含成分与国家药品标准规定的成分不符;②以非药品冒充药品或者以他种药品冒充此种药品;③变质的药品;④药品所标明的适应症或者功能主治超出规定范围。

有下列情形之一的,为劣药:①药品成分的含量不符合国家药品标准;②被污染的药品;③未标明或者更改有效期的药品;④未注明或者更改产品批号的药品;⑤超过有效期的药品;⑥擅自添加防腐剂、辅料的药品;⑦其他不符合药品标准的药品。

禁止未取得药品批准证明文件生产、进口药品;禁止使用未按照规定审评、审批的原料药、包装材料和容器生产药品。

(二)药品监督检查

药品监管部门应依照法律法规的规定对药品研制、生产、经营和药品使用单位使用药品等活动进行监督检查,必要时可以对为药品研制、生产、经营、使用提供产品或者服务的单位和个人进行延伸检查,有关单位和个人应予以配合,不得拒绝和隐瞒。

【5-3】知识链接

【5-4】案例思考

药品监管部门应对高风险药品实施重点监督检查。对有证据证明可能存在安全隐患的,药品监管部门根据监督检查情况,应采取告诫、约谈、限期整改以及暂停生产、销售、使用、进口等措施,并及时公布检查处理结果。

药品监管部门进行监督检查时应出示证明文件,对监督检查中知悉的商业秘密保密。

(三)药品质量抽查检验及行政处理规定

药品监管部门根据监管需要,可对药品质量进行抽查检验。抽验应按规定抽样,不得收取任何费用;抽样应购买样品,所需费用按国务院规定列支。

对有证据证明可能危害人体健康的药品及其有关材料,药品监管部门可查封、扣押,并在7日内作出行政处理决定;药品需要检验的,应自检验报告书发出之日起15日内作出行政处理决定。

国家和省级药监局应定期公告药品质量抽验结果;公告不当的,应在原公告范围内予以更正。

当事人对药品检验结果有异议的,自收到药品检验结果之日起 7 日内向原机构或上一级药品监管部门设置或指定的药品检验机构申请复验,也可直接向国家药监局设置或指定的药品检验机构申请复验。受理复验的机构应在国家药监局规定的时间内作出复验结论。

(四)强调执行相关规范

药品监管部门应对 MAH、药品生产、经营企业和药物非临床安全性评价研究机构、药物临床试验机构等遵守 GMP、GSP、GCP、GLP 等情况进行检查,监督其持续符合法定要求。

国家建立职业化、专业化药品检查员队伍。检查员应熟悉药品法律法规,具备药品专业知识。

(五)企业药品信用管理

药品监管部门建立 MAH、药品生产、经营企业、药物非临床安全性评价研究机构、药物临床试验机构和医疗机构药品安全信用档案,记录许可颁发、日常监督检查结果、违法行为查处等情况,依法向社会公布并及时更新;对有不良信用记录的,增加监督检查频次,并按国家规定实施联合惩戒。

(六)咨询、投诉及举报管理

药品监管部门公布本部门的电子邮箱地址、电话号码,接受咨询、投诉、举报,并依法及时答复、核实、处理。对查证属实的举报,按有关规定给予举报人奖励。

药品监管部门对举报人信息予以保密,保护举报人合法权益。举报人举报所在单位的,该单位不得以解除、变更劳动合同或其他方式对举报人打击报复。

(七)药品安全信息公布

国家实行药品安全信息统一公布制度。国家药品安全总体情况、药品安全风险警示信息、重大药品安全事件及其调查处理信息和国务院确定需要统一公布的其他信息由国家药监局统一公布。药品安全风险警示信息和重大药品安全事件及其调查处理信息的影响限于特定区域的,也可由有关省级药监局公布。未经授权不得发布上述信息。

公布药品安全信息,应当及时、准确、全面,并进行必要说明,避免误导。任何单位和个人不得编造、散布虚假药品安全信息。

(八)药品安全事件应急预案

县级以上政府应制定药品安全事件应急预案。MAH、药品生产企业、药品经营企业和医疗机构等应制定本单位药品安全事件处置方案,组织开展培训和应急演练。

发生药品安全事件,县级以上政府应按照应急预案立即组织开展应对工作;有关单位应当立即采取有效措施进行处置,防止危害扩大。

药品监管部门未及时发现药品安全系统性风险,未及时消除监督管理区域内药品安全隐患的,本级或上级政府药品监管部门应对其主要负责人进行约谈。

地方政府未履行药品安全职责,未及时消除区域性重大药品安全隐患的,上级政府或者上级药品监管部门应对其主要负责人进行约谈。被约谈的部门和地方政府应立即采取措施,对药品监管工作进行整改。约谈和整改情况纳入有关部门和地方政府药品监管工作评议、考核记录。

(九)禁止地方保护主义

地方政府及其药品监管部门不得以要求实施药品检验、审批等手段限制或排斥非本地区 MAH、药品生产企业生产的药品进入本地区。

药品监管部门及其设置或指定的药品专业技术机构不得参与药品生产经营活动,不得以其名义推荐或监制、监销药品。其工作人员亦不得参与药品生产经营活动。

(十)特殊药品的管理规定

国务院对麻醉药品、精神药品、医疗用毒性药品、放射性药品、药品类易制毒化学品等有其他特殊管理规定的,依照其规定。

(十一)药监与公检法环联动

药品监管部门发现药品违法行为涉嫌犯罪的,应及时将案件移送公安机关。对依法不需追究或免予刑事处罚,但应追究行政责任的,公安机关、人民检察院、人民法院应及时将案件移送药品监管部门。

公安机关、检察院、法院商请药品监管部门、生态环境主管部门等部门提供检验结论、认定意见及对涉案药品进行无害化处理等协助的,有关部门应及时提供,予以协助。

十一、法律责任

(一)基本概念

1. 违法　违法是指违反法律和其他法规的规定,给社会造成某种危害的有过错的行为。广义的违法包括违法和犯罪。

构成违法有四个要素:①必须是人的某种行为,而不是思想问题;②必须是侵犯了法律所保护的社会关系的行为,对社会造成了危害;③行为人必须是具有责任能力或行为能力的自然人或法人;④必须是行为者出于故意或过失。

违法依其性质和危害程度可以分为:①刑事违法,即违反刑事法规,构成犯罪;②民事违法,即违反民事法规,给国家机关、社会组织或公民个人造成某种利益损失的行为;③行政违法,即违反行政管理法规的行为,包括公民、企事业单位违反国家行政管理法规的行为以及国家机关公职人员运用行政法规时的渎职行为。

2. 法律责任　法律责任是指人们对自己违法行为所应承担的带有强制性的否定性法律后果。法律责任的构成有两个部分:①法律责任的前提是人们的违法行为,法律责任是基于一定的违法行为而产生的。②法律责任的内容是否定性的法律后果,包括法律制裁、法律负担、强制性法律义务、法律不予承认或撤销等。法律责任的实质是国家对责任人违反法定义务,超越权利或者滥用权利的行为所作的否定性评价和谴责,是国家施加于违法者或责任者的一种强制性负担,是补救受到侵害的合法权益的一种法律手段。法律责任有明确的、具体的法律规定,并以国家强制力作为保证,必须由司法机关或法律授权的国家机关来执行。

3. 法律责任的分类　法律责任分为 3 类。

(1)刑事责任　是指行为人因其犯罪行为必须承担的一种刑事惩罚性责任。我国刑法规定的刑罚种类包括:主刑有管制、拘役、有期徒刑、无期徒刑和死刑等 5 种;附加刑包括罚金、剥夺政治权利、没收财产、驱逐出境等 4 种。《药品管理法》第 114 条明确规定,违反本法规定,构成犯罪的,依法追究刑事责任。

(2)民事责任　是由于违反民法、违约或者由于民法规定所应承担的一类法律责任。

(3)行政责任　是指因违反行政法而承担的法律责任,包括行政处分和行政处罚。行政处分系指国家机关企事业单位对其所属工作人员或职工违反规章制度时进行的处分。形式有警告、记过、记大过、降级、降职、撤职、开除留用、开除等。行政处罚系指国家特定行政机关对单位或个人给予的处罚。《药品管理法》规定的行政处罚包括警告、罚款、没收药品及违法所得、责令停产停业整顿、吊销许可证或撤销药品批准证明文件等。

4. 2019 年版《药品管理法》对法律责任的修改特点　2019 年版《药品管理法》全面加大了对违法行为的处罚力度,专条规定,违反本法规定,构成犯罪的,依法追究刑事责任,旗帜鲜明地保持对药品安全犯罪行为的高压态势。

(1)提高了财产罚幅度　如对无证生产经营、生产销售假药等违法行为,罚款数额由货值金额的 2～5 倍提高到 15～30 倍,货值金额不足 10 万元的以 10 万元计,也就是最低罚款 150 万元。生产销售劣药违法行为的罚款,也从货值金额的 1～3 倍提高到 10～20 倍。

(2)加大了资格罚力度　对假劣药违法行为责任人的资格罚由 10 年禁业提高到终身禁业,对生产销售假药被吊销许可证的企业,10 年内不受理其相应申请。

(3)增加了自由罚手段　对生产销售假药和生产销售劣药情节严重的,以及伪造编造许可证件、骗取许可证件等情节恶劣的违法行为,可以由公安机关对相关责任人员处 5～15 日拘留。

(4)落实双罚制　对严重违法的企业,《药品管理法》"处罚到人",在对企业依法处罚的同时,对企业法定代表人、主要负责人、直接负责的主管人员和其他责任人员也予以处罚,包括没收违法行为发生期间其所获收入、罚款、一定期限甚至终身禁业等。

(5)完善了民事责任制度　包括明确 MAH 和药品生产经营企业赔偿责任;规定境外 MAH 在中国境内的代理人与持有人承担连带责任;实行民事赔偿首负责任制;对生产假劣药或者明知假劣药仍销售使用的,受害人可以要求惩罚性赔偿等。

在大幅提升对违法行为的处罚力度时,2019 年版《药品管理法》严格贯彻"过罚相当"的原则,区分一般违法行为和情节严重、造成严重后果的违法行为,重点加大对主观故意或者严重违法行为的惩处力度。

(二)违反有关许可证、药品批准证明文件规定的法律责任(表 5-8)

表 5-8　违反有关许可证、药品批准证明文件规定的法律责任

依据	行为主体	违法行为	行政处罚
115 条	单位或个人	未取得药品生产许可证、药品经营许可证或医疗机构制剂许可证生产、销售药品	1. 责令关闭; 2. 没收违法生产、销售的药品和违法所得; 3. 并处违法生产、销售的药品(包括已售出和未售出的药品,下同)货值金额 15～30 倍罚款; 4. 货值金额不足 10 万元的,按 10 万元计。

依据	行为主体	违法行为	行政处罚
122 条	单位	伪造、变造、出租、出借、非法买卖许可证或药品批准证明文件的	1.没收违法所得； 2.并处违法所得 1～5 倍罚款； 3.情节严重的，并处违法所得 5～15 倍罚款，吊销许可证或药品批准证明文件，对法定代表人、主要负责人、直接负责的主管人员和其他责任人员，处 2 万～20 万元罚款，10 年内禁止从事药品生产经营活动，并由公安机关处 5～15 日拘留； 4.违法所得不足 10 万元的，按 10 万元计。
123 条	单位或个人	提供虚假证明、数据、资料、样品或采取其他手段，骗取临床试验许可、药品生产许可、药品经营许可、医疗机构制剂许可或药品注册等许可	1.撤销相关许可，10 年内不受理其相应申请； 2.并处 50 万～500 万元罚款； 3.情节严重的，对法定代表人、主要负责人、直接负责的主管人员和其他责任人员，处 2 万～20 万元罚款，10 年内禁止从事药品生产经营活动，并由公安机关处 5～15 日拘留。

（三）生产、销售假药、劣药应承担的法律责任（表 5-9）

表 5-9 生产、销售假药、劣药应承担的法律责任（表 5-9）

依据	行为主体	违法行为	行政处罚
116 条	企业、医疗机构	生产、销售假药	1.没收违法生产、销售的药品和违法所得； 2.责令停产停业整顿； 3.吊销药品批准证明文件； 4.并处违法药品货值金额 15～30 倍罚款； 5.货值金额不足 10 万元的，按 10 万元计； 6.情节严重的，吊销许可证，10 年内不受理其相应申请； 7.MAH 为境外企业的，10 年内禁止其药品进口。
117 条	企业、医疗机构	生产、销售劣药	1.没收违法生产、销售的药品和违法所得； 2.并处违法药品货值金额 10～20 倍罚款； 3.违法生产、批发的药品货值金额不足 10 万元的，按 10 万元计算，违法零售的药品货值金额不足 1 万元的，按 1 万元计算； 4.情节严重的，责令停产停业整顿直至吊销药品批准证明文件及许可证。
		生产、销售的中药饮片不符合药品标准，尚不影响安全性、有效性的	1.责令限期改正，给予警告； 2.可处 10 万～50 万元罚款。

续表

依据	行为主体	违法行为	行政处罚
118 条	法定代表人、主要负责人、直接负责的主管人员和其他责任人员	生产、销售假药；或生产、销售劣药且情节严重的	1.没收违法行为发生期间自本单位所获收入； 2.并处所获收入 30%～3 倍的罚款； 3.终身禁止从事药品生产经营活动； 4.并可由公安机关处 5～15 日拘留； 5.对生产者专门用于生产假药、劣药的原料、辅料、包装材料、生产设备予以没收。
119 条	药品使用单位	使用假药、劣药	1.按照销售假药、零售劣药的规定处罚； 2.情节严重的，法定代表人、主要负责人、直接负责的主管人员和其他责任人员有医疗卫生人员执业证书的，还应吊销执业证书。
120 条	单位或个人	知道或应当知道属于假药、劣药或本法第 124 条第 1 款第 1～5 项规定的药品，而为其提供储存、运输等便利条件	1.没收全部储存、运输收入； 2.并处违法收入 1～5 倍罚款； 3.情节严重的，并处违法收入 5～15 倍罚款； 4.违法收入不足 5 万元的，按 5 万元计算。
121 条		对假药、劣药的处罚决定	应当依法载明药品检验机构的质量检验结论。
137 条		有下列行为之一： ①以麻醉药品、精神药品、医疗用毒性药品、放射性药品、药品类易制毒化学品冒充其他药品，或以其他药品冒充上述药品； ②生产、销售以孕产妇、儿童为主要使用对象的假药、劣药； ③生产、销售的生物制品属于假药、劣药； ④生产、销售假药、劣药，造成人身伤害后果； ⑤生产、销售假药、劣药，经处理后再犯； ⑥拒绝、逃避监督检查，伪造、销毁、隐匿有关证据材料，或擅自动用查封、扣押物品。	在本法规定的处罚幅度内从重处罚。

(四)违法生产或进口药品的法律责任(表5-10)

表5-10 违法生产或进口药品的法律责任

依据	行为主体	违法行为	行政处罚
124条	单位或个人	有下列行为之一的: ①未取得药品批准证明文件生产、进口药品; ②使用采取欺骗手段取得的药品批准证明文件生产、进口药品; ③使用未经审评审批的原料药生产药品; ④应当检验而未经检验即销售药品; ⑤生产、销售国务院药品监督管理部门禁止使用的药品; ⑥编造生产、检验记录; ⑦未经批准在药品生产过程中进行重大变更。	1.没收违法生产、进口、销售的药品和违法所得,及专门用于违法生产的原料、辅料、包装材料和生产设备; 2.责令停产停业整顿; 3.并处违法生产、进口、销售的药品货值金额15~30倍罚款; 4.货值金额不足10万元的,按10万元计算; 5.情节严重的,吊销药品批准证明文件直至吊销许可证,对法定代表人、主要负责人、直接负责的主管人员和其他责任人员没收违法行为发生期间自本单位所获收入,并处所获收入30%~3倍罚款,10年直至终身禁止从事药品生产经营活动,并可以由公安机关处5~15日拘留。
		销售前款第1~3项规定的药品,或药品使用单位使用前款第1~5项规定的药品的	1.依照前款规定处罚; 2.情节严重的,药品使用单位的法定代表人、主要负责人、直接负责的主管人员和其他责任人员有医疗卫生人员执业证书的,还应吊销执业证书。
		未经批准进口少量境外已合法上市的药品	情节较轻的,可以依法减轻或免予处罚。
125条	单位	有下列行为之一的: ①未经批准开展药物临床试验; ②使用未经审评的直接接触药品的包装材料或容器生产药品,或销售该类药品; ③使用未经核准的标签、说明书。	1.没收违法生产、销售的药品和违法所得,及包装材料、容器; 2.责令停产停业整顿; 3.并处50万~500万元罚款; 4.情节严重的,吊销药品批准证明文件、许可证,对法定代表人、主要负责人、直接负责的主管人员和其他责任人员处2万~20万元罚款,10年直至终身禁止从事药品生产经营活动。

（五）违反质量规范的法律责任（表 5-11）

表 5-11　违反质量规范的法律责任

依据	行为主体	违法行为	行政处罚
126 条	MAH、药品生产企业、药品经营企业、药物非临床安全性评价研究机构、药物临床试验机构等	另有规定除外，未遵守 GMP、GSP、GLP、GCP 等	1.责令限期改正,给予警告; 2.逾期不改正的,处 10 万～50 万元罚款; 3.情节严重的,处 50 万～200 万元罚款,责令停产停业整顿直至吊销药品批准证明文件、许可证等,药物非临床安全性评价研究机构、药物临床试验机构等 5 年内不得开展药物非临床安全性评价研究、药物临床试验,对法定代表人、主要负责人、直接负责的主管人员和其他责任人员没收违法行为发生期间自本单位所获收入,并处所获收入 10%～50%罚款,10 年直至终身禁止从事药品生产经营等活动。

（六）违反药品购销规定的法律责任（表 5-12）

表 5-12　违反药品购销规定的法律责任

依据	行为主体	违法行为	行政处罚
129 条	MAH、药品生产企业、药品经营企业或者医疗机构	未从 MAH 或具有药品生产、经营资格的企业购进药品的	1.责令改正; 2.没收违法购进的药品和违法所得; 3.并处违法药品货值金额 2～10 倍罚款; 4.情节严重的,并处货值金额 10～30 倍罚款,吊销药品批准证明文件、许可证; 5.货值金额不足 5 万元的,按 5 万元计。
130 条	药品经营企业	购销药品未按照规定进行记录,零售药品未正确说明用法、用量等事项,或者未按照规定调配处方的	1.责令改正,给予警告; 2.情节严重的,吊销许可证。
131 条	药品网络交易第三方平台提供者	未履行资质审核、报告、停止提供网络交易平台服务等义务	1.责令改正; 2.没收违法所得; 3.并处 20 万～200 万元罚款; 4.情节严重的,责令停业整顿,并处 200 万～500 万元罚款。

依据	行为主体	违法行为	行政处罚
132 条	单位或个人	进口已获得药品注册证书的药品,未按照规定向允许药品进口的口岸所在地药品监管部门备案的	1.责令限期改正,给予警告; 2.逾期不改正的,吊销药品注册证书。
133 条	医疗机构	将其配制制剂在市场上销售的	1.责令改正; 2.没收违法销售的制剂和违法所得; 3.并处违法制剂货值金额 2~5 倍罚款; 4.情节严重的,并处货值金额 5~15 倍罚款; 5.货值金额不足 5 万元的,按 5 万元计。

(七)违反其他有关规定的法律责任(表 5-13)

表 5-13　违反其他有关规定的法律责任

依据	行为主体	违法行为	行政处罚
127 条	单位及个人	有下列行为之一的: ①开展生物等效性试验未备案; ②药物临床试验期间,发现存在安全性问题或其他风险,临床试验申办者未及时调整临床试验方案、暂停或终止临床试验,或未向国务院药品监督管理部门报告; ③未按规定建立并实施药品追溯制度; ④未按规定提交年度报告; ⑤未按规定对药品生产过程中的变更进行备案或者报告; ⑥未制定药品上市后风险管理计划; ⑦未按规定开展药品上市后研究或者上市后评价。	1.责令限期改正,给予警告; 2.逾期不改正的,处 10 万~50 万元罚款。

续表

依据	行为主体	违法行为	行政处罚
128 条	单位及个人	按假药、劣药处罚的除外。 1. 药品包装未按照规定印有、贴有标签或附有说明书； 2. 标签、说明书未按照规定注明相关信息或印有规定标志的。	1. 责令改正,给予警告； 2. 情节严重的,吊销药品注册证书。
134 条	MAH	未按照规定开展药品不良反应监测或报告疑似药品不良反应的	1. 责令限期改正,给予警告； 2. 逾期不改正的,责令停产停业整顿,并处 10 万～100 万元罚款。
	药品经营企业	未按照规定报告疑似药品不良反应的	1. 责令限期改正,给予警告； 2. 逾期不改正的,责令停产停业整顿,并处 5 万～50 万元罚款。
	医疗机构		1. 责令限期改正,给予警告； 2. 逾期不改正的,处 5 万～50 万元罚款。
135 条	MAH	在省级药监局责令其召回后,拒不召回的	1. 处应召回药品货值金额 5～10 倍罚款； 2. 货值金额不足 10 万元的,按 10 万元计； 3. 情节严重的,吊销药品批准证明文件、许可证,对法定代表人、主要负责人、直接负责的主管人员和其他责任人员,处 2 万～20 万元罚款。
	药品生产企业、药品经营企业、医疗机构	拒不配合召回的	处 10 万～50 万元罚款。
136 条	单位或个人	MAH 为境外企业的,其指定的在中国境内的企业法人未依照本法规定履行相关义务的	适用本法有关 MAH 法律责任的规定。

（八）行政主体违法的法律责任（表 5-14）

表 5-14　行政主体违法的法律责任

依据	行为主体	违法行为	行政处罚
138 条	药品检验机构	出具虚假检验报告	1.责令改正,给予警告; 2.对单位并处 20 万～100 万元罚款; 3.对直接负责的主管人员和其他直接责任人员依法给予降级、撤职、开除处分,没收违法所得,并处 5 万元以下罚款; 4.情节严重的,撤销其检验资格; 5.药品检验机构出具的检验结果不实,造成损失的,应当承担相应的赔偿责任。
139 条		本法第 115～138 条规定的行政处罚	1.由县级以上药品监管部门按职责分工决定; 2.撤销许可、吊销许可证件的,由原批准、发证的部门决定。
140 条	MAH、药品生产企业、药品经营企业或医疗机构	违反本法聘用人员	1.由药品监管部门或卫健主管部门责令解聘; 2.处 5 万～20 万元罚款。
141 条	MAH、药品生产企业、药品经营企业或医疗机构	在药品购销中给予、收受回扣或者其他不正当利益	1.由市场监管部门没收违法所得; 2.并处 30 万～300 万元罚款; 3.情节严重的,吊销 MAH、药品生产企业、药品经营企业营业执照,并由药品监管部门吊销药品批准证明文件、许可证。
	MAH、药品生产企业、药品经营企业或代理人	给予使用其药品的医疗机构的负责人、药品采购人员、医师、药师等有关人员财物或其他不正当利益的	
	MAH、药品生产企业、药品经营企业	在药品研制、生产、经营中向国家工作人员行贿的	法定代表人、主要负责人、直接负责的主管人员和其他责任人员终身禁止从事药品生产经营活动。
142 条	MAH、药品生产企业、药品经营企业的负责人、采购人员等有关人员	在药品购销中收受其他 MAH、药品生产企业、药品经营企业或代理人给予的财物或其他不正当利益的	1.没收违法所得,依法给予处罚; 2.情节严重的,5 年内禁止从事药品生产经营活动。
	医疗机构的负责人、药品采购人员、医师、药师等有关人员	收受 MAH、药品生产企业、药品经营企业或代理人给予的财物或其他不正当利益的	1.由卫健主管部门或本单位给予处分; 2.没收违法所得; 3.情节严重的,还应当吊销其执业证书。

续表

依据	行为主体	违法行为	行政处罚
143条		编造、散布虚假药品安全信息	构成违反治安管理行为的,由公安机关依法给予治安管理处罚。
144条	MAH、药品生产企业、药品经营企业或医疗机构	给用药者造成损害的	依法承担赔偿责任。
		使用者因药品质量问题而受到损害的	1.可向MAH、药品生产企业请求赔偿损失; 2.也可向药品经营企业、医疗机构请求赔偿损失; 3.接到受害人赔偿请求的,应实行首负责任制,先行赔付;先行赔付后,可以依法追偿。
		生产假药、劣药或明知是假药、劣药仍然销售、使用的	受害人或其近亲属除请求赔偿损失外,还可请求支付价款10倍或损失3倍的赔偿金;增加赔偿的金额不足1000元的,为1000元。
145条	药品监管部门或其设置、指定的药品专业技术机构	参与药品生产经营活动	1.由其上级主管机关责令改正; 2.没收违法收入; 2.情节严重的,对直接负责的主管人员和其他直接责任人员依法给予处分。
	上述机构的工作人员		依法给予处分。
146条	药品监管部门或其设置、指定的药品检验机构	在药品监督检验中违法收取检验费用	1.由政府有关部门责令退还; 2.对直接负责的主管人员和其他直接责任人员依法给予处分; 3.情节严重的,撤销其检验资格。
147条	药品监管部门	有下列行为之一: ①不符合条件而批准进行药物临床试验; ②对不符合条件的药品颁发药品注册证书; ③对不符合条件的单位颁发药品生产许可证、药品经营许可证或医疗机构制剂许可证。	1.应当撤销相关许可; 2.对直接负责的主管人员和其他直接责任人员依法给予处分。

续表

依据	行为主体	违法行为	行政处罚
148条	县级以上地方人民政府	有下列行为之一: ①瞒报、谎报、缓报、漏报药品安全事件; ②未及时消除区域性重大药品安全隐患,造成本行政区域内发生特别重大药品安全事件,或连续发生重大药品安全事件; ③履行职责不力,造成严重不良影响或重大损失。	1.对直接负责的主管人员和其他直接责任人员给予记过或者记大过处分; 2.情节严重的,给予降级、撤职或开除处分。
149条	药品监管等部门	有下列行为之一: ①瞒报、谎报、缓报、漏报药品安全事件; ②对发现的药品安全违法行为未及时查处; ③未及时发现药品安全系统性风险,或未及时消除监管区域内药品安全隐患,造成严重影响; ④其他不履行药品监管职责,造成严重不良影响或重大损失。	1.对直接负责的主管人员和其他直接责任人员给予记过或记大过处分; 2.情节较重的,给予降级或撤职处分; 3.情节严重的,给予开除处分。
150条	药品监管人员	滥用职权、徇私舞弊、玩忽职守	依法给予处分。
		查处假药、劣药违法行为有失职、渎职行为的	对药品监管部门直接负责的主管人员和其他直接责任人员,依法从重给予处分。

十二、附则

中药材种植、采集和饲养的管理,依照有关法律、法规的规定执行。

地区性民间习用药材的管理办法,由国家药监局会同国家中医药局制定。

中国人民解放军和中国人民武装警察部队执行本法的具体办法,由国务院、中央军委依据本法制定。

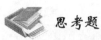

思考题

1. 简述我国药品管理法律的渊源。

2. 简述药品管理法律体系的含义及其特征。

3. 开办药品生产企业与开办药品经营企业的条件分别有哪些？

4. 什么是药品上市许可持有人？其承担哪些责任？

5. 什么是假药？什么是劣药？

6. 生产、销售假药、劣药应承担什么法律责任？

7. 哪些行为在《药品管理法》规定的处罚幅度内需从重处罚？

（黄越燕）

【5-5】课堂练习

【5-6】教学视频

第六章

药品注册管理

学习导航

1. **掌握** 药品注册管理的基本概念、基本制度,药品上市注册的管理规定,药品加快上市注册程序。
2. **熟悉** 药物临床前研究的内容和要求,药物临床试验的分期和要求。
3. **了解** 药品上市注册程序,药品上市后变更和再注册,药品批准文号的格式。
4. **能力** 能够正确实施药品注册申请,学会应用我国药品注册管理法律法规,解决药品注册实际工作中遇到的具体事项。

药品注册管理是药品监督管理的源头,也是作为药品市场准入的前置性管理,其目的是加强对药品研究开发到生产上市的全过程的监督管理,以保证药品注册所要求的药品研究资料内容真实、数据可靠、完整规范、程序合法,使得上市药品达到安全有效、质量可控的要求。

第一节 概　述

【6-1】教学课件

一、药物研究开发的特点与发展

(一)药物研究开发的内容

药品研究开发(research and development,R & D)是一个复杂漫长的系统工程,是指对药物的合成工艺、提取方法、剂型选择、处方筛选、制备工艺、稳定性、有效性、安全性等进行的研究。

以创新程度最高的新化合物实体(new chemical entities,NCEs)为例,一般将新药研究开发分为 3 个阶段,各阶段研究的内容、对象、重点和目的各不相同。

1. 新活性物质的发现和筛选 通过计算机辅助药物设计或通过天然产物来源等多种途径获取新的化学物质,并用特定的体内外药理模型进行活性筛选和评价,以发现结构新颖、药理活性显著的先导化合物,再经过结构修饰的方法获得一系列与先导化合物结构类似的衍生物,进行定量构效关系研究,以优化化合物的治疗指数,从中选择最佳化合物作为新化合物实体。

2. 新药的临床前研究 主要任务是系统评价新的候选药物,确定其是否符合进入人体临床试验阶段的要求。药物临床前研究应参照国家药品监督管理局发布的有关技术指导原则进行,其中,安全性评价研究是其核心内容,必须执行《药物非临床研究质量管理规范》(GLP)。

3. 新药的临床研究 临床研究是评价候选药物能否上市的关键阶段,我国药物临床试验必须经过国家药品监督管理局批准,获得临床试验批件,必须执行《药物临床试验质量管理规范》(GCP)。药品监督管理部门应对批准的临床试验进行监督检查。

(二)药物研究开发的特点

1. 高投入 新药研发是一项庞大的系统工程,包含许多复杂环节,研发成本高且逐年上升。最新研究表明,一个具有知识产权的新药平均研发成本在 14 亿~25 亿美元。我国自 2008 年启动了"重大新药创制专项"计划,鼓励新药自主研发,"十三五"期间重大新药创制专项中央拨款将达 150 亿元。

2. 周期长 新药从研究开发到上市一般需要复杂而漫长的过程。新药研发的平均周期国内外基本相同,一般需要 10~15 年。由于对新药的要求不断提高,新药研发难度增加,周期更加长。

3. 高风险 新药研发风险主要体现在技术风险、市场风险、政策风险三个方面。药物本身的性质、临床疾病的特点及生产技术决定了新药研发存在技术风险,研发部门不能完全避免技术创新所带来的风险。新药研发存在市场风险,定位不准、上市后缺乏竞争优势、不能很好占领市场、上市后出现重大安全性问题等会导致新药研发失去市场价值。研发机构忽略或来不及应对国家医药产业政策发生的重大调整、药品注册法规的严密性,会导致前期研发失败,存在政策风险。

4. 高回报 新药研发风险很高,但同时具有高回报、高利润、高附加值的特性。新药利润可达到销售额的 30% 以上。同时绝大多数新药实施专利保护,保证了研发企业在专利期内的市场独占权。新药一旦获准上市,很快获得高额利润回报。降血脂药"立普妥"(阿伐他汀钙片)上市以来,连续 6 年销售额在 100 亿美元以上,在专利保护期内销售额超过千亿美元。

5. 多学科渗透 药物创新研究需要多学科知识技术的积累和多方面人才、技术与方法的支持。

二、国内外药品注册管理概况

(一)国外药品注册管理发展

世界各国在药品注册管理实践工作中走过一条迂回曲折之路。20 世纪前,各国关于药品注册管理的法律法规多侧重于对假药、劣药和毒药的管理。20世纪初,大量化学药品问世,新药品种增加,但新药管理多为事后管理。1937年"磺胺酏剂事件"之后,美国于1938年通过了《联邦食品、药品和化妆品法案》修订案,明确规定上市药品必须向FDA提供新药安全性证明材料;但此项规定并未引起其他国家注意。

直至20世纪60年代的"反应停事件",其严重后果震惊全球,促使美国于1962年再次修订《食品药品化妆品法》,确定了新药上市审批的必要程序和新药临床评价原则,要求上市药品除了安全性证明外,还要提交有效性证明。在此规定影响下,各国纷纷开始修订或制定药品注册法律法规,包括:①定义新药,明确药品注册范围;②明确新药注册集中于

【6-2】拓展信息

中央政府有关部门负责审批注册;③规定申请和审批程序以及上市后监测;④规定申请者必须提交的研究资料;⑤制定各项试验研究指南;⑥实行《药物非临床研究质量管理规范》和《药物临床试验质量管理规范》;⑦规定已在国外上市而未曾在本国上市的进口药品,按新药对待。

当前医药市场趋于全球化,但各国药品注册的技术要求不同,药品要在国际市场上市,需要分别在不同国家进行重复试验和重复申报,造成时间、资金和人力上的浪费,也不利于患者在药品的安全性、有效性和质量方面得到科学的保证,影响了国际技术的交流和贸易的发展。为了便于药品在不同国家之间的注册与流通,协调不同国家之间人用药品注

【6-3】拓展信息

册技术规定方面的差异,1990年美国、日本和欧盟三方的政府药品注册部门和制药行业共同发起召开了人用药品注册技术要求国际协调会议(International Conference on Harmonization of Technical Requirements for Registration of Pharmaceuticals for Human Use,ICH)。

ICH的6个参加单位是欧盟、欧洲制药工会协会联合会、日本厚生省、日本制药工业协会、美国FDA、美国药物研究和生产联合会。WHO、加拿大卫生保健局、欧洲自由贸易区作为观察员与会,国际制药工业协会联合会(IFPMA)作为制药工业的保护伞组织参与该协调会议。ICH总部设在日内瓦IEPMA总部,每两年召开一次大会。ICH大多数指导文件已经作为共同标准被美国、欧盟、日本以及参加国采纳和执行。参加国采用统一技术文件格式(CTD格式)和技术要求提交注册申报资料,从而实现将产品注册合理化、国际化的目标,推动了制药企业和监督机构之间更有效的沟通。ICH指导原则已被越来越多ICH及非ICH国家采纳,对规范新药研究开发行为,保证新药安全、有效,正在发挥越来越重要的作用。2017年中国成为ICH正式成员。

(二)我国药品注册管理的发展

我国药品注册管理经历了曲折发展的道路,经历了从分散审批到集中审批,从审评、审批一体化到受理、审评、审批三分离的过程,逐步从粗放式行政规定过渡到科学化、法制化管理。

新中国成立以来,我国先后制定了《药品新产品管理暂行规定》(1965年)、《药政管理条例(试行)》(1978年)、《新药管理办法(试行)》(1979年)一系列药品注册管理规定、办法。1984年颁布的《药品管理法》首次以法律的形式确认了药品审批制度。1985年,卫生部颁布了《新药审批办法》《新生物制品审批办法》《进口药品管理办法》。1998年,国家药品监督管

理局成立并相继修订《药品管理法》及《新药审批办法》，随后出台一系列法律法规，强化了政府对药品的监督管理，取消了药品的地方标准，集中统一了新药的审批程序，逐步与国际接轨。

2001年我国正式加入世界贸易组织（WTO）。根据WTO协议之一《与贸易有关的知识产权协定》（TRIPS）的宗旨、准则和有关具体规定，国家药品监督管理部门于2002年发布了《药品注册管理办法（试行）》及其附件，并于2005年、2007年两次修订，并相继发布《药品注册现场核查管理规定》《新药注册特殊审批管理规定》《药品技术转让注册管理规定》等一系列文件。

随着我国医药产业的快速发展，药品质量和标准不断提高，药品审评审批中存在的问题日益突出，尤其在2019年《药品管理法》修订版颁布之后，国家加速修订《药品注册管理办法》等措施，积极推进药品注册管理和审评审批制度的改革。药品注册管理行政规章汇总于表6-1中。

表6-1 药品注册管理行政规章

规章名称	公布和施行时间	制定目的或适用范围
药物非临床研究质量管理规范	2003年8月6日公布，2003年9月1日起施行	适用于为申请药品注册而进行的非临床研究，药物非临床安全性评价研究机构必须遵循本规范
药物临床试验质量管理规范	2003年8月6日公布，2003年9月1日起施行	是临床试验全过程的标准规定，凡进行各期临床试验、人体生物利用度或生物等效性试验，均须按本规范执行
直接接触药品的包装材料和容器管理办法	2004年7月20日公布并施行	规定了直接接触药品的包装材料和容器的生产、进口、使用管理
医疗机构制剂注册管理办法（试行）	2005年6月22日公布，2005年8月1日起施行	规范医疗机构制剂的申报与审批，适用于在中国境内申请医疗机构制剂的配制、调剂和使用
国家食品药品监督管理局药品特别审批程序	2005年11月18日公布并施行	规定了当存在发生突发公共卫生事件的威胁时，以及突发公共卫生事件发生后，对突发公共卫生事件应急处理所需药品的特别审批程序和要求
药品说明书和标签管理规定	2006年3月15日公布，2006年6月1日起施行	规定了药品说明书和标签的核准和管理
药品注册管理办法	2007年7月10日公布，2007年10月1日起施行	为保证药品的安全、有效和质量可控，规范药品注册行为。适用于在中国境内申请药物临床试验、药品生产和药品进口，以及进行药品审批、注册检验和监督管理

表 6-2　药品注册管理规范性文件

文件名称	发布时间	制定目的或适用范围
药品研究实验记录暂行规定	2000 年 1 月 3 日	为加强药品研究监督工作,保证药品研究质量,规范药品研究实验记录,对药品研究中实验记录提出基本要求
药品临床研究的若干规定	2000 年 7 月 18 日	为加强药品临床研究的监督管理工作,使药品临床研究过程规范化,研究结果科学可靠,保证药品临床研究质量,保护受试者的合法权益
药品临床试验机构资格认定办法(试行)	2004 年 2 月 19 日	加强药物临床试验的监督管理,确保药物临床试验在具有药物临床试验资格的机构中进行,实施药物临床试验机构的资格认定
药物非临床研究质量管理规范认证管理办法	2007 年 4 月 16 日	为加强药物非临床研究的监督管理,规范药物非临床研究质量管理规范认证管理工作
中药注册管理补充规定	2008 年 1 月 7 日	体现中医药特色,遵循中医药研究规律,继承传统,鼓励创新,扶持促进中医药和民族医药事业发展,对中药研制、注册申请、补充申请、临床试验作补充规定
药品注册现场核查管理规定	2008 年 5 月 23 日	为规范药品研制秩序,保证药品注册现场核查工作质量,规定了药品研究和生产现场核查的行政主体、工作流程、文书和表格形式及核查要点
新药注册特殊审批管理规定	2009 年 1 月 7 日	为鼓励研究创制新药,加强风险控制管理,对符合规定的新药注册申请实行特殊审批
药品技术转让注册管理规定	2009 年 8 月 19 日	为规范药品技术转让注册行为,保证药品安全、有效和质量可控,适用于药品技术转让注册申请的申报、审评、审批和监督管理
药品、医疗器械产品注册收费标准管理办法	2015 年 5 月 12 日	为加强药品、医疗器械产品注册收费管理,规范注册收费行为,保障注册申请人的合法权益,促进注册工作健康发展

第二节　药品注册管理办法

【6-4】教学课件

为了规范药品注册行为,保证药品的安全、有效和质量可控,根据《药品管理法》《中医药法》《疫苗管理法》《行政许可法》《药品管理法实施条例》等法律、行政法规,制定了《药品注册管理办法》,于 2020 年 1 月 22 日由国家市场监督管理总局(第 27 号令)公布,自 2020 年 7 月 1 日起施行。

在我国境内以药品上市为目的,从事药品研制、注册及监督管理活动,适用本办法。

一、总则

(一)概念

药品注册是指药品注册申请人依照法定程序和相关要求提出药物临床试验、药品上市许可、再注册等申请以及补充申请,药品监管部门基于法律法规和现有科学认知进行安全性、有效性和质量可控性等审查,决定是否同意其申请的活动。

申请人取得药品注册证书后,为药品上市许可持有人。

(二)分类管理

药品按照如图 6-1 所示类别进行注册。

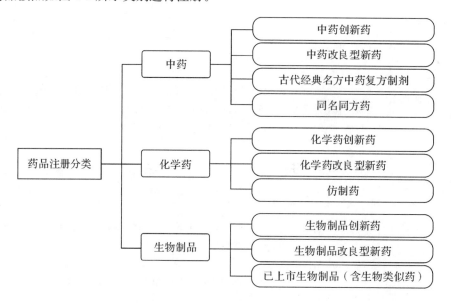

图 6-1　药品注册分类

中药、化学药和生物制品等药品的细化分类和相应的申报资料要求,由国家药监局根据注册药品的产品特性、创新程度和审评管理需要组织制定,并向社会公布。

境外生产药品的注册申请,按照药品的细化分类和相应的申报资料要求执行。

(三)管理机构

国家药品监督管理局主管全国药品注册管理工作,负责建立药品注册管理工作体系和制度,制定药品注册管理规范,依法组织药品注册审评审批以及相关的监督管理工作。

国家药监局药品审评中心负责药物临床试验申请、药品上市许可申请、补充申请和境外生产药品再注册申请等的审评。

中国食品药品检定研究院、国家药典委员会、国家药监局食品药品审核查验中心、国家药监局药品评价中心、国家药监局行政事项受理服务和投诉举报中心、国家药监局信息中心等药品专业技术机构,承担相关的药品注册检验、通用名称核准、核查、监测与评价、制证送达以及相应的信息化建设与管理等工作。

省级药监局负责本行政区域药品注册管理工作:①境内生产药品再注册申请的受理、审查和审批;②药品上市后变更的备案、报告事项管理;③组织对药物非临床安全性评价研究机构、药物临床试验机构的日常监管及违法行为的查处;④参与国家药监局组织的药品注册核查、检验等工作;⑤国家药监局委托实施的药品注册相关事项。

省级药监局设置或指定的药品专业技术机构,承担依法实施药品监督管理所需的审评、检验、核查、监测与评价等工作。

(四)管理原则

药品注册管理遵循公开、公平、公正原则,以临床价值为导向,鼓励研究和创制新药,积极推动仿制药发展。

国家药监局持续推进审评审批制度改革,优化审评审批程序,提高审评审批效率,建立以审评为主导,检验、核查、监测与评价等为支撑的药品注册管理体系。

二、基本制度和要求

(一)遵循的原则和标准

从事药物研制和药品注册活动,应遵守有关法律、法规、规章、标准和规范;参照相关技术指导原则,采用其他评价方法和技术的,应证明其科学性、适用性;应保证全过程信息真实、准确、完整和可追溯。

药品应符合国家药品标准和经国家药监局核准的药品质量标准。经国家药监局核准的药品质量标准,为药品注册标准。药品注册标准应符合《中华人民共和国药典》通用技术要求,不得低于药典规定。申报注册品种的检测项目或指标不适用《中华人民共和国药典》的,申请人应提供充分的支持性数据。

药品审评中心等专业技术机构,应根据科学进展、行业发展实际和药品监管工作需要制定技术指导原则和程序,并向社会公布。

申请人应为能够承担相应法律责任的企业或药品研制机构等。境外申请人应指定中国境内的企业法人办理相关药品注册事项。

(二)研究及资料的要求

申请人在申请药品上市注册前,应完成药学、药理毒理学和药物临床试验等相关研究工作。药物非临床安全性评价研究应在认证的机构开展,并遵守 GLP。药物临床试验应经批准,其中生物等效性试验应备案;药物临床试验应在合规的机构开展,并遵守 GCP。

申请药品注册,应提供真实、充分、可靠的数据、资料和样品,证明药品的安全性、有效性和质量可控性。使用境外研究资料和数据的,其来源、研究机构或实验室条件、质量体系要求及其他管理条件等应符合 ICH 通行原则,并符合我国相关要求。

变更原药品注册批准证明文件及其附件所载明的事项或内容的,申请人应进行充分研究和验证,充分评估对药品安全性、有效性和质量可控性的影响,按照变更程序提出补充申请、备案或报告。

药品注册证书有效期为 5 年,有效期届满前 6 个月申请药品再注册。

(三)加快上市注册制度

国家药监局建立药品加快上市注册制度,支持以临床价值为导向的药物创新。对符合条件的,申请人可以申请适用突破性治疗药物、附条件批准、优先审评审批及特别审批程序。

在药品研制和注册过程中,药品监管部门及其专业技术机构给予必要的技术指导、沟通交流、优先配置资源、缩短审评时限等政策和技术支持。

(四)关联审评审批制度

国家药监局建立化学原料药、辅料及直接接触药品的包装材料和容器关联审评审批制度。在审批药品制剂时,对化学原料药一并审评审批,对相关辅料、直接接触药品的包装材料和容器一并审评。药品审评中心建立化学原料药、辅料及直接接触药品的包装材料和容器信息登记平台,对相关登记信息进行公示,供相关申请人或持有人选择,并在相关药品制剂注册申请审评时关联审评。

(五)分类注册和转换管理

处方药和非处方药实行分类注册和转换管理。药品审评中心制定非处方药上市注册相关技术指导原则和程序,药品评价中心制定处方药和非处方药上市后转换相关技术要求和程序,并向社会公布。

(六)沟通和咨询

申请人在药物临床试验申请前、药物临床试验过程中以及药品上市许可申请前等关键阶段,可以就重大问题与药品审评中心等专业技术机构进行沟通交流。药品注册过程中,药品审评中心等专业技术机构可以根据工作需要组织与申请人进行沟通交流。

沟通交流的程序、要求和时限,由药品审评中心等专业技术机构依照职能分别制定,并向社会公布。

药品审评中心等专业技术机构建立专家咨询制度,成立专家咨询委员会,在审评、核查、检验、通用名称核准等过程中就重大问题听取专家意见,发挥技术支撑作用。

(七)化学药品目录和中药注册管理

国家药监局建立收载新批准上市以及通过仿制药质量和疗效一致性评价的化学药品目录集,载明药品名称、活性成分、剂型、规格、是否为参比制剂、持有人等相关信息,及时更新并向社会公开。化学药品目录集收载程序和要求,由药品审评中心制定,并向社会公布。

国家药监局支持中药传承和创新,建立和完善符合中药特点的注册管理制度和技术评价体系,鼓励运用现代科学技术和传统研究方法研制中药,加强中药质量控制,提高中药临床试验水平。

中药注册申请,申请人应进行临床价值和资源评估,突出以临床价值为导向,促进资源可持续利用。

第三节　药品上市注册

【6-5】教学课件

一、药物临床试验

药物临床试验是指以药品上市注册为目的,为确定药物安全性与有效性在人体开展的药物研究。

药物临床试验分为Ⅰ期、Ⅱ期、Ⅲ期、Ⅳ期临床试验以及生物等效性试验。根据药物特点和研究目的，研究内容包括临床药理学研究、探索性临床试验、确证性临床试验和上市后研究。

药物临床试验应在备案的药物临床试验机构开展。其中，疫苗临床试验由符合国家药监局和卫健委规定条件的三级医疗机构或省级以上疾病预防控制机构实施。

(一)申请与审批

申请人完成药学、药理毒理学等研究后，提出药物临床试验申请的，应按要求提交相关研究资料。经形式审查合格的，予以受理。药品审评中心应组织药学、医学和其他技术人员进行审评，在60日内决定是否同意，通过网站通知审批结果；逾期未通知的，视为同意。申请人获准开展药物临床试验的为药物临床试验申办者。

申请人拟开展生物等效性试验的，应按要求在药品审评中心网站完成生物等效性试验备案后，按照备案方案开展相关研究工作。

(二)临床试验方案

开展药物临床试验，应经伦理委员会审查同意。药物临床试验用药品的管理应符合GCP的要求。

申办者应先制订药物临床试验方案，经审查同意后开展，并在药品审评中心网站提交试验方案和支持性资料。

获准临床试验的药物拟增加适应症(或功能主治)及增加联合用药的，申请人应提出新的药物临床试验申请，经批准后方可开展。获准上市的药品增加适应症(或功能主治)需要开展药物临床试验的，应提出新的申请。

(三)安全性更新报告

申办者应定期提交研发期间安全性更新报告，每年提交一次，于临床试验获准后每满一年后的2个月内提交。药品审评中心可以根据审查情况，要求申办者调整报告周期。安全性更新报告的具体要求由药品审评中心制定公布。

对临床试验期间出现的可疑且非预期严重不良反应和其他潜在的严重安全性风险信息，申办者应及时向药品审评中心报告。根据安全性风险严重程度，可以采取调整临床试验方案、知情同意书、研究者手册等加强风险控制的措施，必要时可以暂停或终止药物临床试验。

药物临床试验期间，发生临床试验方案变更、非临床或药学的变化或有新发现的，申办者应参照技术指导原则，充分评估对受试者安全的影响。评估认为不影响安全的，可以直接实施并在安全性更新报告中报告。可能增加安全性风险的，应提出补充申请。

申办者发生变更的，由变更后的申办者承担药物临床试验的相关责任和义务。

(四)保障受试者安全

药物临床试验期间，发现存在安全性问题或其他风险的，申办者应及时调整试验方案、暂停或终止临床试验，并向药品审评中心报告。

有下列情形之一的，可以要求申办者调整试验方案、暂停或终止临床试验：①伦理委员会未履行职责的；②不能有效保证受试者安全的；③申办者未按照要求提交研发期间安全性更新报告的；④申办者未及时处置并报告可疑且非预期严重不良反应的；⑤有证据证明研究药物无效的;⑥临床试验用药品出现质量问题的;⑦药物临床试验过程中弄虚作假的;⑧其他违反 GCP 的情形。

药物临床试验中出现大范围、非预期的严重不良反应,或有证据证明临床试验用药品存在严重质量问题时,申办者和药物临床试验机构应立即停止临床试验。药品监管部门依职责可以责令调整试验方案、暂停或终止临床试验。

(五)临床试验期限

药物临床试验被责令暂停后,申办者拟继续开展的,应在完成整改后提出恢复药物临床试验的补充申请,经审查同意后方可继续开展。暂停时间满 3 年且未申请并获准恢复的,该药物临床试验许可自行失效。临床试验终止后,拟继续开展的,应重新提出申请。

药物临床试验应在批准后 3 年内实施。自获准之日起,3 年内未有受试者签署知情同意书的,该试验许可自行失效。仍需实施的,应重新申请。

(六)信息登记与公示

申办者应在试验前在药物临床试验登记与信息公示平台登记临床试验方案等信息。试验期间应持续更新,并在结束后登记药物临床试验结果等信息。登记信息在平台进行公示,申办者对真实性负责。药物临床试验登记和信息公示的具体要求,由药品审评中心制定公布。

二、药品上市许可

申请人在完成药学、药理毒理学和药物临床试验等研究,确定质量标准,完成商业规模生产工艺验证,并做好接受药品注册核查检验的准备后,提出药品上市许可申请,按照申报资料要求提交相关研究资料。经对申报资料进行形式审查,符合要求的,予以受理。

(一)类别

仿制药、按照药品管理的体外诊断试剂以及其他符合条件的情形,经申请人评估认为无需或不能开展药物临床试验,符合豁免条件的,申请人可以直接提出药品上市许可申请。豁免药物临床试验的技术指导原则和有关具体要求,由药品审评中心制定公布。

仿制药应与参比制剂质量和疗效一致。申请人应参照技术指导原则选择合理参比制剂。

符合以下情形之一的,可以直接提出非处方药上市许可申请:①境内已有相同活性成分、适应症(或功能主治)、剂型、规格的非处方药上市的药品;②经国家药监局确定的非处方药改变剂型或规格,但不改变适应症(或功能主治)、给药剂量及给药途径的药品;③使用国家药监局确定的非处方药的活性成分组成的新的复方制剂;④其他直接申报非处方药上市许可的情形。

(二)通用名称核准

申报药品拟使用的药品通用名称,未列入国家药品标准或药品注册标准的,应在提出药品上市许可申请时同时提出通用名称核准申请。上市许可申请受理后,通用名称核准相关资料转药典委,药典委核准后反馈药品审评中心。

申报药品拟使用的药品通用名称,已列入国家药品标准或药品注册标准,药品审评中心认为需要核准药品通用名称的,应通知药典委核准并提供相关资料,药典委核准后反馈药品审评中心。

药典委在核准药品通用名称时,应与申请人做好沟通交流,并将核准结果告知申请人。

(三)上市许可审评

药品审评中心应组织药学、医学和其他技术人员,对已受理的药品上市许可申请进行审评。审评过程中基于风险启动药品注册核查、检验,相关技术机构应在规定时限内完成核查、检验工作。

药品审评中心根据药品注册申报资料、核查结果、检验结果等,对药品的安全性、有效性和质量可控性等综合审评,非处方药还应转药品评价中心进行非处方药适宜性审查。

综合审评结论通过的,批准药品上市,发给药品注册证书。药品注册证书载明药品批准文号、持有人、生产企业等信息。非处方药还应注明非处方药类别。

经核准的药品生产工艺、质量标准、说明书和标签作为药品注册证书的附件一并发给申请人,必要时还应附药品上市后研究要求。上述信息纳入药品品种档案,并根据上市后变更情况及时更新。药品批准上市后,持有人应按照核准的生产工艺和质量标准生产药品,并按照 GMP 要求进行细化和实施。

审评期间,发生可能影响药品安全性、有效性和质量可控性的重大变更的,申请人应撤回原申请,补充研究后重新申报。申请人名称变更、注册地址名称变更等不涉及技术审评内容的,应及时书面告知药品审评中心并提交证明资料。

三、关联审评审批

药品审评中心在审评药品制剂注册申请时,对药品制剂选用的化学原料药、辅料及直接接触药品的包装材料和容器进行关联审评。

(一)登记与审批

化学原料药、辅料及直接接触药品的包装材料和容器生产企业应按照关联审评审批制度要求,在平台登记产品信息和研究资料。药品审评中心向社会公示登记号、产品名称、企业名称、生产地址等基本信息,供申请人选择。药品制剂申请人提出药品注册申请,可以直接选用已登记的原辅料及药包材和容器;选用未登记的,相关研究资料应随药品制剂注册申请一并申报。

药品审评中心在审评药品制剂注册申请时,对选用的原辅料及药包材和容器进行关联审评;需补充资料的,按照程序要求申请人或登记企业补充资料;可以基于风险提出对原辅料及药包材和容器企业进行延伸检查。

仿制境内已上市药品所用的化学原料药的,可以申请单独审评审批。

(二)公示

关联审评通过或单独审评审批通过的,药品审评中心在平台更新登记状态标识,向社会公示相关信息。其中,化学原料药同时发给化学原料药批准通知书及核准后的生产工艺、质量标准和标签,批准通知书中载明登记号;不予批准的,发给不予批准通知书。

未通过关联审评审批的,登记状态维持不变,相关药品制剂申请不予批准。

四、药品注册核查

(一)概念

药品注册核查,是指为核实申报资料的真实性、一致性以及药品上市商业化生产条件,检查药品研制的合规性、数据可靠性等,对研制现场和生产现场开展的核查活动,以及必要时对药品注册申请所涉及的化学原料药、辅料及直接接触药品的包装材料和容器生产企业、供应商或其他受托机构开展的延伸检查活动。

药品注册核查启动的原则、程序、时限和要求,由药品审评中心制定公布;实施的原则、程序、时限和要求,由药品核查中心制定公布。

(二)启动核查

药品审评中心根据药物创新程度、药物研究机构既往接受核查情况等,基于风险决定是否开展药品注册研制现场核查。

决定启动研制现场核查的,通知药品核查中心组织实施核查,同时告知申请人。药品核查中心应在规定时限内完成现场核查,并将核查情况、核查结论等相关材料反馈药品审评中心进行综合审评。

药品审评中心根据申报注册的品种、工艺、设施、既往接受核查情况等因素,基于风险决定是否启动药品注册生产现场核查。

对于创新药、改良型新药以及生物制品等,应当进行生产现场核查和上市前 GMP 检查。对于仿制药等,根据是否已获得相应生产范围药品生产许可证且已有同剂型品种上市等情况,基于风险进行生产现场核查、上市前 GMP 检查。

药品注册申请受理后,药品审评中心应在受理后 40 日内进行初步审查,需要生产现场核查的,通知药品核查中心组织核查,提供相关材料,同时告知申请人及省级药监局。药品核查中心原则上应在审评时限届满 40 日前完成核查工作,并将核查情况、核查结果等相关材料反馈至药品审评中心。需要上市前 GMP 检查的,由药品核查中心协调相关省级药监局与药品注册生产现场核查同步实施。上市前 GMP 检查的管理要求,按照药品生产监督管理办法的有关规定执行。

药品审评中心在审评过程中,发现申报资料真实性存疑或有明确线索举报等,需要现场检查核实的,应启动有因检查,必要时抽样检验。

申请人应在规定时限内接受核查。申请药品上市许可时,申请人和生产企业应已取得相应的药品生产许可证。

五、药品注册检验

(一)概念

药品注册检验,包括标准复核和样品检验。标准复核,是指对申请人申报药品标准中设定项目的科学性、检验方法的可行性、质控指标的合理性等进行的实验室评估。样品检验,是指按照申请人申报或药品审评中心核定的药品质量标准对样品进行的实验室检验。

药品注册检验启动的原则、程序、时限等要求,由药品审评中心组织制定公布。药品注册检验的具体工作程序和要求以及药品注册检验技术要求和规范,由中国食品药品检定研究院(简称中检院)制定公布。

与国家药品标准收载的同品种药品使用的检验项目和检验方法一致的,可以不进行标准复核,只进行样品检验。其他情形应进行标准复核和样品检验。

(二)注册检验机构

中检院或经国家药监局指定的药品检验机构承担以下药品注册检验:①创新药;②改良型新药(中药除外);③生物制品、放射性药品和按照药品管理的体外诊断试剂;④国家药监局规定的其他药品。

境外生产药品的药品注册检验由中检院组织口岸药品检验机构实施。

其他药品的注册检验,由申请人或生产企业所在地省级药品检验机构承担。

(三)注册检验申请

申请人完成支持药品上市的药学相关研究,确定质量标准,并完成商业规模生产工艺验证后,可以在药品注册申请受理前向中检院或省级药监局提出药品注册检验;申请人未在药品注册申请受理前提出药品注册检验的,在药品注册申请受理后40日内由药品审评中心启动药品注册检验。原则上申请人在药品注册申请受理前只能提出一次药品注册检验,不得同时向多个药品检验机构提出药品注册检验。

申请人提交的药品注册检验资料应与药品注册申报资料的相应内容一致,不得在药品注册检验过程中变更药品检验机构、样品和资料等。

(四)抽样检验

药品注册抽样检验流程如图 6-2 所示,药品检验机构应在 5 日内对申请人提交的检验用样品及资料等进行审核,作出是否接收的决定,同时告知药品审评中心。需要补正的,应一次性告知申请人。药品检验机构原则上应在审评时限届满 40 日前,将标准复核意见和检验报告反馈至药品审评中心。

在药品审评、核查过程中,发现申报资料真实性存疑或有明确线索举报,或认为有必要

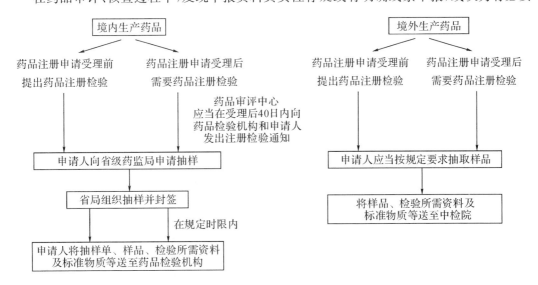

图 6-2 药品注册抽样检验流程

的,可抽样进行样品检验。在审评过程中,药品审评中心可以基于风险提出质量标准单项复核。

第四节　药品加快上市注册程序

一、突破性治疗药物程序

(一)适用条件

药物临床试验期间,用于防治严重危及生命或严重影响生存质量的疾病,且尚无有效防治手段或与现有治疗手段相比有足够证据表明具有明显临床优势的创新药或改良型新药等,申请人可以申请适用突破性治疗药物程序。

【6-6】教学课件

申请适用突破性治疗药物程序的,申请人应向药品审评中心提出申请。符合条件的,药品审评中心按照程序公示后纳入突破性治疗药物程序。

(二)管理措施

对纳入突破性治疗药物程序的药物临床试验,给予以下政策支持:

(1)申请人可以在药物临床试验的关键阶段向药品审评中心提出沟通交流申请,药品审评中心安排审评人员进行沟通交流;

(2)申请人可以将阶段性研究资料提交药品审评中心,药品审评中心基于已有研究资料,对下一步研究方案提出意见或建议,并反馈给申请人。

对纳入突破性治疗药物程序的药物临床试验,申请人发现不再符合条件时,应及时提出终止程序。药品审评中心发现不再符合条件的,应及时终止,并告知申请人。

二、附条件批准程序

(一)适用条件

药物临床试验期间,符合以下情形的药品,可以申请附条件批准:

(1)用于治疗严重危及生命且尚无有效治疗手段的疾病的药品,药物临床试验已有数据证实疗效并能预测其临床价值的;

(2)公共卫生方面急需的药品,药物临床试验已有数据显示疗效并能预测其临床价值的;

(3)应对重大突发公共卫生事件急需的疫苗或国家卫健委认定急需的其他疫苗,经评估获益大于风险的。

(二)管理措施

申请附条件批准的,申请人应当就附条件批准上市的条件和上市后继续完成的研究工作等与药品审评中心沟通交流,经沟通交流确认后提出药品上市许可申请。

经审评符合要求的,在药品注册证书中载明附条件批准药品注册证书的有效期、上市后需要继续完成的研究工作及完成时限等相关事项。审评过程中发现不能满足条件的,药品审评中心应终止该程序,并告知申请人按正常程序研究申报。

对附条件批准的药品,持有人应在药品上市后采取风险管理措施,并在规定期限内完成药物临床试验等相关研究,以补充申请方式申报。对批准疫苗注册申请时提出进一步研究要求的,持有人应在规定期限内完成研究。

对附条件批准的药品,持有人逾期未按照要求完成研究或不能证明其获益大于风险的,国家药监局应依法处理,直至注销药品注册证书。

三、优先审评审批程序

(一)适用条件

药品上市许可申请时,以下具有明显临床价值的药品,可以申请适用优先审评审批程序:

(1)临床急需的短缺药品、防治重大传染病和罕见病等疾病的创新药和改良型新药;

(2)符合儿童生理特征的儿童用药品新品种、剂型和规格;

(3)疾病预防、控制急需的疫苗和创新疫苗;

(4)纳入突破性治疗药物程序的药品;

(5)符合附条件批准的药品;

(6)国家药监局规定其他优先审评审批的情形。

(二)管理措施

申请人在提出药品上市许可申请前,应当与药品审评中心沟通交流,经沟通交流确认后,在提出药品上市许可申请的同时,提出优先审评审批申请。符合条件的,按程序公示后纳入优先程序。

对纳入优先审评审批程序的药品上市许可申请,给予以下政策支持:

(1)药品上市许可申请的审评时限为 130 日;

(2)临床急需的境外已上市境内未上市的罕见病药品,审评时限为 70 日;

(3)需要核查、检验和核准药品通用名称的,予以优先安排;

(4)经沟通交流确认后,可以补充提交技术资料。

在审评过程中,发现纳入优先审评审批程序的药品注册申请不能满足优先条件的,药品审评中心应终止程序,按正常审评程序审评,并告知申请人。

四、特别审批程序

在发生突发公共卫生事件的威胁时以及突发公共卫生事件发生后,国家药监局可以依法决定对突发公共卫生事件应急所需防治药品实行特别审批。

对实施特别审批的药品注册申请,国家药监局按照统一指挥、早期介入、快速高效、科学审批的原则,组织加快并同步开展药品注册受理、审评、核查、检验工作。特别审批的情形、程序、时限、要求等按照药品特别审批程序规定执行。对纳入特别审批程序的药品,可以根据疾病防控的特定需要,限定其在一定期限和范围内使用。

对纳入特别审批程序的药品,发现其不再符合条件的,应终止程序,并告知申请人。

第五节　药品上市后变更和再注册

一、药品上市后研究和变更

(一)上市后研究

持有人应主动开展药品上市后研究,对药品的安全性、有效性和质量可控性进行进一步确证,加强对已上市药品的持续管理。

【6-7】教学课件

药品注册证书及附件要求持有人在药品上市后开展相关研究工作的,持有人应在规定时限内完成并按要求提出补充申请、备案或报告。

药品批准上市后,持有人应持续开展药品安全性和有效性研究,根据有关数据及时备案或提出修订说明书的补充申请,不断更新完善说明书和标签。药品监管部门可根据药品不良反应监测和药品上市后评价结果等,要求持有人对说明书和标签进行修订。

(二)上市后变更

药品上市后的变更,按照其对药品安全性、有效性和质量可控性的风险和产生影响的程度,实行分类管理,分为审批类变更、备案类变更和报告类变更。

持有人应按相关规定,参照相关技术指导原则,全面评估、验证变更事项对药品安全性、有效性和质量可控性的影响,进行相应的研究工作。药品上市后变更研究的技术指导原则,由药品审评中心制定,并向社会公布。

以下变更,持有人应以补充申请方式申报,经批准后实施:①药品生产过程中的重大变更;②药品说明书中涉及有效性内容以及增加安全性风险的其他内容的变更;③持有人转让药品上市许可;④国家药监局规定需要审批的其他变更。

以下变更,持有人应在变更实施前,报所在地省级药监局备案:①药品生产过程中的中等变更;②药品包装标签内容的变更;③药品分包装;④国家药监局规定需要备案的其他变更。

境外生产药品发生上述变更的,应在变更实施前报药品审评中心备案。

药品分包装备案的程序和要求,由药品审评中心制定发布。

持有人应在年度报告中报告以下变更:①药品生产过程中的微小变更;②国家药监局规定需要报告的其他变更。

药品上市后提出的补充申请,需要核查、检验的,参照药品注册核查、检验程序进行。

二、药品再注册

持有人应在药品注册证书有效期届满前 6 个月申请再注册。境内生产药品再注册申请向所在地省级药监局提出,境外生产药品再注册申请向药品审评中心提出。

药品再注册申请受理后,省级药监局或药品审评中心对持有人开展药品上市后评价和不良反应监测情况,按照药品批准证明文件和药品监管部门要求开展相关工作情况,以及药品批准证明文件载明信息变化情况等进行审查,符合规定的,予以再注册,发给药品再注册批准通知书。不合规的不予再注册,并报请国家药监局注销药品注册证书。

有下列情形之一的,不予再注册:

(1)有效期届满未提出再注册申请的;

(2)药品注册证书有效期内持有人不能履行持续考察药品质量、疗效和不良反应责任的;

(3)未在规定时限内完成药品批准证明文件和药品监管部门要求的研究工作且无合理理由的;

(4)经上市后评价,属于疗效不确切、不良反应大或因其他原因危害人体健康的;

(5)法律法规规定的其他不予再注册情形。

对不予再注册的药品,药品注册证书有效期届满时予以注销。

第六节　药品注册的受理、撤回申请、审批决定和争议解决

一、受理申请

药品监管部门收到注册申请后进行形式审查,并根据下列情况作决定:

【6-8】教学课件

(1)申请事项依法不需要取得行政许可的,即时不予受理,说明理由。

(2)依法不属于本部门职权范围的,即时不予受理,告知申请人向有关行政机关申请。

(3)申报资料存在可以当场更正的错误的,允许当场更正;更正后材料齐全、符合法定形式的,予以受理。

(4)申报资料不齐全或不符合法定形式的,当场或在 5 日内一次告知需要补正的全部内容。按规定需退回材料的,应当予以退回。申请人应在 30 日内补正资料。无正当理由逾期不予补正的,视为放弃,无需作出不予受理的决定。逾期未告知补正的,自收到申请材料之日起即为受理。

(5)申请事项属于本部门职权范围,申报资料齐全、符合法定形式,或申请人按要求提交全部补正资料的,应受理药品注册申请。

药品注册申请受理后,需缴纳费用的,申请人按规定缴纳费用。未在规定期限缴费,终止审评审批。受理后,有药品安全性新发现的,应及时报告并补充相关资料。

二、撤回申请

药物临床试验申请、药物临床试验期间的补充申请,在审评期间,不得补充新的技术资料;如需要开展新的研究,可以撤回后重新申请。

【6-9】知识链接

药品注册申请受理后,可以撤回申请。同意撤回的,药品审评中心或省级药监局终止其注册程序,并告知药品注册核查、检验等技术机构。审评、核查和检验过程中发现涉嫌存在隐瞒真实情况或提供虚假信息等违法行为的,依法处理,申请人不得撤回。

三、审批决定

(一)异议

药品注册期间,审评结论为不通过的,药品审评中心应告知不通过的理由,申请人可以在 15 日内提出异议。药品审评中心结合异议意见进行综合评估并反馈申请人。

申请人对综合评估结果仍有异议的,药品审评中心应按规定,在 50 日内组织专家咨询委员会论证,并形成最终审评结论。申请人异议和专家论证时间不计入审评时限。

药品注册期间,申请人认为工作人员在药品注册受理、审评、核查、检验、审批等工作中违反规定或有不规范行为的,可以向其所在单位或上级机关投诉举报。审批结束后,申请人对行政许可决定有异议的,可以依法提起行政复议或行政诉讼。

(二)审批

药品注册申请符合法定要求的,予以批准。

药品注册申请有下列情形之一的,不予批准:

(1)药物临床试验申请的研究资料不足以支持开展临床试验或不能保障受试者安全的;

(2)申报资料显示其申请药品安全性、有效性、质量可控性等存在较大缺陷的;

(3)申报资料不能证明药品安全性、有效性、质量可控性,或经评估认为药品风险大于获益的;

(4)申请人未能在规定时限内补充资料的;

(5)申请人拒绝接受或无正当理由未在规定时限内接受药品注册核查、检验的;

【6-10】知识链接

(6)认为申报资料不真实,申请人不能证明其真实性的;

(7)药品注册现场核查或样品检验结果不符合规定的;

(8)法律法规规定的不应批准的其他情形。

第七节　药品注册的监督管理

【6-11】教学课件

一、管理机构及管理制度

国家药监局负责对药品审评中心等相关专业技术机构及省级药监局承担药品注册管理相关工作的监督管理、考核评价与指导。

药品监管部门应依照法律、法规的规定对药品研制活动进行监督检查,必要时可以对为药品研制提供产品或服务的单位和个人进行延伸检查,有关单位和个人应予以配合,不得拒绝和隐瞒。

信息中心负责建立药品品种档案,对药品实行编码管理,汇集药品注册申报、临床试验期间安全性相关报告、审评、核查、检验、审批以及药品上市后变更的审批、备案、报告等信息,并持续更新。药品品种档案和编码管理的相关制度,由信息中心制定公布。

省级药监局应组织对行政区域内药物非临床安全性评价研究机构、药物临床试验机构等遵守 GLP、GCP 等情况进行日常监督检查,监督其持续符合法定要求。国家药监局根据需要对药物非临床安全性评价研究机构、药物临床试验机构等研究机构进行监督检查。

国家药监局建立药品安全信用管理制度,药品核查中心负责建立药物非临床安全性评价研究机构、药物临床试验机构药品安全信用档案,记录许可颁发、日常监督检查结果、违法行为查处等情况,依法向社会公布并及时更新。药品监管部门对有不良信用记录的,增加监督检查频次,并可以按规定实施联合惩戒。药物非临床安全性评价研究机构、药物临床试验机构药品安全信用档案的相关制度,由药品核查中心制定公布。

国家药监局依法向社会公布药品注册审批事项清单及法律依据、审批要求和办理时限,向申请人公开药品注册进度,向社会公开批准上市药品的审评结论和依据以及监督检查发现的违法违规行为,接受社会监督。

批准上市药品的说明书应向社会公开并及时更新。疫苗还应公开标签内容并及时更新。

未经申请人同意,药品监管部门、专业技术机构及其工作人员、参与专家评审等的人员不得披露申请人提交的商业秘密、未披露信息或保密商务信息,法律另有规定或涉及国家安全、重大社会公共利益的除外。

二、注销药品注册证书

具有下列情形之一的,由国家药监局注销药品注册证书,并予以公布:

(1)持有人自行提出注销药品注册证书的;

(2)按照《药品注册管理办法》规定不予再注册的;

(3)持有人药品注册证书、药品生产许可证等行政许可被依法吊销或者撤销的;

(4)按照《药品管理法》第 83 条规定,疗效不确切、不良反应大或因其他原因危害人体健康的;

(5)按照《疫苗管理法》第 61 条规定,经上市后评价,预防接种异常反应严重或其他原因危害人体健康的;

(6)按照《疫苗管理法》第 62 条规定,经上市后评价发现该疫苗品种的产品设计、生产工艺、安全性、有效性或质量可控性明显劣于预防、控制同种疾病的其他疫苗品种的;

(7)违反法律法规规定,未按照药品批准证明文件要求或药品监管部门要求在规定时限内完成相应研究工作且无合理理由的;

(8)其他依法应注销药品注册证书的情形。

第八节 药品注册管理的法律责任

一、提供虚假材料的

提供虚假材料的违法情形见表 6-3。

表 6-3 提供虚假材料的违法情形及其处罚规定

违法情形	处罚规定
提供虚假的证明、数据、资料、样品或采取其他手段骗取临床试验许可或药品注册等许可的	按照《药品管理法》第 123 条处理
申请疫苗临床试验、注册提供虚假数据、资料、样品或有其他欺骗行为的	按照《疫苗管理法》第 81 条处理

二、未执行管理规范、相关标准的

未执行管理规范、相关标准的违法情形见表 6-4。

表 6-4 未执行管理规范、相关标准的违法情形及其处罚规定

违法情形	处罚规定
药物非临床安全性评价研究机构、药物临床试验机构等，未按照规定遵守 GLP、GCP 的	按照《药品管理法》第 126 条处理
未经批准开展药物临床试验的	按照《药品管理法》第 125 条处理
开展生物等效性试验未备案的	按照《药品管理法》第 127 条处理
发现存在安全性问题或其他风险，临床试验申办者未及时调整临床试验方案、暂停或终止临床试验，或未向国家药监局报告的	按照《药品管理法》第 127 条处理
违反《药品注册管理办法》第 28、33 条规定，申办者有下列情形之一的： ①开展药物临床试验前未按规定在药物临床试验登记与信息公示平台进行登记； ②未按规定提交研发期间安全性更新报告； ③药物临床试验结束后未登记临床试验结果等信息。	1. 责令限期改正； 2. 逾期不改正的，处 1 万～3 万元罚款。

三、药品监管机构及其工作人员违法

药品监管机构及其工作人员的违法情形见表 6-5。

表 6-5 药品监管机构及其工作人员的违法情形及其处罚规定

违法情形	处罚规定
药品检验机构在承担药品注册所需要的检验工作时，出具虚假检验报告的	按照《药品管理法》第 138 条处理
对不符合条件而批准进行药物临床试验、不符合条件的药品颁发药品注册证书的	按照《药品管理法》第 147 条处理
药品监管部门及其工作人员在药品注册管理过程中有违法违规行为的	按照相关法律法规处理

第九节　药品注册的其他管理规定

一、不同类别药品注册

麻醉药品、精神药品、医疗用毒性药品、放射性药品、药品类易制毒化学品等有其他特殊管理规定药品的注册申请,除按《药品注册管理办法》规定办理外,还应符合国家其他有关规定。

【6-12】教学课件

出口疫苗的标准应符合进口国(地区)的标准或合同要求。

拟申报注册的药械组合产品,已有同类产品经属性界定为药品的,按照药品进行申报;尚未经属性界定的,申请人应在申报注册前向国家药监局申请产品属性界定。属性界定为药品为主的,按《药品注册管理办法》规定程序进行注册,其中属于医疗器械部分的研究资料由国家药监局医疗器械技术审评中心作出审评结论后,转交药品审评中心进行综合审评。

二、批准文号的格式

药品注册批准文号的格式要求见表 6-6。

表 6-6　药品注册批准文号格式要求

药品类别	批准文号格式
境内生产药品	国药准字 H(Z、S)＋四位年号＋四位顺序号
中国香港、澳门和台湾地区生产药品	国药准字 H(Z、S)C＋四位年号＋四位顺序号
境外生产药品	国药准字 H(Z、S)J＋四位年号＋四位顺序号

注:H 代表化学药,Z 代表中药,S 代表生物制品

药品批准文号,不因上市后的注册事项的变更而改变。中药另有规定的从其规定。

药品监管部门制作的药品注册批准证明电子文件及原料药批准文件电子文件与纸质文件具有同等法律效力。

第十节　药物的临床前研究与 GLP

一、药物的临床前研究内容

为申请药品注册而进行的药物临床前研究,包括药物合成工艺、提取方法、理化性质及纯度、剂型选择、处方筛选、制备工艺、检验方法、质量指标、稳定性、药理、毒理、动物药代动力学等。中药制剂还包括原药材的来源、加工及炮制等,生物制品还包括菌毒种、细胞株、生物组织等起始材料的来源、质量标准、保存条件、生物学特征、遗传稳定性及免疫学的研究等。

【6-13】教学课件

药物临床前研究可概括为以下 3 个方面：

1. 文献研究 包括药品名称和命名依据，立题目的与依据。

2. 药学研究 包括原料药工艺研究、制剂处方及工艺研究、确证化学结构或组分的试验、药品质量试验、药品标准起草及说明、样品检验、辅料、稳定性试验、包装材料和容器有关试验等。

3. 药理毒理研究 包括一般药理试验、主要药效学试验、动物药代动力学试验，以及临床前药物安全性评价，如急性毒性试验、长期毒性试验、过敏性、溶血性和局部刺激性试验、致突变试验、生殖毒性试验、致癌毒性试验、依赖性试验等。临床前药物安全性评价是药物临床前研究的核心内容。

二、药物非临床研究质量管理规范

药物非临床研究是新药研究的基础阶段，为了从源头上提高药物研究水平，获得关于药物安全性、有效性、质量可控性等方面的数据资料，保证公众用药安全，国家药监局于 1999 年颁布《药物非临床研究质量管理规范》(GLP)，并于 2003 年、2017 年两次修订。

GLP 是关于药品临床前研究行为和实验室条件的规范，是国际上新药安全性评价实验室共同遵循的准则，也是新药研究数据国际互认的基础。

GLP 适用于为申请药品注册而进行的药物非临床安全性评价研究。药物非临床安全性评价研究是药物研发的基础性工作，应确保行为规范，数据真实、准确、完整。

现行版 GLP 自 2017 年 9 月 1 日正式实施，共 12 章 50 条，包括总则、术语及其定义、组织机构和人员、设施、仪器设备和实验材料、实验系统、标准操作规程(standard operation procedure，SOP)、研究工作的实施、质量保证、资料档案、委托方、附则。

(一)相关术语

1. 非临床安全性评价研究 指为评价药物安全性，在实验室条件下用实验系统进行的试验，包括安全药理学试验、单次给药毒性试验、重复给药毒性试验、生殖毒性试验、遗传毒性试验、致癌性试验、局部毒性试验、免疫原性试验、依赖性试验、毒代动力学试验以及与评价药物安全性有关的其他试验。

2. 实验系统 指用于非临床安全性评价研究的动物、植物、微生物以及器官、组织、细胞、基因等。

3. 质量保证部门 指研究机构内履行有关非临床安全性评价研究工作质量保证职能的部门，负责对每项研究及相关的设施、设备、人员、方法、操作和记录等进行检查，以保证研究工作符合要求。

4. 标本 指来源于实验系统，用于分析、测定或者保存的材料。

(二)基本要求

1. 组织机构和人员 研究机构建立完善的组织管理体系，配备机构负责人、质量保证部门和工作人员；设立独立的质量保证部门，保证运行管理符合要求。

2. 设施 设施布局合理、运转正常，具有必要的功能划分和区隔，有效避免干扰。

具备满足研究需要的动物设施，调控温度、湿度、空气洁净度、通风和照明等条件，与所使用的实验动物级别相符，避免实验系统、受试物、废弃物等之间相互污染。具备收集和处置实验废弃物的设施或转运条件。

3. 仪器设备和实验材料　仪器设备性能满足使用要求,放置地点合理,定期清洁、保养、测试、校准、确认或者验证。

对用于数据采集、传输、储存、处理、归档等的计算机系统进行验证。电子数据有保存完整的稽查轨迹和电子签名,确保数据完整和有效。

有SOP详细说明各仪器设备的使用与管理要求,对仪器设备的使用、清洁、保养、测试、校准、确认或验证以及维修等有详细的记录并归档保存。

实验室试剂和溶液等贴有标签,标明品名、浓度、储存条件、配制日期及有效期等。

4. 实验系统　实验动物管理要求:①关注动物福利,遵循"减少、替代和优化"原则,试验方案获得动物伦理委员会批准。②详细记录实验动物的来源、到达日期、数量、健康情况等信息;新动物进行隔离和检疫;出现患病及时给予隔离及治疗处理,记录诊断及治疗措施。③实验动物首次给药前有足够时间适应试验环境。④实验动物有个体识别标识,避免出入发生混淆。⑤环境及用具定期清洁消毒。清洁剂、消毒剂及杀虫剂等不影响试验结果,详细记录其名称、浓度、使用方法及时间等。⑥饲料、垫料和饮水定期检验,符合营养或污染控制标准,检验结果归档保存。

5. 标准操作规程(SOP)　研究机构应制定相应的标准操作规程,确保数据的可靠性。公开出版的教科书、文献、生产商制定的用户手册等技术资料可作为SOP的补充说明。

SOP及修订版经过质量保证人员审查、机构负责人批准后生效。失效的原始文件归档保存,其余副本及时销毁。SOP的制定、修订、批准、生效的日期及分发、销毁的情况记录并归档保存。

6. 研究工作的实施　每个试验有名称或代号,在文件资料及试验记录中统一使用。各种样本均标明该名称或代号、样本编号和采集日期。

每项研究开始前起草一份试验方案,由质量保证部门审查,专题负责人批准后生效。批准日期为研究开始日期。接受委托的研究,试验方案应经委托方认可。修改试验方案应经审查、批准。试验方案变更包含变更的内容、理由及日期,与原方案一起保存。

严格执行试验方案和SOP,记录试验所有数据做到及时、直接、准确、清楚和不易消除,注明记录日期、记录者签名。记录修改时,保持原记录清楚可辨,注明修改理由及日期,修改者签名。电子数据的生成、修改符合以上要求。

发生任何偏离试验方案和SOP的情况,都及时记录并报告专题负责人,多场所研究情况下还应报告主要研究者。应评估对研究数据可靠性的影响,必要时采取纠正措施。

所有研究均有总结报告。总结报告经质量保证部门审查,由专题负责人签字批准,批准日期作为研究完成日期。研究被取消或终止时,专题负责人撰写简要试验报告。总结报告批准后需要修改时,应以修订文件形式修改或补充,并经审查,专题负责人批准。为满足注册申报要求修改格式的情况不属于总结报告的修订。

7. 质量保证　确保质量保证工作的独立性,质量保证人员不能参与具体研究实施。质量保证部门制订书面计划,指定执行人员,确保研究工作符合要求。质量保证部门制定相应的SOP,包括质量保证部门的运行、质量保证计划及检查计划的制订、实施、记录和报告,及相关资料的归档保存等。

质量保证检查分为基于研究的检查、基于设施的检查、基于过程的检查。质量保证检查有过程记录和报告。

质量保证部门对遵照 GLP 实施的研究项目进行审核并出具质量保证声明。质量保证声明包含完整的研究识别信息、质量保证检查活动及报告的日期和阶段。签署声明前,应确认试验符合要求,遵照试验方案和 SOP 执行,总结报告准确、可靠地反映原始数据。

8. 资料档案   专题负责人确保所有资料,包括试验方案原件、原始数据、标本、检测报告、留样受试物和对照品、总结报告原件及各种文件,及时归档,最长不超过两周,作为研究档案保存。其他不属于研究档案的资料,定期归档保存。SOP 注明具体归档时限、负责人员。

机构指定专人按规程进行档案管理,建立档案索引,对其完整性负责。进入存放档案的设施的人员需获得授权。放入或取出材料需准确记录。

档案保存期限应满足要求:①用于注册申报材料的研究,保存期在药物上市后至少 5 年;②未用于注册申报材料的研究,保存期为总结报告批准后至少 5 年;③其他不属于研究档案的资料至少保存 10 年。

档案保管期满时,采取包括销毁在内的必要处理,处理措施和过程按照规程进行,准确记录。对质量容易变化的档案,如组织器官、电镜标本、血液涂片、受试物和对照品留样样品等,以能够有效评价为保存期限。对电子数据建立数据备份与恢复的 SOP,确保其安全性、完整性和可读性。

9. 委托方   委托方作为研究工作的发起者和研究结果的申报者,对用于申报注册的研究资料负责。

第十一节   药物的临床研究与 GCP

一、药物的临床研究

药物临床研究包括临床试验和生物等效性试验。临床试验分为Ⅰ、Ⅱ、Ⅲ、Ⅳ期。新药在批准上市前,应进行Ⅰ、Ⅱ、Ⅲ期临床试验。经批准,特殊情况可仅进行Ⅱ期、Ⅲ期临床试验或者仅Ⅲ期临床试验。

【6-14】教学课件

Ⅰ期临床试验:初步的临床药理学及人体安全性评价试验。观察人体对于药物的耐受程度和药代动力学,为制订给药方案提供依据。本期除了麻醉药品和第一类精神药品外,一般选择健康人为受试对象。

Ⅱ期临床试验:治疗作用初步评价阶段。其目的是初步评价药物对目标适应症患者的治疗作用和安全性,也包括为Ⅲ期临床试验研究设计和给药剂量方案的确定提供依据。此阶段的研究设计可以根据具体的研究目的,采取多种形式,包括随机盲法对照临床试验。

Ⅲ期临床试验:治疗作用确证阶段。其目的是进一步验证药物对目标适应症患者的治疗作用和安全性,评价利益与风险关系,最终为药物注册申请的审查提供充分的依据。试验一般应为具有足够样本量的多中心随机盲法对照试验。

Ⅳ期临床试验:新药上市后由申请人进行的应用研究阶段。其目的是考察在广泛使用条件下药物的疗效和不良反应、评价在普通或特殊人群中使用的利益与风险关系以及改进给药剂量等。

生物等效性试验，是指用生物利用度研究的方法，以药代动力学参数为指标，比较同一种药物的相同或不同剂型的制剂，在相同的试验条件下，其活性成分吸收程度和速度有无统计学差异的人体试验。生物利用度试验的病例数为18～24例。

药物临床试验的受试例数应符合试验目的和相关统计学的要求，并且不得少于规定的最低病例数。根据规定，一般临床试验的最低受试者（病例）数（试验组）要求是：Ⅰ期为20～30例，Ⅱ期为100例，Ⅲ期为300例，Ⅳ期为2000例。预防用生物制品的临床试验的最低受试者（病例）数（试验组）要求是：Ⅰ期20例，Ⅱ期为300例，Ⅲ期500例。不同注册分类的药品对临床试验的要求各不相同。罕见病、特殊病种及其他情况，要求减少临床试验病例数或免做临床试验的，必须经国家药品监督管理局批准。

二、药物临床试验管理质量规范

为保证药物临床试验过程规范，数据和结果的科学、真实、可靠，保护受试者的权益和安全，卫生部于1998年制定并颁布了《药物临床试验管理质量规范（试行）》（GCP），国家药监局于1999年、2003年、2020年进行了三次修订。

GCP是药物临床试验全过程的质量标准，包括方案设计、组织实施、监查、稽查、记录、分析、总结和报告，适用于为申请药品注册而进行的药物临床试验。药物临床试验相关活动应遵守GCP。

现行版GCP自2020年7月1日起施行，共计9章83条，包括总则、术语及其定义、伦理委员会、研究者、申办者、试验方案、研究者手册、必备文件管理、附则。

(一)基本原则

药物临床试验符合《世界医学大会赫尔辛基宣言》原则及相关伦理要求，受试者的权益和安全是考虑的首要因素，优先于对科学和社会的获益。伦理审查与知情同意是保障受试者权益的重要措施。

药物临床试验应有充分科学依据，权衡受试者和社会的预期风险和获益，只有当预期的获益大于风险时，方可实施。试验方案清晰、详细、可操作，在伦理委员会同意后方可执行。研究者遵守试验方案，凡涉及医学判断或临床决策由临床医生做出。研究人员具有相应的教育、培训和经验。

【6-15】拓展信息

所有临床试验纸质或电子资料都应妥善记录、处理和保存，能够准确报告、解释和确认；保护受试者的隐私和相关信息。试验药物的制备符合管理要求，使用符合试验方案。

临床试验的质量管理体系应覆盖临床试验全过程，重点是受试者保护、试验结果可靠，以及遵守相关法律法规。临床试验实施应遵守利益冲突回避原则。

(二)主要术语及其定义

1. 临床试验　指以人体（患者或健康受试者）为对象的试验，意在发现或验证某种试验药物的临床医学、药理学及其他药效学作用、不良反应，或试验药物的吸收、分布、代谢和排泄，以确定药物疗效与安全性的系统性试验。

2. 数据监查委员会 由申办者设立的独立的数据监查委员会,定期对临床试验的进展、安全性数据和重要的有效性终点进行评估,并向申办者建议是否继续、调整或停止试验。

3. 伦理委员会 指由医学、药学及其他背景人员组成的委员会,其职责是通过独立地审查、同意、跟踪审查试验方案及相关文件、获得和记录受试者知情同意所用的方法和材料等,确保受试者的权益、安全受到保护。

4. 研究者 指实施临床试验并对临床试验质量及受试者权益和安全负责的试验现场的负责人。

5. 申办者 指负责临床试验的发起、管理和提供临床试验经费的个人、组织或机构。

6. 受试者 指参加一项临床试验,并作为试验用药品的接受者,包括患者、健康受试者。

7. 合同研究组织(contract research organization,CRO) 指通过签订合同授权,执行申办者或研究者在临床试验中的某些职责和任务的单位。

8. 知情同意 指受试者被告知可影响其做出参加临床试验决定的各方面情况后,确认同意自愿参加临床试验的过程。以书面的、签署姓名和日期的知情同意书作为文件证明。

9. 设盲 指临床试验中使一方或多方不知道受试者治疗分配的程序。单盲指受试者不知道;双盲指受试者、研究者、监查员及数据分析人员均不知道治疗分配。

(三)伦理委员会

伦理委员会的职责是保护受试者的权益和安全,特别关注弱势受试者。审查试验方案、知情同意书、研究者手册等相关文件,对临床试验的科学性和伦理性、研究者资格等进行审查,在合理时限内完成相关资料的审查或备案流程,给出明确的书面审查意见。

有权暂停、终止未按照要求实施,或受试者出现非预期严重损害的临床试验。对实施的临床试验定期跟踪审查,审查频率根据风险程度而定,但至少一年审查一次;受理并妥善处理受试者诉求。建立并执行相关书面文件,保留伦理审查记录。所有记录至少保存至临床试验结束后 5 年。

(四)研究者

研究者和临床试验机构应具备合规的资格和要求,具有完成临床试验的必要条件,对申办者提供的试验用药品有管理责任。

研究者给予受试者适合的医疗处理,与伦理委员会保持沟通,遵守试验方案。遵守临床试验的随机化程序,实施知情同意,遵守《世界医学大会赫尔辛基宣言》的伦理原则,并符合规定要求。

试验的记录和报告,研究者的安全性报告,均应符合规定要求。应提供试验进展报告。提前终止或暂停临床试验时,研究者及时通知受试者,并给予受试者适当治疗和随访。

(五)申办者

申办者应把保护受试者的权益和安全以及临床试验结果的真实、可靠作为临床试验的基本考虑。建立临床试验的质量管理体系,涵盖临床试验全过程,包括临床试验的设计、实施、记录、评估、结果报告和文件归档。

临床试验质量保证和质量控制的方法与内在风险和所采集信息的重要性相符。保证临床试验各环节的可操作性,试验流程和数据采集避免过于复杂。试验方案、病例报告表及其他相关文件应清晰、简洁和前后一致。

应履行管理职责,建立研究和管理团队,指导及监督临床试验实施。基于风险进行质量管理。指定有能力的医学专家及时对临床试验相关医学问题进行咨询,选用有资质的生物统计学家、临床药理学家和临床医生等参与试验。

申办者在试验管理、数据处理与记录保存中应符合要求。选择研究者应符合要求。临床试验各方参与临床试验前,申办者明确其职责,并在合同上注明。采取适当方式保证给予受试者和研究者补偿或赔偿。

临床试验开始前,申办者向药品监管部门提交临床试验资料,获得临床试验许可或完成备案。拟订方案时,有足够的安全性和有效性数据支持给药途径、给药剂量和持续用药时间。

试验用药品的制备、包装、标签和编码、供给和管理,应符合要求。明确试验记录的查阅权限。申办者负责药物试验期间试验用药品的安全性评估。按照要求和时限报告药物不良反应。临床试验的监查、稽查应符合要求。监查员每次监查后,及时书面报告申办者。

申办者应保证临床试验的依从性。提前终止或暂停临床试验,应告知研究者和临床试验机构、药品监管部门,并说明理由。试验完成或提前终止,申办者向药品监管部门提交临床试验报告。临床试验总结报告全面、完整、准确反映临床试验结果,总结报告安全性、有效性数据与临床试验源数据一致。

(六)试验方案

试验方案包括基本信息、研究背景资料、试验目的、试验设计、实施方式(方法、内容、步骤)等内容。应描述临床试验的目的,包括临床和实验室检查的项目内容。制订明确的访视和随访计划,包括临床试验期间、临床试验终点、不良事件评估及试验结束后的随访和医疗处理。

试验方案应包括实施临床试验质量控制和质量保证的措施、相关的伦理学问题的考虑,说明试验数据的采集与管理流程、数据管理与采集所使用的系统、数据管理各步骤及任务,以及数据管理的质量保障措施。

(七)研究者手册

申办者提供的研究者手册是关于试验药物的药学、非临床和临床资料的汇编,目的是帮助研究者和试验人员理解和遵守试验方案,帮助研究者理解关键的基本要素,包括临床试验的给药剂量、给药次数、给药间隔时间、给药方式等,主要和次要疗效指标和安全性的观察和监测。

已上市药品实施临床试验,若已充分了解其药理学等知识,可简化研究者手册。应用药品说明书等替代研究者手册的部分内容,只需提供临床试验相关的、重要的、以及试验药物最近的、综合性的、详细的信息。

临床试验期间至少一年审阅研究者手册一次。申办者根据临床试验研发步骤和临床试验获得的药物安全性和有效性的新信息,在研究者手册更新之前,应先告知研究者,必要时与伦理委员会、药品监管部门沟通。研究者手册的扉页写明申办者名称、试验药物编号或名称、版本号、发布日期、替换版本号、替换日期。

(八)必备文件管理

临床试验必备文件是指评估临床试验实施和数据质量的文件,用于证明研究者、申办者和监查员在临床试验中遵守 GCP 和药物临床试验的法律法规要求。必备文件是申办者稽查、药品监管部门检查临床试验的重要内容,作为确认临床试验实施的真实性和所收集数据完整性的依据。

申办者、研究者和临床试验机构确认均有保存临床试验文件的场所和条件。保存文件的设备条件具备防止光线直射、防水、防火等条件,有利于长期保存。制定文件管理的 SOP。被保存文件易于识别、查找、调阅和归位。用于保存资料的介质应确保源数据或其核证副本在留存期内保存完整和可读取,定期测试或检查恢复读取的能力,免于被故意或无意地更改或丢失。

用于申请药品注册的临床试验,必备文件至少保存至试验药物被批准上市后 5 年;未用于申请药品注册的临床试验,必备文件至少保存至临床试验终止后 5 年。

申办者确保研究者始终可以查阅和试验过程可以录入、更正数据,该数据不应只由申办者控制。申办者确保研究者能保留已递交的病例报告数据。用作源文件的复印件满足核证副本的要求。

临床试验开始时,研究者及临床试验机构、申办者双方均建立必备文件的档案管理。临床试验结束时,监查员审核确认研究者及临床试验机构、申办者的必备文件,被妥善保存在各自临床试验档案卷宗内。

【6-16】课堂练习

 思考题

1. 简述药品注册的概念及分类。
2. 在药物临床试验中保护受试者权益的措施有哪些?
3. 什么是药品注册核查、药品注册检验?
4. 药品加快上市注册程序主要有哪些? 分别适用于哪些情况?
5. 新药临床前研究的内容有哪些方面?
6. 药物临床试验研究分为几期? 各期的特点和研究目的是什么?

【6-17】教学视频

（黄越燕）

第七章

药品生产管理

学习导航

1. **掌握** GMP 的特点及其主要内容。
2. **熟悉** 药品生产许可、药品生产管理及药品监督检查的规定。
3. **了解** 药品生产的特点及制药工业的发展趋势。
4. **能力** 理解药品生产管理和开办药品生产企业的政策要求,能够正确判断药品生产过程中的合法合规操作,运用 GMP 指导药品生产活动。

第一节 概 述

药品生产是向社会提供用于预防、治疗、诊断疾病的药品,是保证药品供应的主要环节。药品质量是在生产过程中形成的,因此,药品生产管理是保证和提高药品质量的关键内容。

【7-1】教学课件

一、药品生产

(一)药品生产的概念与分类

药品生产是指将药物原料加工制备成能供临床医疗使用的药品的过程。药品生产包括原料药生产和制剂生产两大类。

【7-2】案例思考

1. 原料药的生产 原料药有植物、动物或其他生物产品、无机元素、无机化合物和有机化合物。原料药的生产根据原材料性质和加工制造方法的不同,大体可分为以下几类:

(1)生药的加工制造 生药一般为来自植物和动物的生物药材,通常为植物或动物机体、器官或其分泌物。主要经过干燥加工处理,我国传统用中药的加工处理称为炮制,中药材必须经过蒸、炒、炙、煅等炮制操作制成中药饮片。

（2）药用无机元素和无机化合物的加工制造　主要采用无机化工方法，但因药品质量要求严格，其生产方法与同品种化工产品并不完全相同。

（3）药用有机化合物的加工制造　可以分为天然药物、化学合成药、生物制品。

2. 药物制剂的生产　将各种来源和制法不同的原料药，添加辅料并运用制剂技术进一步制成适合于医疗或预防用的形式，即药物制剂。各种不同剂型的成品药有不同的加工制造方法。

(二)药品生产的特点

药品生产属于工业生产，具有一般工业生产的共性。由于药品品种很多，产品质量要求高，法律控制严格，因此药品生产具有以下特点：

1. 准入条件严，质量要求高　药品生产企业的生产经营活动处于国家严格监督管理之下。药品生产企业必须取得《药品生产许可证》，生产的药品必须取得药品批准证明文件。药品必须是符合国家药品标准的合格产品。药品生产涉及多学科领域的最新成果。

2. 机械自动化高，卫生要求严格　药品品种多，生产工艺各不相同，产品质量要求高，因此要求其生产设备便于拆卸维护和清洗，密封性能好以防止药品被污染或变质。对生产环境的卫生要求严格，厂区、路面及运输不得对药品生产造成污染，人员、设备及包装物不得对药品造成污染。

3. 产品种类、规格多，消耗大　药品生产投入的原料、辅料种类多。生产的成品种类、剂型繁多。一些原料药所用原料、辅料的消耗量大，药品生产过程产生的废气、废水、废渣多，处理量大。

4. 生产技术复杂，品种更新较快　药品生产涉及多学科领域的最新成果，科学技术的发展和人民医药需求促使药品不断更新换代。新的生产设备和生产工艺可以大幅度提高生产效率，改善生产环境和提高产品质量。

二、药品生产企业

(一)药品生产企业的概念与分类

药品生产企业是指生产药品的专营企业或兼营企业，是应用现代科学技术，获准从事药品生产活动，实行自主经营，独立核算，自负盈亏，具有法人资格的基本经济组织。药品生产企业是药品生产管理的主体。

药品生产企业按照经济性质不同，可分为国有企业、民营企业、中外合资企业、外资企业等；按照产品分类不同，可分为化学药生产企业（包括原料和制剂）、中药饮片生产企业、中药制剂生产企业、生物制品生产企业等。

(二)药品生产企业的特征

1. 知识技术密集　由于药品品种众多，品种更新换代快，新药研究开发难度大，市场竞争激烈，对企业经营管理人员及生产技术人员的文化、专业知识要求高。药品生产各要素密集度中，知识技术密集度居首位。

2. 资本密集　为了保证药品质量，开办药品生产企业需要有较高金额的投资，以具备政府要求的硬件、软件条件，获得药品生产许可。为保持企业持续发展，药品生产企业需要有较高投资用于新药研发和产品更新换代，还需有较高费用用于市场开发、产品宣传等市场营销活动。药品生产企业必须有足够的资本投入,而且要不断筹资、融资用于企业发展,才能在激烈的市场竞争中生存下去。

3. 多品种分批次生产　为满足医疗保健的需要,增强市场竞争力,一家药品生产企业普遍生产多个品种,且为了保证药品质量的稳定、一致、可控,药品生产采用分批的方法进行。同品种药品的批量因药品生产企业的规模不同而不相同。各国均对药品生产的批次和批号进行严格管理。

4. 以流水线为基础的车间生产　药品生产企业按照药品生产工艺流程特点设置生产车间,各车间设一个或多个生产流水线,各流水线分别设置工段、岗位。一些原料药生产企业为了解决多品种小批量的问题,会采用机群式的生产。

第二节　药品生产监督管理

【7-3】教学课件

药品生产监督管理是指国家药品监督管理部门依法对药品生产条件和生产过程进行审查、许可、监督检查等管理活动。为加强药品生产环节的监督管理,规范药品生产活动,2004 年国家药监局颁布了《药品生产监督管理办法》。2014 年国家食品药品监督管理总局发布了《药品委托生产监督管理规定》,自 2014 年 10 月1 日起实施。

2020 年 1 月 22 日,国家市场监督管理总局重新修订并发布了《药品生产监督管理办法》(总局令第 28 号),于 2020 年 7 月 1 日起实施。该办法明确了生产许可、生产管理、监督检查和法律责任的相关要求,并借鉴了国际先进经验,在落实药品管理法药品上市许可持有人制度方面强调主体责任,全面加强药品生产监督管理以保障生产全过程持续合规。此外,监管改革减政放权以提高效率。

一、总体要求

(一)适用范围

《药品生产监督管理办法》适用于在我国境内上市药品的生产及监督管理活动,包括境内和境外的生产场地。

(二)基本要求

从事药品生产活动,应遵守法律、法规、规章、标准和规范,保证全过程信息真实、准确、完整和可追溯。经所在地省级药品监管部门批准,依法取得药品生产许可证,严格遵守良好生产规范(good manufacturing practice,GMP),确保生产过程持续符合法定要求。

药品上市许可持有人应建立药品质量保证体系,履行药品上市放行责任,对其取得药品注册证书的药品质量负责。中药饮片生产企业应履行药品上市许可持有人的相关义务,确保中药饮片生产过程持续符合法定要求。原料药生产企业应按照核准的生产工艺组织生产,严格遵守 GMP,确保生产过程持续符合法定要求。经关联审评的辅料、直接接触药品的包装材料和容器的生产企业以及其他从事与药品相关生产活动的单位和个人依法承担相应责任。

药品上市许可持有人、药品生产企业应建立并实施药品追溯制度,按规定赋予药品各级销售包装单元追溯标识,通过信息化手段实施药品追溯,及时准确记录、保存药品追溯数据,并向药品追溯协同服务平台提供追溯信息。

(三)管理部门

国家药监局主管全国药品生产监督管理工作,对省级药监局的药品生产监督管理工作进行监督和指导。省级药监局负责本行政区域的药品生产监督管理,承担药品生产环节的许可、检查和处罚等工作。

国家药监局食药审核查验中心组织制定药品检查技术规范和文件,承担境外检查以及组织疫苗巡查等,分析评估检查发现风险、作出检查结论并提出处置建议,负责各省级药品检查机构质量管理体系的指导和评估。国家药监局信息中心负责药品追溯协同服务平台、药品安全信用档案建设和管理,对药品生产场地进行统一编码。

药品监管部门依法设置或指定的药品审评、检验、核查、监测与评价等专业技术机构,依职责承担相关技术工作并出具技术结论,为药品生产监督管理提供技术支撑。

二、药品生产许可管理

(一)药品生产许可的申请与审批

1. 从事药品生产的条件 从事药品生产,应符合以下条件:①有依法经过资格认定的药学技术人员、工程技术人员及相应的技术工人,法定代表人、企业负责人、生产管理负责人、质量管理负责人、质量受权人及其他相关人员符合《药品管理法》《疫苗管理法》规定的条件;②有与药品生产相适应的厂房、设施、设备和卫生环境;③有能对所生产药品进行质量管理和质量检验的机构、人员;④有能对所生产药品进行质量管理和质量检验的必要的仪器设备;⑤有保证药品质量的规章制度,并符合药品生产质量管理规范要求。

从事疫苗生产活动的,还应具备下列条件:①具备适度规模和足够的产能储备;②具有保证生物安全的制度和设施、设备;③符合疾病预防、控制需要。

2. 药品生产许可的申请 从事制剂、原料药、中药饮片生产活动,申请人应按规定要求,向所在地省级药监局提出申请。

委托生产制剂的药品上市许可持有人,应具备规定的条件,并与符合条件的药品生产企业签订委托协议和质量协议,将协议和申请资料合并提交至药品上市许可持有人所在地省级药监局,按规定申请。

申请人对其申请材料全部内容的真实性负责。

3. 药品生产许可申请的受理与审批流程(图7-1)

4. 公开与保密规定 省级药监局对申请办理药品生产许可证进行审查时,应公开审批结果,提供条件便利申请人查询审批进程。

未经申请人同意,药品监管部门、专业技术机构及工作人员不得披露申请人提交的商业秘密、未披露信息或保密商务信息,法律另有规定或涉及国家安全、重大社会公共利益的除外。

申办药品生产许可证直接涉及申请人与他人之间重大利益关系的,申请人、利害关系人依法享有申请听证的权利。涉及公共利益的,应向社会公告,举行听证。

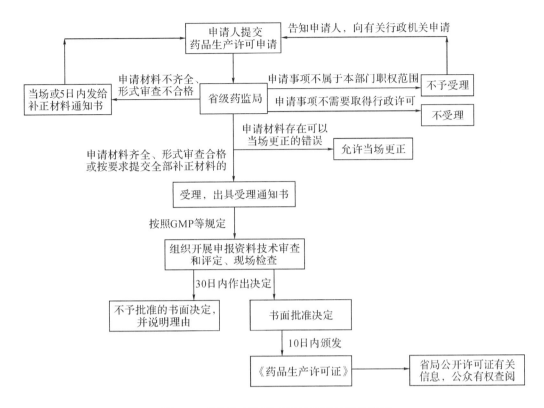

图 7-1　药品生产许可申请的受理与审批流程

(二)药品生产许可证的管理

1. 药品生产许可证的内容　药品生产许可证有效期为五年,分为正本和副本。药品生产许可证样式由国家药监局统一制定。药品生产许可证电子证书与纸质证书具有同等法律效力。

药品生产许可证应载明许可证编号、分类码、企业名称、统一社会信用代码、住所(经营场所)、法定代表人、企业负责人、生产负责人、质量负责人、质量受权人、生产地址和生产范围、发证机关、发证日期、有效期限等项目。其中,企业名称、统一社会信用代码、住所(经营场所)、法定代表人等项目应与市场监督管理部门核发的营业执照中的相关内容一致。

药品生产许可证载明事项分为许可事项和登记事项。许可事项是指生产地址和生产范围等。登记事项是指企业名称、住所(经营场所)、法定代表人、企业负责人、生产负责人、质量负责人、质量受权人等。

2. 药品生产许可证的变更　变更药品生产许可证许可事项的,向原发证机关提出许可证变更申请。未经批准,不得擅自变更许可事项。

原发证机关自收到变更申请之日起 15 日内作出决定。不予变更的,书面说明理由,并告知申请人享有行政复议或行政诉讼的权利。

变更生产地址或生产范围,药品生产企业应按规定提交涉及变更内容的有关材料,报经所在地省级药监局审查决定。原址或异地新建、改建、扩建车间或生产线的,应符合相关规定和技术要求,提交材料报经所在地省级药监局进行 GMP 符合性检查,检查结果应通知企业。检查结果符合规定,产品符合放行要求的可以上市销售。有关变更情况,应在药品生产许可证副本中载明。

上述变更事项涉及药品注册证书及其附件载明内容的,由省级药监局批准后,报国家药监局药品审评中心更新药品注册证书及其附件相关内容。

变更药品生产许可证登记事项的,应在市场监管局核准变更或企业完成变更后 30 日内,向原发证机关申请许可证变更登记。原发证机关自收到变更申请之日起 10 日内办理变更手续。

药品生产许可证变更后,原发证机关应在许可证副本上记录变更的内容和时间,重新核发药品生产许可证正本,收回原正本。变更后的药品生产许可证终止期限不变。

3. 药品生产许可证的换发、缴销及遗失

(1)药品生产许可证的换发　药品生产许可证有效期届满,需继续生产药品的,应在期满前 6 个月向原发证机关申请重新发放。

原发证机关结合企业遵守药品管理法律法规、GMP 和质量体系运行情况,根据风险管理原则进行审查,在期满前作出是否准予重新发证的决定。符合规定的,收回原证,重新发证;不合规的,作出不予发证的书面决定,说明理由,告知申请人享有行政复议或行政诉讼的权利;逾期未决定的,视为同意,补办相应手续。

(2)药品生产许可证的缴销　有下列情形之一的,药品生产许可证由原发证机关注销,并予以公告:①主动申请注销药品生产许可证的;②药品生产许可证有效期届满未重新发证的;③营业执照依法被吊销或注销的;④药品生产许可证依法被吊销或撤销的;⑤法律法规规定应注销行政许可的其他情形。

(3)药品生产许可证的遗失　药品生产许可证遗失的,药品上市许可持有人、药品生产企业应向原发证机关申请补发,原发证机关按照原核准事项在 10 日内补发药品生产许可证。许可证编号、有效期等与原许可证一致。

任何单位或个人不得伪造、变造、出租、出借、买卖药品生产许可证。省级药监局将许可证核发、重新发证、变更、补发、吊销、撤销、注销等办理情况,在完成后 10 日内在药品安全信用档案中更新。

三、药品生产管理

(一)药品生产基本要求

1. 基本要求　从事药品生产活动,应遵守 GMP,按照国家药品标准、经药品监管部门核准的药品注册标准和生产工艺进行生产,按规定提交并持续更新场地管理文件,对质量体系运行过程进行风险评估和持续改进,保证药品生产全过程持续符合法定要求。生产、检验等记录完整准确,不得编造和篡改。

疫苗上市许可持有人应具备疫苗生产、检验必需的厂房设施设备,配备具有资质的管理人员,建立完善质量管理体系,具备生产出符合注册要求疫苗的能力,超出生产能力确需委托生产的,应经国家药监局批准。

从事药品生产活动,应遵守 GMP,建立健全药品生产质量管理体系,涵盖影响药品质量的所有因素,保证药品生产全过程持续符合法定要求。

2. 人员职责　药品上市许可持有人应建立药品质量保证体系,配备专人独立负责药品质量管理,对受托药品生产企业、药品经营企业的质量管理体系进行定期审核,监督其持续具备质量保证和控制能力。

药品上市许可持有人的法定代表人、主要负责人对药品质量全面负责,履行以下职责:①配备专门质量负责人独立负责药品质量管理;②配备专门质量受权人独立履行药品上市放行责任;③监督质量管理体系正常运行;④对药品生产企业、供应商等相关方与药品生产相关的活动定期开展质量体系审核,保证持续合规;⑤按照变更技术要求,履行变更管理责任;⑥对委托经营企业进行质量评估,与使用单位等进行信息沟通;⑦配合药品监管部门对药品上市许可持有人及相关方的延伸检查;⑧发生与药品质量有关的重大安全事件,及时报告并按持有人制订的风险管理计划开展风险处置,确保风险得到及时控制;⑨其他法律法规规定的责任。

药品生产企业的法定代表人、主要负责人对本企业的药品生产活动全面负责,履行以下职责:①配备专门质量负责人独立负责药品质量管理,监督执行质量管理规范,确保适当的生产过程控制和质量控制,保证药品符合国家药品标准和药品注册标准;②配备专门质量受权人履行药品出厂放行责任;③监督质量管理体系正常运行,保证药品生产过程控制、质量控制以及记录和数据真实性;④若发生与药品质量有关的重大安全事件,应及时报告并按企业制订的风险管理计划开展风险处置,确保风险得到及时控制;⑤其他法律法规规定的责任。

(二)药品生产质量风险管理

药品上市许可持有人、药品生产企业应每年对直接接触药品的工作人员进行健康检查并建立健康档案,避免患有传染病或其他可能污染药品疾病的人员从事直接接触药品的生产活动。在药品生产中,开展风险评估、控制、验证、沟通、审核等质量管理活动,对已识别的风险及时采取有效的风险控制措施,以保证产品质量。

从事药品生产活动,应对原料药、辅料、直接接触药品的包装材料和容器等相关物料供应商或生产企业进行审核,保证购进、使用符合法规要求。生产药品所需的原料、辅料,符合药用要求及GMP要求。药包材和容器,符合药用要求,符合保障人体健康、安全的标准。

经批准或通过关联审评审批的原料药、辅料、药包材和容器的生产企业,应遵守国家管理规范及有关要求,确保质量保证体系持续合规,接受药品上市许可持有人的质量审核,接受监督检查或延伸检查。

药品生产企业应确定需进行的确认与验证,按照计划实施。定期对设施、设备、生产工艺及清洁方法进行评估,确认其持续保持验证状态。

药品生产企业应采取防止污染、交叉污染、混淆和差错的控制措施,定期检查评估控制措施的适用性和有效性,以确保药品达到国家药品标准和药品注册标准,符合GMP要求。不得在药品生产厂房生产对药品质量有不利影响的其他产品。

药品包装操作应采取降低混淆和差错风险的措施,确保有效期内的药品储存运输过程中不受污染。药品说明书和标签中的表述应科学、规范、准确,文字清晰易辨,不得以粘贴、剪切、涂改等方式进行修改或补充。

(三)药品放行要求

药品生产企业应建立药品出厂放行规程,明确出厂放行的标准、条件,并对药品质量检验结果、关键生产记录和偏差控制情况进行审核,对药品进行质量检验。符合标准、条件的,经质量受权人签字后方可出厂放行。

药品上市许可持有人应建立药品上市放行规程,对药品生产企业出厂放行的药品检验结果和放行文件进行审核,经质量受权人签字后方可上市放行。

中药饮片符合国家药品标准或省级药监局的炮制规范的,方可出厂、销售。

(四)药品信息通报

药品上市许可持有人、药品生产企业应每年进行自检,监控 GMP 实施情况,评估企业是否符合法规要求,并提出必要的纠正和预防措施。

药品上市许可持有人建立年度报告制度,按规定每年向省级药监局报告药品生产销售、上市后研究、风险管理等情况。疫苗上市许可持有人向国家药监局进行年度报告。

药品上市许可持有人持续开展药品风险获益评估和控制,制订上市后药品风险管理计划,主动开展上市后研究,对药品的安全性、有效性和质量可控性进行进一步确证,加强对已上市药品的持续管理。建立药物警戒体系,按照国家药监局制定的药物警戒质量管理规范开展药物警戒工作。

药品上市许可持有人、药品生产企业经常考察本单位的药品质量、疗效和不良反应。发现疑似不良反应的,应及时报告。

(五)药品委托生产

药品上市许可持有人委托生产药品的,应符合药品管理规定。对受托方的质量保证能力和风险管理能力进行评估,根据国家药监局制定的药品委托生产质量协议指南要求,与其签订质量协议以及委托协议,监督受托方履行有关协议约定的义务。

受托方不得将接受委托生产的药品再次委托第三方生产。经批准或通过关联审评审批的原料药自行生产,不得再行委托他人生产。

(六)药品生产工艺变更管理责任

药品上市许可持有人应按照 GMP 要求对生产工艺变更进行管理和控制,并根据核准的生产工艺制定工艺规程。生产工艺变更应开展研究,并依法取得批准、备案或进行报告,接受监督检查。

药品上市许可持有人、药品生产企业每年对所生产的药品按照品种进行产品质量回顾分析、记录,以确认工艺稳定可靠,以及原料、辅料、成品现行质量标准的适用性。

药品上市许可持有人、药品生产企业的质量管理体系相关的组织机构、企业负责人、生产负责人、质量负责人、质量受权人发生变更的,自发生变更之日起 30 日内,完成登记手续。

疫苗上市许可持有人自发生变更之日起 15 日内,向所在地省级药监局报告生产负责人、质量负责人、质量受权人等关键岗位人员的变更情况。

(七)短缺药品报告制度

列入国家实施停产报告的短缺药品清单的药品,药品上市许可持有人停止生产的,应在计划停产实施 6 个月前向所在地省级药监局报告;发生非预期停产的,在 3 日内报告省级药监局。必要时,向国家药监局报告。

药品监管部门接到报告后,及时通报同级短缺药品供应保障工作会商联动机制牵头单位。

(八)境外企业生产药品的要求

药品上市许可持有人为境外企业的,应指定一家中国境内企业法人,履行药品上市许可持有人的义务,负责协调配合境外检查工作。生产场地在境外的,按规定组织生产,配合境外检查工作。

四、药品委托生产管理

(一)药品委托生产的含义与管理机构

药品委托生产,是指药品生产企业(委托方)在因技术改造暂不具备生产条件和能力或产能不足暂不能保障市场供应的情况下,将其持有药品批准文号的药品委托其他药品生产企业(受托方)全部生产的行为,不包括部分工序的委托加工行为。

《药品委托生产监督管理规定》适用于境内药品生产企业之间委托生产药品的申请、审查、许可和监督管理。

国家药监局负责对全国药品委托生产审批和监督管理进行指导和监督检查。各省级药监局负责药品委托生产的审批和监督管理。

(二)委托方和受托方的要求

1. 委托方要求　委托方应取得委托生产药品的批准文号。委托方负责委托生产药品的质量。应当对受托方的生产条件、技术水平和质量管理情况进行详细考查,向受托方提供委托生产药品的技术和质量文件,确认受托方具有受托生产的条件和能力。委托生产期间,应当对委托生产的全过程进行指导和监督,负责委托生产药品的批准放行。

2. 受托方要求　受托方应严格执行质量协议,有效控制生产过程,确保委托生产药品及其生产符合注册和 GMP 的要求。委托生产药品的质量标准应执行国家药品标准,其药品名称、剂型、规格、处方、生产工艺、原料药来源、直接接触药品的包装材料和容器、包装规格、标签、说明书、批准文号等应当与委托方持有的药品批准证明文件的内容相同。

3. 双方要求　委托方和受托方均应是持有与委托生产药品相适应的 GMP 证书的药品生产企业。双方应签订书面合同,内容包括质量协议,明确双方的权利与义务,并具体规定双方在药品委托生产管理、质量控制等方面的质量责任及相关的技术事项,且符合国家药品管理法律法规。

委托方和受托方有关药品委托生产的所有活动应符合 GMP 的相关要求。在委托生产的药品包装、标签和说明书上,应标明委托方企业名称和注册地址、受托方企业名称和生产地址。

(三)药品委托生产的受理与审批

1. 品种界限　《药品管理法》《药品生产监督管理办法》《药品委托生产监督管理规定》《疫苗管理法》等法律法规,规定了不同类别药品委托生产的受理和审批的权限(表 7-1)。国家药监局可以根据监督管理工作需要调整不得委托生产的药品。

2. 审批流程　申请药品委托生产,由委托方向所在地省级药监局提出申请,填写《药品委托生产申请表》,提交申请材料。若委托方和受托方不在同一省,委托方应先将《药品委托生产申请表》连同申请材料报受托方所在地省级药监局审查;经审查同意后,再向委托方所在地省级药监局申报。

表 7-1　不同类别药品委托生产受理和审批的规定

药品类别和项目	委托生产受理与审批规定
麻醉药品、精神药品、药品类易制毒化学品及其复方制剂,医疗用毒性药品	不得委托生产
血液制品、生物制品、多组分生化药品	不得委托生产
中药注射剂、原料药	不得委托生产
疫苗	超出疫苗生产能力确需委托生产,应当经国家药监局批准,按照有关规定办理
放射性药品	按照有关法律法规规定办理

委托方所在地省级药监局组织对申报资料进行审查。对于首次申请,应组织对受托生产现场检查;对于延续申请,必要时也可组织检查。生产现场检查的重点是考核受托方的生产条件、技术水平和质量管理情况以及受托生产的药品处方、生产工艺、质量标准与委托方的一致性。若委托方和受托方不在同一省,生产现场检查由双方所在地省级药监局联合组织开展。

委托方所在地省级药监局自受理之日起 20 个工作日内,按规定条件对药品委托生产的申请进行审查,并作出决定;20 个工作日内不能作出决定的,经本部门负责人批准,可以延长 10 个工作日,并将延长期限的理由告知委托方。需进行生产现场检查的,所需时间另计。生产现场检查时限由各省级药监局确定,最长不得超过 40 个工作日。需企业补正材料的,现场检查发现缺陷内容要求企业整改的,对整改情况需进行现场核查的,所需时间不计算在上述期限内。

经审查符合规定的,应予以批准,并自书面批准决定作出之日起 10 个工作日内向委托方发放《药品委托生产批件》;不符合规定的,书面通知委托方并说明理由。

《药品委托生产批件》有效期不得超过 3 年。委托生产双方的《药品生产许可证》、GMP证书或委托生产药品批准证明文件有效期届满未延续的,《药品委托生产批件》自行废止。《药品委托生产批件》有效期届满需要继续委托生产的,委托方应在有效期届满 3 个月前,按照规定办理延续手续。委托生产合同提前终止的,委托方应及时向所在地省级药监局提交终止委托生产的申请,办理注销手续。

《药品委托生产批件》载明内容应当与委托双方的《药品生产许可证》、GMP 证书及委托生产药品批准证明文件载明的相关内容一致。

(四)药品委托生产的监督管理

各省级药监局应组织对本行政区域委托生产药品的企业(包括委托方和受托方)进行监督检查。对于委托方和受托方不在同一省的,委托方所在地省级药监局可以联合受托方所在地省级药监局组织对受托方受托生产情况进行延伸检查。监督检查和延伸检查发现企业存在违法违规行为的,依法予以处理(表 7-2)。

委托生产双方所在地省级药监局应及时通报监督检查情况和处理结果。重大问题,应当及时上报国家药监局。各省局定期对委托生产审批和监管情况进行汇总、分析和总结,并在每年 3 月 31 日前将上一年度情况报国家药监局。

表 7-2　违法违规行为及其处罚规定

违法违规行为	处罚规定
提供虚假材料,或采取欺骗、贿赂等不正当手段取得《药品委托生产批件》的	1. 予以撤销,3 年内不受理该申请人提出的该药品委托生产申请; 2. 涉及违法行为的,依法予以处理。
委托方未按照规定要求履行生产监督和质量管理责任的	1. 给予警告,责令限期改正; 2. 逾期不改正的,责令其停止委托生产,《药品委托生产批件》到期后不予延续; 3. 情节严重、吊销《药品生产许可证》的,注销《药品委托生产批件》。
受托方未按照 GMP 组织药品生产的	依照《药品管理法》予以处罚。
擅自委托或接受委托生产药品的	对委托方和受托方均依照《药品管理法》予以处罚。

五、药品生产监督检查

(一)检查职责

省级药监局负责对本行政区域药品上市许可持有人,制剂、化学原料药、中药饮片生产企业的监督管理。对原料、辅料、直接接触药品的包装材料和容器等供应商、生产企业开展日常监督检查,必要时开展延伸检查。

药品上市许可持有人和受托生产企业不在同一省的,由各自所在地省级药监局分别负责监督管理。省级药监局加强监督检查信息互相通报,及时更新到药品安全信用档案中,可根据通报情况和监管信息更新情况开展调查,对药品上市许可持有人或受托生产企业依法给予行政处理,必要时可开展联合检查。

药品监管部门应建立健全职业化、专业化检查员制度,明确检查员的资格标准、检查职责、分级管理、能力培训、行为规范、绩效评价和退出程序等规定,提升检查员的专业素质和工作水平。检查员熟悉药品法律法规,具备药品专业知识。

药品监管部门根据监管事权、药品产业规模及检查任务等,配备充足的检查员队伍,保障检查工作需要。有疫苗等高风险药品生产企业的地区,配备相应数量的具有疫苗等高风险药品检查技能和经验的药品检查员。

(二)检查内容和形式

省级药监局根据监管需要,对持许可证的药品上市许可申请人及其受托生产企业,按以下要求进行上市前 GMP 符合性检查:①未通过与生产该药品的生产条件相适应 GMP 符合性检查的品种,进行上市前 GMP 符合性检查。其中,需要药品注册现场核查的,国家药监局药品审评中心通知核查中心,核查中心协调相关省级药监局,同步开展药品注册现场核查和 GMP 符合性检查。②不需药品注册现场核查的,国家药监局药品审评中心告知生产场地所在地省级药监局和申请人,省级药监局自行开展 GMP 符合性检查。③已通过与生产该药品的生产条件相适应 GMP 符合性检查的品种,相关省级药监局根据风险管理原则决定是否开展上市前 GMP 符合性检查。

　　开展上市前 GMP 符合性检查的,在检查结束后将检查情况、检查结果等形成书面报告,作为对药品上市监管的重要依据。涉及药品生产许可证事项变更的,由原发证的省级药监局依变更程序作出决定。

　　通过相应上市前 GMP 符合性检查的商业规模批次,在取得药品注册证书后,符合产品放行要求的可以上市销售。药品上市许可持有人重点加强上述批次药品的生产销售、风险管理等措施。

　　药品生产监督检查的主要内容包括:①药品上市许可持有人、药品生产企业执行有关法律、法规及实施 GMP、药物警戒质量管理规范和有关技术规范等情况;②药品生产活动是否与药品品种档案载明的相关内容一致;③疫苗储存、运输管理规范执行情况;④药品委托生产质量协议及委托协议;⑤风险管理计划实施情况;⑥变更管理情况。

　　监督检查包括许可检查、常规检查、有因检查和其他检查。

(三)检查计划和频次

　　省级药监局坚持风险管理、全程管控原则,根据风险研判情况,制订年度检查计划并开展监督检查。年度检查计划至少包括检查范围、内容、方式、重点、要求、时限、承担检查的机构等。

　　省级药监局根据药品品种、剂型、管制类别等特点,结合国家药品安全总体情况、药品安全风险警示信息、重大药品安全事件及其调查处理信息等,以及既往检查、检验、不良反应监测、投诉举报等情况确定检查频次:①对麻醉药品、第一类精神药品、药品类易制毒化学品生产企业每季度检查不少于一次;②对疫苗、血液制品、放射性药品、医疗用毒性药品、无菌药品等高风险药品生产企业,每年不少于一次 GMP 符合性检查;③对上述产品之外的药品生产企业,每年抽取一定比例开展监督检查,但应在三年内对本行政区域企业全部进行检查;④对原料、辅料、直接接触药品的包装材料和容器等供应商、生产企业每年抽取一定比例开展监督检查,五年内对本行政区域企业全部进行检查。

　　省级药监局可结合行政区域药品生产监管工作实际情况,调整检查频次。

(四)检查实施

　　国家药监局和省级药监局组织监督检查时,应制订检查方案,明确检查标准,如实记录现场检查情况,需要抽样检验或研究的,按规定执行。检查结论清晰明确,检查发现的问题以书面形式告知被检查单位。需要整改的,提出整改内容及整改期限,必要时对整改后情况进行检查。

　　在进行监督检查时,药品监管部门指派两名以上检查人员实施监督检查,检查人员向被检查单位出示执法证件。药监部门工作人员对知悉的商业秘密应保密。

　　监督检查时,药品上市许可持有人和药品生产企业根据检查需要说明情况、提供有关材料:①药品生产场地管理文件以及变更材料;②药品生产企业接受监督检查及整改落实情况;③药品质量不合格的处理情况;④药物警戒机构、人员、制度制定情况以及疑似药品不良反应监测、识别、评估、控制情况;⑤实施附条件批准的品种,开展上市后研究的材料;⑥需要审查的其他必要材料。

　　现场检查结束后,应对现场检查情况进行分析汇总,并客观、公平、公正地对检查中发现的缺陷进行风险评定并作出现场检查结论。派出单位负责对现场检查结论进行综合研判。

国家药监局和省级药监局发现药品生产管理或疫苗储存、运输管理存在缺陷,有证据证明可能存在安全隐患的,依法采取相应措施:①基本符合 GMP 要求,需要整改的,发出告诫信并采取告诫、约谈、限期整改等措施;②药品存在质量问题或其他安全隐患的,发出告诫信,依据风险相应采取暂停生产、销售、使用、进口等控制措施。

药品存在质量问题或其他安全隐患的,药品上市许可持有人应依法召回药品而未召回的,省级药监局应责令其召回。

风险消除后,采取控制措施的药监部门应解除控制措施。

药品生产监督检查中,发现存在药品质量安全风险的,及时向派出单位报告。药监部门经研判属于重大药品质量安全风险的,及时向上级药监部门和同级地方政府报告。

药品生产监督检查中,发现存在涉嫌违反药品法律、法规、规章的行为,及时采取现场控制措施,做好证据收集工作。药监部门按照职责和权限依法查处,涉嫌犯罪的移送公安机关处理。

(五)监督信息管理

省级药监局依法将本行政区域药品上市许可持有人和药品生产企业的监管信息归入药品安全信用档案进行管理,并保持数据动态更新。监管信息包括药品生产许可、日常监督检查结果、违法行为查处、药品质量抽查检验、不良行为记录和投诉举报等内容。

国家药监局和省级药监局在生产监督管理工作中,不得妨碍药品上市许可持有人、药品生产企业的正常生产活动,不得索取或收受财物,不得谋取其他利益。

个人和组织发现药品上市许可持有人或药品生产企业进行违法生产活动的,有权向药监部门举报,药监部门按规定及时核实、处理。

发生与药品质量有关的重大安全事件,药品上市许可持有人立即对有关药品及其原料、辅料以及直接接触药品的包装材料和容器、相关生产线等采取封存等控制措施,并立即报告所在地省级药监局和有关部门,省级药监局在 24 小时内报告省政府,同时报告国家药监局。

省级药监局对有不良信用记录的药品上市许可持有人、药品生产企业,增加监督检查频次,可按照国家规定实施联合惩戒。

省级药监局未及时发现生产环节药品安全系统性风险,未及时消除监管区域内药品安全隐患的,或者省级政府未履行药品安全职责,未及时消除区域性重大药品安全隐患的,国家药监局对其主要负责人进行约谈。

被约谈的省级药监局和地方政府立即采取措施,对药监工作进行整改。

约谈情况和整改情况纳入省级药监局和地方政府药品监管工作评议、考核记录。

第三节 药品生产质量管理规范

一、GMP 制度概述

《药品生产质量管理规范》(Good Manufacturing Practice,GMP)是目前国际上药品生产和质量管理的基本准则,是在药品生产过程中,用

【7-4】教学课件

科学、合理、规范化的条件和方法来保证生产优质药品的一整套系统、科学的管理规范,其实施可以防止药品在生产过程中出现污染、混杂和差错。

GMP 是从药品生产实践中获取的经验、教训的总结。美国于 1963 年率先制定并作为法令颁布了 GMP,1975 年 WHO 颁布并向成员国推荐采用 GMP。目前已有 100 多个国家和地区实施了 GMP。GMP 是药品进入国际市场的"准入证"。

我国最早于 20 世纪 80 年代初推行 GMP。1982 年中国医药工业公司制定了《药品生产管理规范》(试行稿)。1988 年,卫生部颁布我国第一部 GMP(1988 年版),作为正式法规执行。1992 年、1998 年、2010 年三次修订 GMP。现行版 GMP 为 2010 年版,由卫生部 2011 年 1 月 17 日颁布,自 2011 年 3 月 1 日起施行。

二、GMP 的主导思想和特点

(一)GMP 的主导思想

任何药品的质量形成是生产出来的,而不是检验出来的。实现药品在生产过程中的质量控制与保证的关键在于有效的预防。因此,在药品生产过程中,要有效控制所有可能影响药品质量的因素,保证所生产的药品不混杂、无污染、均匀一致,再经抽样检验合格,这样的药品质量才有保证。

(二)GMP 的特点与分类

1. GMP 的特点 CMP 是药品生产过程质量管理实践中总结、升华出来的规范化条款,其目的是指导药品生产企业克服不良生产程序导致劣质药品产生,保证生产合格产品。其覆盖面是所有药品和所有药品生产企业。GMP 一般具有以下特点:

(1)GMP 条款仅指明要求达到的目标 在 GMP 条款中没有列出达到这些目标的具体解决办法,只是提出了相应目标。其实施过程必须结合各企业的具体生产实践而进行。

(2)GMP 条款有时效性 GMP 条款只能依据该国、该地区现有一般水平来制定,采用目前可行的、有实际意义的方面作出规定。GMP 条款均需定期或不定期修订,新版 GMP 颁发后,前版 GMP 即废止。

(3)GMP 强调药品生产和质量管理的法律责任 凡开办药品生产企业,必须向药监部门履行审批手续,其产品质量严格按 GMP 的要求,接受药监部门的监督。

(4)GMP 强调生产过程的全面质量管理 对凡能影响药品质量的诸多因素,均须严格管理,强调生产流程的检查与防范紧密结合,且以防范为主要手段。

(5)GMP 重视为用户提供全方位、及时的服务 按要求建立相关档案,并重视用户的信息反馈,及时解决。

2. GMP 的分类

(1)从专业性管理把 GMP 分为质量控制和质量保证 质量控制,是对原材料、中间品、产品等物质的质量进行检验,并产生了一系列质量管理程序。质量保证,是对影响药品质量的、生产过程中易产生的人为差错和污物异物引入进行系统严格管理,以保证生产合格药品。

(2)从系统角度把 GMP 分为硬件系统和软件系统 硬件系统主要包括人员、厂房、设施、设备等的要求,涉及必需的人财物的投入,以及标准化管理。软件系统主要包括组织机构、组织工作、生产工艺、记录、标准操作规程、培训等,可概括为以智力为主的投入产出。硬件部分涉及较多经费,涉及国家及企业的经济能力;软件反映管理和技术水平。

知识拓展

GMP 的不同分类

1. 按适用范围分类　可将 GMP 划分为以下三类:

(1)适用于多个国家或地区的 GMP,如世界卫生组织制定的 GMP、欧盟制定的 GMP、东南亚国家联盟制定的 GMP 等。

(2)国家权力机构制定的、适用于某个国家的 GMP,如美国 FDA、英国卫生和社会保险部、日本厚生省等制定的 GMP。

(3)工业组织制定的、仅适用于行业或组织内部的 GMP,如美国制药工业联合会、中国医药工业公司、瑞典工业协会等制定的 GMP。

GMP 的适用范围不同,其有关条款和规定的严格程度也就不同,适用范围越小其各项条款规定的严格程度越高。

2. 按性质分类　可将 GMP 划分为以下两类:

(1)作为法律规定、具有法律效应的 GMP,如美国、日本等国家制定的 GMP。

(2)作为建议性的规定、不具有法律效应的 GMP,如我国医药工业公司于 1982 年制定的 GMP。

随着对 GMP 重要作用的认识的不断加深,世界上已有越来越多的国家将 GMP 法制化,赋予其法律效力。

三、我国 GMP(2010 年版)的主要内容

我国现行 GMP 共计 14 章,313 条,包括总则、质量管理、机构与人员、厂房与设施、设备、物料与产品、确认与验证、文件管理、生产管理、质量控制与质量保证、委托生产与委托检验、产品发运与召回、自检和附则。作为现行 GMP 的配套文件,"现行 GMP 附录"包括无菌药品、原料药、生物制品、血液制品及中药制剂等 5 个方面,它们对药品生产过程所涉及的各个方面作出了明确的规定。

(一)总则

共 4 条。明确规定了制定 GMP 的依据是《药品管理法》及其实施条例。

GMP 作为质量管理体系的一部分,是药品生产管理和质量控制的基本要求,旨在最大限度地降低药品生产过程中污染、交叉污染以及混淆、差错等风险,确保持续稳定地生产出符合预定用途和注册要求的药品。企业应建立药品质量管理体系,诚实守信,禁止任何虚假、欺骗行为。

(二)质量管理

共 11 条。强调质量保证、质量控制及质量风险管理的重要性。

1. 质量目标　企业应建立符合药品质量管理要求的质量目标,将药品注册的有关安全、

有效和质量可控的所有要求,系统地贯彻到药品生产、控制及产品放行、贮存、发运的全过程中,确保所生产的药品符合预定用途和注册要求。药品生产企业的人员、软硬件设施都应能保证质量目标的实现。

2. 质量保证与质量控制 质量保证是质量管理体系的一部分。企业必须建立质量保证系统,同时建立完整的文件体系,以保证系统有效运行。质量控制包括相应的组织机构、文件系统以及取样、检验等,确保物料或产品在放行前完成必要的检验,确认其质量符合要求。药品生产企业的质量保证系统、药品生产质量管理和质量控制均有具体的要求。

3. 质量风险管理 质量风险管理是在整个产品生命周期中采用前瞻或回顾的方式,对质量风险进行评估、控制、沟通、审核的系统过程。应根据科学知识及经验对质量风险进行评估,以保证产品质量。质量风险管理过程所采用的方法、措施、形式及形成的文件与存在风险的级别相适应。

(三)机构与人员要求

共 22 条。对企业组织机构及药品生产人员提出了相关要求,指出各级人员应按规范要求进行培训和考核。

1. 组织机构 企业应建立与药品生产相适应的管理机构,并有组织机构图。设立独立的质量管理部门,履行质量保证和质量控制的职责。质量管理部门可以分别设立质量保证部门和质量控制部门。质量管理部门参与所有与质量有关的活动,负责审核所有与本规范有关的文件。

2. 关键人员 企业关键人员至少包括企业负责人、生产管理负责人、质量管理负责人和质量受权人,应为全职人员,具有规定的学历、经历(表 7-3)。

表 7-3 关键人员资质

类别	资质
生产管理负责人	具有药学或相关专业本科学历(或中级职称或执业药师资格),具有至少三年从事药品生产和质量管理的实践经验,其中至少有一年的药品生产管理经验,接受过与所生产产品相关的专业知识培训
质量管理负责人	具有药学或相关专业本科学历(或中级职称或执业药师资格),具有至少五年从事药品生产和质量管理的实践经验,其中至少有一年的药品质量管理经验,接受过与所生产产品相关的专业知识培训
质量受权人	具有药学或相关专业本科学历(或中级职称或执业药师资格),具有至少五年从事药品生产和质量管理的实践经验,从事过药品生产过程控制和质量检验工作。具有必要的专业理论知识,并经过与产品放行有关的培训,方能独立履行其职责

质量管理负责人和生产管理负责人不得互相兼任。质量管理负责人和质量受权人可以兼任。制定操作规程确保质量受权人独立履行职责,不受企业负责人和其他人员的干扰。

3. 培训与人员卫生 企业指定部门或专人负责培训管理工作,与药品生产、质量有关的所有人员都应经过培训,内容包括法规、岗位职责、技能等。

企业应建立人员卫生操作规程,建立健康档案。直接接触药品的生产人员上岗前应接受健康检查,每年至少进行一次健康检查。体表有伤口、患有传染病或其他可能污染药品疾病的人员不得从事直接接触药品的生产。

(四)厂房、设施及设备的要求

共 64 条。对药品生产厂房、生产设施、生产设备等硬件作出具体规定。

1. 厂房的要求 厂房的选址、设计、布局、建造、改造和维护必须符合药品生产要求,能够最大限度地避免污染、交叉污染、混淆和差错,便于清洁、操作和维护。企业有整洁的生产环境;厂区的地面、路面及运输等不应对药品生产造成污染;生产、行政、生活和辅助区的总体布局合理,不得互相妨碍;厂区和厂房内的人、物流走向合理。厂房有适当的照明、温度、湿度和通风以及有效防虫等设施。

2. 生产区的要求 为降低污染和交叉污染的风险,厂房、生产设施和设备应根据所生产药品的特性、工艺流程及相应洁净度级别要求合理设计、布局和使用。

生产区和贮存区有足够的空间,避免不同产品或物料的混淆、交叉污染,避免发生遗漏或差错。洁净区与非洁净区之间、不同级别洁净区之间的压差不低于 10Pa。必要时,相同洁净度级别的不同功能区域(操作间)之间保持适当的压差梯度。

3. 特殊性质药品厂房的要求 生产特殊性质的药品,如高致敏性药品(如青霉素类)或生物制品(如卡介苗或其他用活性微生物制备而成的药品),必须采用专用和独立的厂房、生产设施和设备。青霉素类药品产尘量大的操作区域应当保持相对负压,排至室外的废气应经过净化处理并符合要求,排风口应远离其他空气净化系统的进风口;生产 β-内酰胺结构类药品、性激素类避孕药品必须使用专用设施(如独立的空气净化系统)和设备,并与其他药品生产区严格分开;生产某些激素类、细胞毒性类、高活性化学药品应使用专用设施(如独立的空气净化系统)和设备;特殊情况下,如采取特别防护措施并经过必要的验证,上述药品制剂则可通过阶段性生产方式共用同一生产设施和设备;上述空气净化系统,其排风应经过净化处理。

4. 仓储区的要求 仓储区有足够的空间,确保有序存放待验、合格、不合格、退货或召回的原辅料、包装材料、中间产品、待包装产品和成品等各类物料和产品。确保良好的仓储条件,并有通风和照明设施。能够满足物料或产品的贮存条件(如温湿度、避光)和安全贮存的要求,并进行检查和监控。

高活性的物料或产品以及印刷包装材料贮存于安全的区域。有单独的物料取样区,其空气洁净度级别与生产要求一致。接收、发放和发运区域能够保护物料、产品免受外界天气(如雨雪)的影响。

5. 质量控制区的要求 质量控制实验室与生产区分开。生物检定、微生物和放射性同位素的实验室彼此分开。实验室的设计确保其适用于预定用途,能够避免混淆和交叉污染,足够区域用于样品处置、留样和稳定性考察样品的存放以及记录的保存。实验动物房与其他区域严格分开,设有独立的空气处理设施以及动物的专用通道。

6. 设备的要求 设备的设计、选型、安装、改造和维护必须符合预定用途,尽可能降低产生污染、交叉污染、混淆和差错的风险,便于操作、清洁、维护,以及必要时进行的消毒或灭菌。建立设备使用、清洁、维护和维修的操作规程,并保存操作记录。建立并保存设备采购、安装、确认的文件和记录。

生产设备不得对药品质量产生任何不利影响,在确认的参数范围内使用。与药品直接接触的生产设备表面平整、光洁、易清洗或消毒、耐腐蚀,不得与药品发生化学反应、吸附药品或向药品中释放物质。

设备的维护和维修不得影响产品质量。制订设备的预防性维护计划和操作规程,设备的维护和维修有记录。按照详细规定的操作规程清洁生产设备。生产设备有明显的状态标识,标明设备编号和内容物。确保生产和检验使用的关键衡器、量具、仪表、记录和控制设备以及仪器经过校准,所得出的数据准确、可靠。

制药用水适合其用途,并符合《中国药典》质量标准及要求,至少采用饮用水。纯化水、注射用水储罐和输送管道所用材料无毒、耐腐蚀;储罐的通气口安装不脱落纤维的疏水性除菌滤器;管道的设计和安装避免死角、盲管。

纯化水、注射用水的制备、贮存和分配能够防止微生物滋生。纯化水可采用循环,注射用水可采用70℃以上保温循环。对制药用水及原水的水质进行定期监测,并有记录。

(五)洁净区级别要求

在2010年版GMP附录1无菌药品第3章第9条中,将洁净区分为以下4个级别:

A级,也称高风险操作区,如灌装区、放置胶塞桶和与无菌制剂直接接触的敞口包装容器的区域及无菌装配或连接操作的区域,用单向流操作台(罩)维持该区的环境状态。

B级,指无菌配制和灌装等高风险操作A级洁净区所处的背景区域。

C级和D级,指无菌药品生产过程中重要程度较低的洁净操作区。

各洁净级别对空气中悬浮粒子及微生物数目均有一定要求。

(六)物料与产品的要求

药品生产所用的原辅料、与药品直接接触的包装材料符合相应质量标准,尽可能减少物料的微生物污染程度。药品上直接印字所用油墨符合食用标准。进口原辅料符合相关的进口管理国家规定。

【7-5】知识链接

建立物料和产品的操作规程,确保物料和产品的正确接收、贮存、发放、使用和发运,防止污染、交叉污染、混淆和差错。物料和产品的处理按照操作规程或工艺规程执行,并有记录。

原辅料、与药品直接接触的包装材料和印刷包装材料的接收应有操作规程,所有到货物料均检查,确保与订单一致,确认供应商已得到质量管理部门的批准。物料的外包装应有标签,并注明规定信息。每次接收

【7-6】知识链接

均有记录,内容包括:①交货单和包装容器上所注物料的名称;②企业内部所用物料名称和(或)代码;③接收日期;④供应商和生产商的名称;⑤供应商和生产商标识的批号;⑥接收总量和包装容器数量;⑦接收后企业指定的批号或流水号;⑧有关说明(如包装状况)。

物料和产品根据其性质有序分批贮存和周转,发放及发运符合先进先出和近效期先出的原则。

(七)确认与验证的要求

企业应确定需要进行的确认或验证工作,以证明有关操作的关键要素能够得到有效控制。确认或验证的范围和程度应当经过风险评估来确定。

企业的厂房、设施、设备和检验仪器应经过确认,采用经过验证的生产工艺、操作规程和检验方法进行生产、操作和检验,并保持持续的验证状态。采用新的生产处方或生产工艺

前,应验证其常规生产的适用性。生产工艺在使用规定的原辅料和设备条件下,应能够始终生产出符合预定用途和注册要求的产品。当影响产品质量的主要因素,如原辅料、与药品直接接触的包装材料、生产设备、生产环境(或厂房)、生产工艺、检验方法等发生变更时,应进行确认或验证,必要时经药监部门批准。清洁方法应经过验证,证实其清洁效果,以有效防止污染和交叉污染。

确认和验证不是一次性的行为。首次确认或验证后,应根据产品质量回顾分析情况进行再确认或再验证。关键的生产工艺和操作规程定期进行再验证,确保其能够达到预期结果。

确认或验证应按照预先确定和批准的方案实施,并有记录。根据验证的结果确认工艺规程和操作规程。

(八)文件管理的要求

文件是质量保证系统的基本要素。企业必须有内容正确的书面质量标准、生产处方和工艺操作规程以及记录等文件。企业建立文件管理的操作规程,系统地设计、制定、审核、批准和发放文件。与 GMP 有关的文件经质量管理部门的审核。

文件的内容与药品生产许可、药品注册等要求一致,并有助于追溯每批产品的历史情况。文件的起草、修订、审核批准、替换或撤销、复制、保管和销毁等按照操作规程管理,并有分发、撤销、复制、销毁记录,同时由适当人员签名并注明日期。文件分类存放、条理分明,便于查阅。原版文件复制时,不得产生任何差错;复制的文件清晰可辨。

所有活动均应有记录,以保证可以追溯产品生产、质量控制和质量保证等活动。记录留有填写数据的足够空格。记录及时填写,内容真实,字迹清晰、易读,不易擦除。记录填写的任何更改都应签注姓名和日期,使原有信息仍清晰可辨。尽可能采用生产和检验设备自动打印的记录、图谱和曲线图等,并标明产品或样品的名称、批号和记录设备的信息,操作人签注姓名和日期。

每批药品应有批记录,包括批生产记录、批包装记录、批检验记录和药品放行审核记录等与本批产品有关的记录。批记录由质量管理部门负责管理,至少保存至药品有效期后 1年。质量标准、工艺规程、操作规程、稳定性考察确认、验证变更等其他重要文件应长期保存。

(九)生产管理的要求

所有药品的生产和包装应按照批准的工艺规程和操作规程进行操作并有相关记录,以确保药品达到规定的质量标准,并符合药品生产许可和注册批准的要求。建立划分产品生产批次的操作规程,生产批次的划分能够确保同一批次产品质量和特性的均性。每批药品均应编制唯一批号。除另有要求外,生产日期不得迟于产品成型或灌装(封)前最后混合的操作开始日期,不得以产品包装日期作为生产日期。

不得在同一生产操作间同时进行不同品种和规格药品的生产操作,除非没有发生混淆或交叉污染的可能。在生产的每一阶段,保护产品和物料免受微生物和其他污染。生产期间使用的所有物料、中间产品或待包装产品的容器及主要设备、必要的操作室应贴签标识或以其他方式标明生产中的产品或物料名称、规格和批号,如有必要,还应标明生产工序。

每次生产结束后进行清场,确保设备和工作场所没有遗留有关的物料、产品和文件。下次生产开始前,对前次清场情况进行确认。尽可能避免出现任何偏离工艺规程或操作规程的偏差;一旦出现,应按照偏差处理操作规程执行。生产厂房仅限于经批准的人员出入。

(十)质量控制与质量保证要求

质量控制实验室的人员、设施、设备应与产品性质和生产规模相适应。质量控制负责人具有足够的管理实验室的资质和经验,可以管理同一企业的一个或多个实验室。检验人员至少具有相关专业中专或高中以上学历,并经过检验相关的实践培训且通过考核。配备药典、标准图谱等必要的工具书,及标准品或对照品等相关的标准物质。

【7-7】知识链接

分别建立物料和产品批准放行的操作规程,明确批准放行的标准,并有相应记录。

持续稳定性考察的目的是在有效期内监控已上市药品的质量,以发现药品与生产相关的稳定性问题(如杂质含量或溶出度特性的变化),并确定药品能够在标示的贮存条件下,符合质量标准的各项要求。其主要针对市售包装药品,也需兼顾待包装产品。持续稳定性考察应有考察方案,结果应有报告,考察时间涵盖药品有效期。

企业应建立变更控制系统,对所有影响产品质量的变更进行评估和管理。需要经药监部门批准的变更应在得到批准后方可实施。建立关于偏差处理的操作规程,规定偏差的报告、记录、调查、处理以及所采取的纠正措施,并有相应记录。建立纠正措施和预防措施系统,对投诉、召回、偏差、自检或外部检查结果、工艺性能和质量监测趋势等进行调查并采取纠正和预防措施。

质量管理部门对所有生产用物料的供应商进行质量评估,会同有关部门对主要物料供应商(尤其是生产商)的质量体系进行现场质量审计,并对质量评估不符合要求的供应商行使否决权。

按照操作规程,每年对所有生产的药品按品种进行产品质量回顾分析,以确认工艺稳定可靠,以及原辅料、成品现行质量标准的适用性,及时发现不良趋势,确定产品及工艺改进的方向。考虑以往回顾分析的历史数据,还应对产品质量回顾分析的有效性进行自检。

建立药品不良反应报告和监测管理制度,设立专门机构并配备专职人员负责管理。主动收集药品不良反应,对不良反应详细记录评价、调查和处理,及时采取措施控制可能存在的风险,并按照要求向药品监管部门报告。有专人及足够的辅助人员负责质量投诉的调查和处理,所有投诉、调查的信息向质量受权人通报。所有投诉都登记与审核,与产品质量缺陷有关的投诉,详细记录投诉的各个细节,并进行调查。

(十一)委托生产与委托检验的管理

为确保委托生产产品的质量和委托检验的准确性与可靠性,委托方和受托方必须签订书面合同,明确规定各方责任、委托生产或委托检验的内容及相关的技术事项。

委托生产或委托检验的所有活动,包括在技术或其他方面拟采取的任何变更,均应符合药品生产许可和注册的有关要求。

(十二)产品发运与召回的管理

企业应建立产品召回系统,必要时可迅速、有效地从市场召回任何一批存在安全隐患的产品。因质量原因退货和召回的产品,按规定监督销毁,有证据证明退货产品质量未受影响的除外。

(十三)自检的管理

质量管理部门应定期组织对企业进行自检,监控本规范的实施情况,评估企业是否符合GMP的要求,并提出必要的纠正和预防措施。

(十四)术语的解释

本规范附则对一些用语的含义作出界定与解释。

1.批　经一个或若干加工过程生产的、具有预期均一质量和特性的一定数量的原辅料、包装材料或成品。为完成某些生产操作步骤,可能有必要将一批产品分成若干亚批,最终合并成为一个均一的批。在连续生产情况下,批必须与生产中具有预期均一特性的确定数量的产品相对应,批量可以是固定数量或固定时间段内生产的产品量。例如,口服或外用的固体、半固体制剂在成型或分装前使用同一台混合设备一次混合所生产的均质产品为一批;口服或外用的液体制剂以灌装(封)前经最后混合的药液所生产的均质产品为一批。

除另有规定外,无菌药品批次划分的原则:①大(小)容量注射剂以同一配液罐最终一次配制的药液所生产的均质产品为一批;同一批产品如用不同的灭菌设备或同一灭菌设备分次灭菌的,应当可以追溯;②粉针剂以一批无菌原料药在同一连续生产周期内生产的均质产品为一批;③冻干产品以同一批配制的药液使用同一台冻干设备在同一生产周期内生产的均质产品为一批;④眼用制剂、软膏剂、乳剂和混悬剂等以同一配制罐最终一次配制所生产的均质产品为一批。

2.批号　用于识别一个特定批的具有唯一性的数字和(或)字母的组合。

3.批记录　用于记述每批药品生产、质量检验和放行审核的所有文件和记录,可追溯所有与成品质量有关的历史信息。

4.操作规程　经批准用来指导设备操作、维护与清洁、验证、环境控制、取样和检验等药品生产活动的通用性文件,也称标准操作规程。

5.工艺规程　为生产特定数量的成品而制定的一个或一套文件,包括生产处方、生产操作要求和包装操作要求,规定原辅料和包装材料的数量、工艺参数和条件、加工说明(包括中间控制)、注意事项等内容。

6.验证　证明任何操作规程(或方法)、生产工艺或系统能够达到预期结果的一系列活动。

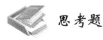

思考题

1. 药品生产的特点有哪些?药品生产企业的特征是什么?

2. 简述《药品生产监督管理办法》的适用范围和基本要求。

3. 药品委托生产有何要求?

4. 开办药品生产企业的条件有哪些?

5. 什么是GMP?GMP的特点和目标是什么?

6. 现行GMP对药品生产企业的组织机构和人员的主要规定有哪些?

7. 现行GMP对洁净区域是如何划分的?

【7-8】拓展信息　　　　　【7-9】课堂练习　　　　　【7-10】教学视频

（孙李丹）

第八章

药品经营管理

学习导航

1. **掌握** 药品经营质量管理规范的主要内容,药品流通监督管理的主要规定。
2. **熟悉** 经营渠道及药品流通特点。
3. **了解** 药品电子商务,互联网药品交易服务审批暂行规定。
4. **能力** 熟练掌握 GSP 的基本内容,能适应 GSP 管理要求,能应用药品经营管理的政策法规解决药品流通工作中的具体问题。

第一节 概　述

【8-1】教学课件

　　药品是一种特殊商品,药品生产企业生产的药品,只有通过流通和经营过程,才能实现价值,保证药品生产企业再生产过程顺利进行。药品经营是在一系列的特殊管理条件下进行的经营活动。药品的流通和经营对药品质量及群众用药的合理、安全、有效具有重要影响,因此必须加强对药品经营全过程的监督管理。

一、药品经营渠道及特点

　　药品经营,是指药品的购销活动,包括药品批发和药品零售。药品经营渠道,又称药品流通渠道,是指药品从生产企业转移至消费者所经历的过程以及具有相应硬件、软件、人员的市场营销机构。

【8-2】案例思考

(一)药品经营渠道

药品经营渠道可分为以下五种类型:

1. 药品生产企业自身销售体系　在法律上和经济上并不独立,财务和组织受企业控制,只能经销本企业生产的药品,不得销售其他企业的药品,不得从事药品批发业务。

2. 独立的药品经营体系 在法律和经济上都是独立的,具有独立法人资格的经济组织,必须首先以自己的资金购进药品,取得药品的所有权,然后才能出售,医药批发公司和社会药房都属于这类机构。

3. 医疗机构药房 没有独立法人资格,经济上由医疗机构统一管理,以自有资金购进药品,取得药品的所有权,然后凭医师处方分发出售给患者,如医院药房、卫生所的药房等。

4. 受企业约束的经营系统 在法律上是独立的,但在经济上通过合同形式受企业约束,如医药代理商等。

5. 互联网药品经营 医药电子商务属于新型销售渠道,仍处于起步摸索阶段。

(二)药品经营特点

1. 专业性强 药品经营企业经营的品种多、规格多、数量大、流动性大,参与流通的机构人员多,专业性强,其过程较一般商品复杂。药品购进、储存、销售的过程中,易出差错和产生污染。国家对药品经营企业提出了严格的要求。

2. 政策性强 为加强药品监督管理,保证药品质量,保障人体用药安全,维护人民身体健康和用药的合法权益,国家制定一系列有关药品流通管理的法规及规范性文件。药品经营企业必须依法经营,确保人民用药安全、有效、合理。

3. 综合性强 药品经营企业开展经营活动,除了药品的购进、储存、销售,还要同金融、交通运输、医院药房、社会药房等各行业及医师、药师、患者等联系,既有专业技术性工作,又有事务性工作,既要有经济效益,又要有社会效益。

二、药品流通概述

(一)药品流通的概念和特点

药品流通是指药品从生产者转移到患者的活动、体系和过程,包括药品流、货币流、药品所有权流和药品信息流。

药品流通的特点主要体现在以下几个方面:

(1)要求严格保证药品质量。药品流通的基本要求是禁止假冒伪劣药品流通,始终保持药品质量符合国家药品标准,始终保持药品包装、标识物(标签、说明书)符合法定要求。

(2)药品品种、规格、批次多,在流通过程中药品分类储存的准确无误与及时分发的难度很大。

(3)对销售人员和销售机构的要求高。流通全过程提供的药学服务,只有合格的药师或执业药师才能完成。

(4)药品广告宣传内容要求远高于其他商品广告,以避免虚假、误导药品广告影响人们生命安全。

(二)药品流通领域发展现状

自从 20 世纪 90 年代起,我国医药管理体制发生了一系列深刻变化,购销政策放开,企业自主权扩大,逐步形成了一个开放式、多渠道、少环节和跨地区、跨层次收购供应的市场格局。我国加入 WTO 之后,医药市场化的进程加快。为了保证人民用药安全、及时、有效,国家进一步深化药品流通领域改革,实现资产一体化、经营集约化、零售连锁化;大力推行总经销、总代理制,实现集团化、规模化、专业化、连锁化、多元化经营;实行企业组织结构和资本结构的重组,组建大型医药集团,优化经营要素配置,增强企业发展实力;基本建立起布局合理、规模经营、服务高效、竞争有序的医药流通体制。

至 2019 年末,我国医药流通市场规模增长至 23097 亿元。全国共有药品批发企业 1.4 万余家,市值超过 200 亿元以上的企业有 10 家,分别是国药控股、华润医药、上海医药、华东医药、九州通、中国医药、国药一致、国药股份、大参林和瑞康医药。其中,前四家企业市值均超过 500 亿元。全国共有零售药店 47.98 万家,零售药店终端市场规模保持增长态势。同时,随着我国医药电商市场用户不断增加,医药流通领域进入电商领域的平台与企业逐渐增多,企业之间的竞争加剧。

第二节　药品经营与流通监督管理

一、药品经营许可管理

我国对药品经营企业的严格管理首先体现在对药品经营企业的资格管理上。开办药品经营企业需要具备一定条件并经相关部门的审批。我国对药品经营实行许可证制度。

【8-3】教学课件

为了加强对药品经营许可的管理,国家食品药品监督管理局于 2004 年 4 月 1 日颁布并施行了《药品经营许可证管理办法》,2017 年 11 月 7 日国家食品药品监督管理总局局务会议进行了修正。

(一)管理机构

国家药品监督管理局主管全国药品经营许可的监督管理工作。省级药品监督管理局负责本行政区域内药品批发企业《药品经营许可证》的发证、换证、变更和日常监督管理工作,并指导和监督下级药品监管部门开展《药品经营许可证》的监督管理工作。

设区的市级药品监管部门或省级药监局直接设置的县级药品监管部门负责本行政区域内药品零售企业《药品经营许可证》的发证、换证、变更和日常监督管理等工作。

(二)申领《药品经营许可证》的条件

1. 开办药品批发企业应符合合理布局的要求,并符合以下设置标准:

(1)具有保证所经营药品质量的规章制度。

(2)企业、企业法定代表人或企业负责人、质量管理负责人无《药品管理法》(2015 年版第 75 条、第 82 条)规定的限制申请的情形。

(3)具有与经营规模相适应的一定数量的执业药师。质量管理负责人具有大学以上学历,且必须是执业药师。

(4)具有能够保证药品储存质量要求的、与其经营品种和规模相适应的常温库、阴凉库、冷库。仓库中具有适合药品储存的专用货架和实现药品入库、传送、分检、上架、出库现代物流系统的装置和设备。

(5)具有独立的计算机管理信息系统,能覆盖企业内药品的购进、储存、销售以及经营和质量控制的全过程;能全面记录企业经营管理及实施《药品经营质量管理规范》(good supply practice，GSP)方面的信息；符合 GSP 对药品经营各环节的要求，并具有可以实现接受当地药品监管部门监管的条件。

(6)具有符合 GSP 对药品营业场所及辅助、办公用房以及仓库管理、仓库内药品质量安全保障和进出库、在库储存与养护方面的条件。

2. 开办药品零售企业，应符合当地常住人口数量、地域、交通状况和实际需要的要求，符合方便群众购药的原则，并符合以下规定：

(1)具有保证所经营药品质量的规章制度。

(2)具有依法经过资格认定的药学技术人员；经营处方药、甲类非处方药的药品零售企业，必须配有执业药师或者其他依法经过资格认定的药学技术人员。质量负责人应有 1 年以上(含 1 年)药品经营质量管理工作经验。经营乙类非处方药的药品零售企业，以及农村乡镇以下地区设立药品零售企业的，应按照《药品管理法实施条例》第 15 条规定配备业务人员，有条件的应配备执业药师。企业营业时间，以上人员应当在岗。

(3)企业、企业法定代表人、企业负责人、质量负责人无《药品管理法》(2015 年版第 75 条、第 82 条)规定的限制申请的情形。

(4)具有与所经营药品相适应的营业场所、设备、仓储设施以及卫生环境。在超市等其他商业企业内设立零售药店的，必须具有独立的区域。

(5)具有能够配备满足当地消费者所需药品的能力，并能保证 24 小时供应。药品零售企业应备有的国家基本药物品种数量由各省级药品监管部门结合当地具体情况确定。

国家对经营麻醉药品、精神药品、医疗用毒性药品、预防性生物制品另有规定的，从其规定。开办药品批发企业验收实施标准由国家药监局制定。开办药品零售企业验收实施标准，由各省级药监局依据《药品经营许可证管理办法》和 GSP 的有关内容组织制定，并报国家药监局备案。

(三)许可证的申请程序

《药品经营许可证》是企业从事药品经营活动的法定凭证，任何单位和个人不得伪造、变造、买卖、出租和出借。

《药品经营许可证》包括正本和副本。正本、副本具有同等法律效力。正本应置于企业经营场所的醒目位置。

药品批发(零售)企业申请《药品经营许可证》的具体程序见图 8-1，可分以下三步：

1. 申请筹建 药品批发企业申办人向所在地省级药监局提出筹建申请；药品零售企业申办人向所在地设区的市级药品监管机构或省级药监局直接设置的县级药监管机构提出筹建申请；获准后进行筹建。

2. 申请验收 申办人完成筹建后，向原批准筹建的部门提出验收申请，并提交规定材料。

3. 验收发证 药监部门在规定时限内组织验收，符合条件的发给《药品经营许可证》，不符合条件的，应书面通知申办人并说明理由，同时告知申办人享有依法申请行政复议或提起诉讼的权利。

药监部门对申办人的申请进行审查时，发现行政许可事项直接关系到他人重大利益的，应告知该利害关系人。受理部门应听取申办人、利害关系人的陈述和申辩。依法应当听证的，按法律规定举行听证。

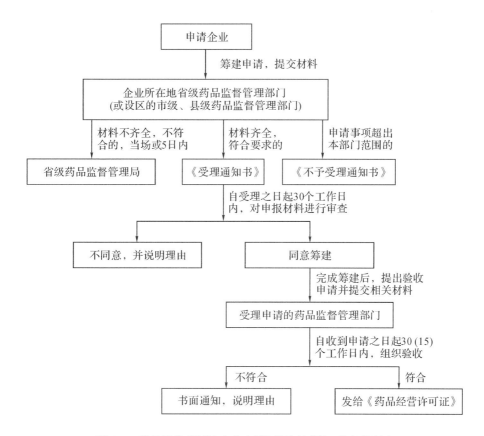

图 8-1 药品批发(零售)企业申请《药品经营许可证》的程序

药监部门应将已颁发的《药品经营许可证》的有关信息予以公开,公众有权进行查阅。对公开信息后发现企业在申领《药品经营许可证》过程中有提供虚假文件、数据或其他欺骗行为的,应依法予以处理。

(四)许可证的变更与换发

1. 变更的种类 《药品经营许可证》变更分为许可事项变更和登记事项变更。许可事项变更是指经营方式、经营范围、注册地址、仓库地址(包括增减仓库)、企业法定代表人或负责人以及质量负责人等事项的变更。登记事项变更是指上述事项以外的其他事项的变更。

2. 变更的程序 变更许可事项的,持证企业应在许可事项发生变更 30 日前,向原发证机关申请《药品经营许可证》变更登记。未经批准,不得变更许可事项。依法变更许可事项后,应向工商行政管理部门办理企业注册登记的有关变更手续。

变更登记事项的,持证企业应在工商行政管理部门核准变更后 30 日内,向原发证机关申请《药品经营许可证》变更登记。登记事项变更后,应由原发证机关在《许可证》副本上记录变更的内容和时间,并重新核发《药品经营许可证》正本,收回原《许可证》正本。变更后的《药品经营许可证》有效期不变。

3. 换发许可证 《药品经营许可证》有效期为 5 年。有效期届满,需要继续经营药品的,持证企业应在有效期届满前 6 个月内,向原发证机关申请换发《药品经营许可证》。

(五)监督检查

药监部门应加强对《药品经营许可证》持证企业的监督检查。监督检查可以采取书面检查、现场检查或书面与现场检查相结合的方式。

监督检查的内容主要包括：①企业名称、经营地址、仓库地址、企业法定代表人（企业负责人）、质量负责人、经营方式、经营范围、分支机构等重要事项的执行和变动情况；②企业经营设施设备及仓储条件变动情况；③企业实施 GSP 情况；④发证机关需要审查的其他有关事项。

发证机关依法对药品经营企业进行监督检查时，应将监督检查的情况和处理结果予以记录，由监督检查人员签字后归档。公众有权查阅有关监督检查记录。现场检查的结果，发证机关应在《药品经营许可证》副本上记录并予以公告。

有下列情形之一的，《药品经营许可证》由原发证机关注销：①《药品经营许可证》有效期届满未换证的；②药品经营企业终止经营药品或关闭的；③《药品经营许可证》被依法撤销、撤回、吊销、收回、缴销或宣布无效的；④不可抗力导致《药品经营许可证》的许可事项无法实施的；⑤法律、法规规定的应当注销行政许可的其他情形。

药监部门注销《药品经营许可证》的，应自注销之日起 5 个工作日内通知有关工商行政管理部门。

二、药品流通监督管理

为加强药品监督管理，规范药品流通秩序，保证药品质量，2007 年 1 月 31 日国家食品药品监督管理局颁布《药品流通监督管理办法》，自 2007 年 5 月 1 日实施。《药品流通监督管理办法》共 5 章 47 条，对药品生产、经营企业购销药品和医疗机构购进、储存药品作出规定。在我国境内从事药品购销及监督管理的单位或个人，应遵守本办法。

药品生产、经营企业、医疗机构应对其生产、经营、使用的药品质量负责。药品生产、经营企业在确保药品质量安全的前提下，适应现代药品流通发展方向，进行改革和创新。

药监部门鼓励个人和组织对药品流通实施社会监督。对违法行为，任何个人和组织都有权向药监部门举报和控告。

(一)药品生产、经营企业购销药品的监管

1. 人员管理 药品生产、经营企业对其药品购销行为负责，对其销售人员或设立的办事机构以本企业名义从事的药品购销行为承担法律责任。

药品生产、经营企业应对其购销人员进行药品相关的法律、法规和专业知识培训，建立培训档案，培训档案中应记录培训时间、地点、内容及接受培训的人员。药品生产、经营企业应加强对药品销售人员的管理，对其销售行为作出具体规定。

2. 购销场所与品种 药品生产、经营企业不得在核准的地址以外的场所储存或现货销售药品。

药品生产企业只能销售本企业生产的药品，不得销售本企业受委托生产的或他人生产的药品。

药品经营企业应按照《药品经营许可证》许可的经营范围经营药品，不得购进和销售医疗机构配制的制剂。未经药监部门审核同意，药品经营企业不得改变经营方式。

3. 资质证明和销售凭证　药品生产企业、药品批发企业销售药品时,应提供下列资料：①加盖本企业原印章的《药品生产许可证》或《药品经营许可证》和营业执照的复印件；②加盖本企业原印章的所销售药品的批准证明文件复印件；③销售进口药品的,按国家规定提供相关证明文件；④加盖本企业原印章的授权书复印件,销售人员出示授权书原件及本人身份证原件,供药品采购方核实。

药品生产企业、药品批发企业销售药品时,应开具标明供货单位名称、药品名称、生产厂商、批号、数量、价格等内容的销售凭证。药品零售企业销售药品时,应开具标明药品名称、生产厂商、数量、价格、批号等内容的销售凭证。

药品生产、经营企业采购药品时,应按规定索取、查验、留存供货企业有关证件、资料,按规定索取、留存销售凭证。

药品生产、经营企业按规定留存的资料和销售凭证,应保存至超过药品有效期1年,但不得少于3年。

4. 其他规定

(1)药品生产、经营企业知道或应当知道他人从事无证生产、经营药品行为的,不得为其提供药品；不得为他人以本企业的名义经营药品提供场所,或资质证明文件,或票据等便利条件；不得以展示会、博览会、交易会、订货会、产品宣传会等方式现货销售药品。禁止非法收购药品。

(2)药品零售企业应当按分类管理规定,凭处方销售处方药。经营处方药和甲类非处方药的药品零售企业,执业药师或其他依法经资格认定的药学技术人员不在岗时,应挂牌告知,并停止销售处方药和甲类非处方药。

药品生产、经营企业不得以搭售、买药品赠药品等方式向公众赠送处方药或者甲类非处方药；不得采用邮售、互联网交易等方式直接向公众销售处方药。

(3)药品说明书要求低温、冷藏储存的药品,药品生产、经营企业应按照有关规定,使用低温、冷藏设施设备运输和储存。

(二)医疗机构购进、储存药品的监管

1. 购进药品的管理　医疗机构设置的药房,应具有与所使用药品相适应的场所、设备、仓储设施和卫生环境,配备相应的药学技术人员,设立药品质量管理机构或配备质量管理人员,建立药品保管制度。

医疗机构购进药品时,应按规定索取、查验、保存供货企业有关证件、资料、票据。必须建立并执行进货检查验收制度,并建有真实完整的药品购进记录。药品购进记录必须注明药品的通用名称、生产厂商(中药材标明产地)、剂型、规格、批号、生产日期、有效期、批准文号、供货单位、数量、价格、购进日期。药品购进记录必须保存至超过药品有效期1年,但不得少于3年。

2. 储存药品的管理　医疗机构储存药品,应制定和执行有关药品保管、养护的制度,并采取必要的冷藏、防冻、防潮、避光、通风、防火、防虫、防鼠等措施,保证药品质量。应将药品与非药品分开存放；中药材、中药饮片、化学药品、中成药应分别储存、分类存放。

3. 其他规定　医疗机构和计划生育技术服务机构不得未经诊疗直接向患者提供药品。不得采用邮售、互联网交易等方式直接向公众销售处方药。

知识拓展

新版《药品经营监督管理办法》修订内容

为贯彻落实新修订的《药品管理法》,加强药品经营环节监管,规范药品经营活动,2019年9月30日国家药监局公布了新版《药品经营监督管理办法》(征求意见稿)。新版共7章66条,整合了现行的《药品经营许可证管理办法》和《药品流通监督管理办法》的有关规定。新办法修订的关键点包括以下几方面。

1. 新业态新监管要求

热点	内容解读
首营资质电子化	《药品经营许可证》电子版证书与其印制版具有同等法律效力
	药品上市许可持有人、药品批发企业销售药品时,首营资质资料通过网络核查、电子签章等方式确认的电子版具有同等效力
网络销售药品	新增了网络销售药品的规定,通过网络销售的药品,应当依法取得药品注册证书;网络销售药品的主体,应当是药品上市许可持有人、药品经营企业。网络销售药品应当符合GSP有关要求。具体规定由国家药监局会同有关部门另行规定
药品网络交易第三方平台	省级药监局负责本行政区域内药品批发企业、零售连锁总部和药品网络交易第三方平台备案和监督管理
	药品网络交易第三方平台提供者应当依法对申请入驻的经营者的资质等进行审核,并按照有关规定履行管理责任
药品上市许可持有人制度	药品上市许可持有人按规定对其持有药品的质量负责。其他从事药品经营、储存、运输、使用等活动的单位和个人依法承担相应责任
追溯制度	药品上市许可持有人、药品生产企业、药品经营企业和使用单位等应建立药品信息化追溯系统,按规定提供药品追溯信息,实现药品最小销售包装单元可追溯、可核查
现代物流标准	批发企业许可条件之一:仓库中具有适合药品储存的专用货架和实现药品入库、传送、分检、上架、出库现代物流系统的装置和设备
经营范围未包括中药材	中药材属于农副产品,具有多种用途,其生产不需要《药品生产许可证》,经营不需要《药品经营许可证》
零售药店营业	取消了零售药店24小时营业的规定
执业药师的配备	批发企业许可条件:质量管理负责人具有大学以上学历,质量管理负责人、质量管理部门负责人应当是执业药师
	零售企业许可条件:经营处方药、甲类非处方药的药品零售企业,必须按规定配备执业药师或其他依法经过资格认定的药学技术人员
	零售企业许可条件:经营乙类非处方药的零售企业,可以根据省级药品监督管理部门的规定配备药学技术人员

2.取消 GSP 认证,实施"两证合一"

热点	内容解读
取消 GSP 认证	要求 GSP 作为经营许可证核发和日常监管工作中的标准内容,取消 GSP 认证证书后,检查相关内容合并到经营许可证核发环节
实施"两证合一"	将原药品经营许可申请资料和药品 GSP 认证申请资料进行有机整合,保证标准不降低

3.新监管时代的监督检查工作

热点	内容解读
高风险企业	对疫苗配送、特药经营等高风险企业要求每年全覆盖检查
其他经营企业	其余企业三年完成全覆盖检查,督促监管部门落实检查任务和属地监管责任
开展区域协作	各地药品监管部门要配合本辖区外的药品监管部门开展区域协作,强化监督检查,保障经营环节药品质量安全水平

第三节　药品经营质量管理规范

【8-4】案例分析

为加强药品经营质量管理,针对药品经营活动的特点,国际上通常在医药经营企业中推行《药品经营质量管理规范》(Good Supply Practice,GSP)以确保药品在流通环节中的质量。GSP 是一套系统的、科学的质量保证措施和管理规范,是药品经营管理和质量控制的基本准则。

为加强药品经营质量管理,规范药品经营行为,保障人们用药安全、有效,2000 年国家药品监督管理局(局令第 20 号)发布了《药品经营质量管理规范》(GSP)。卫生部于 2012 年 11 月第 1 次修订,国家食品药品监督管理总局于 2015 年 5 月第 2 次修订,2016 年 6 月再次修正。现行版 GSP(局令第 28 号)于 2016 年 7 月 13 日公布,并自发布之日起施行。

【8-5】教学课件

一、GSP 概述

GSP 是药品经营管理和质量控制的基本准则。企业应在药品采购、储存、销售、运输等环节采取有效的质量控制措施,确保药品质量,并按照国家有关要求建立药品追溯系统,实现药品可追溯。

药品经营企业应严格执行本规范。药品生产企业销售药品、药品流通过程中其他涉及储存与运输药品的,也应符合本规范相关要求。药品经营企业应坚持诚实守信,依法经营,禁止任何虚假、欺骗行为。

现行版 GSP 共 4 章 184 条,包括总则、药品批发的质量管理、药品零售的质量管理、附则。

二、药品批发的质量管理

(一)质量管理体系

1. 质量管理体系的内涵 企业应依据有关法律法规及本规范的要求建立质量管理体系,确定质量方针,制定质量管理体系文件,开展质量策划、质量控制、质量保证、质量改进和质量风险管理等活动。企业质量方针文件应明确企业总的质量目标和要求,并贯彻到药品经营活动的全过程。企业质量管理体系应与其经营范围和规模相适应,包括组织机构、人员、设施设备、质量管理体系文件及相应的计算机系统等。

2. 质量管理体系的内审与评价 企业应定期以及在质量管理体系关键要素发生重大变化时,组织开展内审。对内审的情况进行分析,依据分析结论制定相应的质量管理体系改进措施,不断提高质量控制水平,保证质量管理体系持续有效运行。对药品供货单位、购货单位的质量管理体系进行评价,确认其质量保证能力和质量信誉,必要时实地考察。

3. 质量风险管理 企业应采用前瞻或者回顾的方式,对药品流通过程中的质量风险进行评估、控制、沟通和审核。

4. 全员质量管理 企业应全员参与质量管理。各部门、岗位人员正确理解并履行职责,承担相应质量责任。

(二)组织机构与质量管理职责

企业应设立与其经营活动和质量管理相适应的组织机构或岗位,明确规定其职责、权限及相互关系。

企业负责人是药品质量的主要责任人,全面负责企业日常管理,负责提供必要的条件,保证质量管理部门和质量管理人员有效履行职责,确保企业实现质量目标并按照本规范要求经营药品。

企业质量负责人应由高层管理人员担任,全面负责药品质量管理工作,独立履行职责,在企业内部对药品质量管理具有裁决权。

企业应设立质量管理部门,有效开展质量管理工作。质量管理部门的职责不得由其他部门及人员履行。

(三)人员与培训

1. 人员资质要求 企业从事药品经营和质量管理工作的人员,应符合有关法律法规及本规范规定的资质要求,不得有相关法律法规禁止从业的情形(表8-1)。

表 8-1　药品批发企业人员资质要求

人员	资质要求
负责人	具有大学专科以上学历或中级以上职称,经过基本的药学专业知识培训,熟悉有关药品管理的法律法规及本规范
质量负责人	具有大学本科以上学历、执业药师资格和 3 年以上药品经营质量管理工作经历,在质量管理工作中具备正确判断和保障实施的能力
质量管理部门负责人	具有执业药师资格和 3 年以上药品经营质量管理工作经历,能独立解决经营过程中的质量问题

人员	资质要求
质量管理人员	具有药学中专或医学、生物、化学等相关专业大学专科以上学历或具有药学初级以上职称
验收、养护人员	具有药学或医学、生物、化学等相关专业中专以上学历或具有药学初级以上职称
中药材、中药饮片验收人员	具有中药学专业中专以上学历或具有中药学中级以上职称
中药材、中药饮片养护人员	具有中药学专业中专以上学历或具有中药学初级以上职称
直接收购地产中药材的验收人员	具有中药学中级以上职称
从事疫苗配送的疫苗质量管理和验收人员	具有预防医学、药学、微生物学或医学等专业本科以上学历及中级以上职称，并有 3 年以上从事疫苗管理或技术工作经历
采购人员	具有药学或医学、生物、化学等相关专业中专以上学历
销售、储存人员	具有高中以上文化程度

2. 人员在岗及培训要求　从事质量管理、验收工作的人员应在职在岗，不得兼职其他业务工作。企业应对各岗位人员进行与其职责和工作内容相关的岗前培训和继续培训，培训内容包括相关法律法规、药品专业知识及技能、质量管理制度、职责及岗位操作规程等。企业按照培训管理制度制订年度培训计划并开展培训，使相关人员能正确理解并履行职责。培训工作做好记录并建立档案。

从事特殊管理的药品和冷藏冷冻药品的储存、运输等工作的人员，应接受相关法律法规和专业知识培训并经考核合格后方可上岗。

3. 健康检查　企业应制定员工个人卫生管理制度，储存、运输等岗位人员的着装符合劳动保护和产品防护的要求。质量管理、验收、养护、储存等直接接触药品岗位的人员应进行岗前及年度健康检查，并建立健康档案。患有传染病或其他可能污染药品的疾病的，不得从事直接接触药品的工作。身体条件不符合相应岗位特定要求的，不得从事相关工作。

(四)质量管理体系文件

1. 文件的要求　企业制定质量管理体系文件应符合企业实际。文件包括质量管理制度、部门及岗位职责、操作规程、档案、报告、记录和凭证等。文件的起草、修订、审核、批准、分发、保管，以及修改、撤销、替换、销毁等按照文件管理操作规程进行，并保存相关记录。文件标明题目、种类、目的及文件编号和版本号。文字准确、清晰、易懂。文件分类存放，便于查阅。

企业应定期审核、修订文件，使用的文件应为现行有效的文本，已废止或失效的文件除留档备查外，不得在工作现场出现。应保证各岗位获得与其工作相对应的必要文件，并严格按规定开展工作。

2. 记录、凭证的管理　企业应制定药品采购、收货、验收、储存、养护、销售、出库复核、运输等环节及计算机系统的操作规程。企业应建立药品采购、验收、养护、销售、出库复核、销后退回和购进退出、运输、储运温湿度监测、不合格药品处理等相关记录，做到真实、完整、准确、有效和可追溯。

【8-6】知识链接

通过计算机系统记录数据时,有关人员按照操作规程,通过授权及密码登录后方可进行数据的录入或复核;数据的更改经质量管理部门审核并在其监督下进行,更改过程留有记录。

书面记录及凭证应及时填写,做到字迹清晰,不得随意涂改,不得撕毁。更改记录的,注明理由、日期并签名,保持原有信息清晰可辨。记录及凭证至少保存 5 年。疫苗、特殊管理的药品的记录及凭证按相关规定保存。

(五)硬件设施

1. 库房 企业应具有与其药品经营范围、经营规模相适应的经营场所和库房。库房的选址、设计、布局、建造、改造和维护应符合药品储存的要求,防止药品的污染、交叉污染、混淆和差错。药品储存作业区、辅助作业区应与办公区和生活区分开一定距离或有隔离措施。

库房的规模及条件应满足药品的合理、安全储存,并达到以下要求,便于开展储存作业:①库房内外环境整洁,无污染源,库区地面硬化或者绿化;②库房内墙、顶光洁,地面平整,门窗结构严密;③库房有可靠的安全防护措施,能够对无关人员进入实行可控管理,防止药品被盗、替换或混入假药;④有防止室外装卸、搬运、接收、发运等作业受异常天气影响的措施。

2. 设施 库房应配备以下设施设备:①药品与地面之间有效隔离的设备;②避光、通风、防潮、防虫、防鼠等设备;③有效调控温湿度及室内外空气交换的设备;④自动监测、记录库房温湿度的设备;⑤符合储存作业要求的照明设备;⑥用于零货拣选、拼箱发货操作及复核的作业区域和设备;⑦包装物料的存放场所;⑧验收、发货、退货的专用场所;⑨不合格药品专用存放场所;⑩经营特殊管理的药品有符合国家规定的储存设施。

经营中药材、中药饮片的,应有专用的库房和养护工作场所,直接收购地产中药材的应设置中药样品室(柜)。储存、运输冷藏、冷冻药品的,配备符合规定的低温设施设备。

3. 运输 运输药品应使用封闭式货物运输工具。运输冷藏、冷冻药品的冷藏车及车载冷藏箱、保温箱应符合药品运输过程中对温度控制的要求。冷藏车具有自动调控温度、显示温度、存储和读取温度监测数据的功能;冷藏箱及保温箱具有外部显示和采集箱体内温度数据的功能。储存、运输设施设备的定期检查、清洁和维护由专人负责,并建立记录和档案。

4. 设备验证 企业应按规定,对计量器具、温湿度监测设备等定期进行校准或检定。企业应对冷库、储运温湿度监测系统及冷藏运输等设施设备进行使用前验证、定期验证及停用时间超过规定时限的验证。

企业应根据相关验证管理制度,形成验证控制文件,包括验证方案、报告、评价、偏差处理和预防措施等。验证按照预先确定和批准的方案实施,验证报告经过审核和批准后存档。企业根据验证确定的参数及条件,正确、合理使用相关设施设备。

(六)计算机系统要求

企业应建立符合经营全过程管理及质量控制要求的计算机系统,实现药品可追溯。

企业计算机系统应建立支持系统正常运行的服务器和终端机;有安全、稳定的网络环境,有固定接入互联网的方式和安全可靠的信息平台;有实现部门之间、岗位之间信息传输和数据共享的局域网;有药品经营业务票据生成、打印和管理功能;有符合本规范要求及企业管理实际需要的应用软件和相关数据库。

各类数据的录入、修改、保存等操作应符合授权范围、操作规程和管理制度的要求,保证数据原始、真实、准确、安全和可追溯。

计算机系统运行中涉及企业经营和管理的数据应采用安全、可靠的方式储存并按日备份，备份数据存放在安全场所。

(七)经营各环节质量控制要求

1. 采购 企业的采购活动应确定供货单位的合法资格；确定所购入药品的合法性；核实供货单位销售人员的合法资格；与供货单位签订质量保证协议。采购中涉及的首营企业、首营品种，采购部门填写相关申请表格，经过质量管理部门和企业质量负责人的审核批准。必要时组织实地考察，对供货单位质量管理体系进行评价。

采购药品时，企业应向供货单位索取发票。发票上的购销单位名称及金额、品名应与付款流向及金额、品名一致，并与财务账目内容相对应。定期对药品采购的整体情况进行综合质量评审，建立药品质量评审和供货单位质量档案，并进行动态跟踪管理。

采购药品应建立采购记录，标明药品的通用名称、剂型、规格、生产厂商、供货单位、数量、价格、购货日期等内容，采购中药材、中药饮片的还应标明产地。

发生灾情、疫情、突发事件或临床紧急救治等特殊情况，以及其他符合国家有关规定的情形，企业可采用直调方式购销药品，将已采购的药品不入本企业仓库，直接从供货单位发送到购货单位，并建立专门采购记录，保证有效的质量跟踪和追溯。

知识拓展

首营企业与首营品种

首营企业是指采购药品时，与本企业首次发生供需关系的药品生产或经营企业。

首营品种是指本企业首次采购的药品，包括：①向不同企业购买的同一品种；②既向生产单位购进又向经营单位购进同一品种、规格、批号的药品；③新剂型、新规格、新包装。

对首营企业的审核，应查验加盖其公章原印章的以下资料，确认真实有效：①《药品生产许可证》或《药品经营许可证》复印件；②营业执照、税务登记、组织机构代码的证件复印件，及上一年度企业年度报告公示情况；③GMP证书或GSP证书复印件；④相关印章、随货同行单(票)样式；⑤开户户名、开户银行及账号。

采购首营品种应审核药品的合法性，索取加盖供货单位公章原印章的药品生产或进口批准证明文件复印件并予以审核，审核无误的方可采购。以上资料应归入药品质量档案。

企业应核实、留存供货单位销售人员以下资料：①加盖供货单位公章原印章的销售人员身份证复印件；②加盖供货单位公章原印章和法定代表人印章或签名的授权书，授权书应载明被授权人姓名、身份证号码，以及授权销售的品种、地域、期限；③供货单位及供货品种相关资料。

企业与供货单位签订的质量保证协议至少包括以下内容：①明确双方质量责任；②供货单位应提供符合规定的资料且对其真实性、有效性负责；③供货单位应按规定开具发票；④药品质量符合药品标准等有关要求；⑤药品包装、标签、说明书符合有关规定；⑥药品运输的质量保证及责任；⑦质量保证协议的有效期限。

2. 收货与验收　　企业应按照规定的程序和要求对到货药品逐批进行收货、验收,防止不合格药品入库。药品到货时,收货人员核实运输方式是否符合要求,对照随货同行单(票)和采购记录核对药品,做到票、账、货相符。随货同行单(票)应包括供货单位、生产厂商、药品通用名称、剂型、规格、批号、数量、收货单位、收货地址、发货日期等内容,并加盖供货单位药品出库专用章原印章。冷藏、冷冻药品到货时,应对其运输方式及运输过程的温度记录、运输时间等质量控制状况进行重点检查并记录;不符合温度要求的应拒收。收货人员对符合收货要求的药品,应按品种特性要求放于相应待验区域,或设置状态标志,通知验收。冷藏、冷冻药品应在冷库内待验。

验收药品应按药品批号查验同批号的检验报告书。供货单位为批发企业的,检验报告书加盖其质量管理专用章原印章。检验报告书的传递和保存可采用电子数据形式,但应保证其合法性和有效性。

企业应按验收规定,对每次到货药品进行逐批抽样验收,抽取的样品应具有代表性:①同一批号的药品应至少检查一个最小包装,但生产企业有特殊质量控制要求或打开最小包装可能影响药品质量的,可不打开最小包装;②破损、污染、渗液、封条损坏等包装异常及零货、拼箱的,应开箱检查至最小包装;③外包装及封签完整的原料药、实施批签发管理的生物制品,可不开箱检查。

验收人员应对抽样药品的外观、包装、标签、说明书及相关的证明文件等逐一进行检查、核对;验收结束后,应将抽取的完好样品放回原包装箱,加封并标示。特殊管理的药品应按规定在专库或专区内验收。

验收药品应做好验收记录。企业建立库存记录,验收合格的药品及时入库登记;不合格的不得入库,并由质量管理部门处理。

3. 储存与养护　　企业应根据药品的质量特性对药品进行合理储存,并符合以下要求:①按包装标示的温度要求储存药品,包装上没有标示具体温度的,按《药典》要求进行储存;②储存药品相对湿度为 35%～75%;③在人工作业的库房储存药品,按质量状态实行色标管理,合格药品为绿色,不合格药品为红色,待确定药品为黄色;④储存药品应按要求采取避光、遮光、通风、防潮、防虫、防鼠等措施;⑤搬运和堆码药品应严格按外包装标示要求规范操作,堆码高度符合包装图示要求,避免损坏药品包装;⑥药品按批号堆码,不同批号药品不得混垛,垛间距不小于 5cm,与库房内墙、顶、温度调控设备及管道等设施间距不小于 30cm,与地面间距不小于 10cm;⑦药品与非药品、外用药与其他药品分开存放,中药材和中药饮片分库存放;⑧特殊管理的药品应按规定储存;⑨拆除外包装的零货药品应集中存放;⑩储存药品的货架、托盘等设施设备应保持清洁,无破损和杂物堆放;⑪未经批准的人员不得进入储存作业区,储存作业区内的人员不得有影响药品质量和安全的行为;⑫药品储存作业区内不得存放无关的物品。

养护人员应根据库房条件、外部环境、药品质量特性等对药品进行养护。企业应采用计算机系统对库存药品的有效期进行自动跟踪和控制,采取近效期预警及超过有效期自动锁定等措施,防止过期药品销售。对库存药品定期盘点,做到账货相符。

药品因破损而导致液体、气体、粉末泄漏时,应迅速采取安全处理措施,防止对储存环境和其他药品造成污染。对质量可疑的药品应立即采取停售措施,并在计算机系统中锁定,同时报告质量管理部门确认。

4. 销售 企业应将药品销售给合法的购货单位,并对购货单位的证明文件、采购人员及提货人员的身份证明进行核实,保证药品销售流向真实、合法。企业应严格审核购货单位的生产范围、经营范围或诊疗范围,并按照相应的范围销售药品。企业销售药品,应如实开具发票,做到票、账、货、款一致。

企业应做好药品销售记录。销售记录包括药品的通用名称、规格、剂型、批号、有效期、生产厂商、购货单位、销售数量、单价、金额、销售日期等内容。按规定进行药品直调的,应建立专门的销售记录。中药材销售记录包括品名、规格、产地、购货单位、销售数量、单价、金额、销售日期等内容;中药饮片销售记录包括品名、规格、批号、产地、生产厂商、购货单位、销售数量、单价、金额、销售日期等内容。

5. 出库 出库时应对照销售记录进行复核。发现以下情况不得出库,报告质量管理部门处理:①药品包装出现破损、污染、封口不牢、衬垫不实、封条损坏等问题;②包装内有异常响动或液体渗漏;③标签脱落、字迹模糊不清或标识内容与实物不符;④药品已超过有效期;⑤有其他异常情况的药品。

药品出库复核应建立记录,包括购货单位、药品的通用名称、剂型、规格、数量、批号、有效期、生产厂商、出库日期、质量状况和复核人员等内容。药品拼箱发货的代用包装箱应有醒目的拼箱标志。

冷藏、冷冻药品的装箱、装车等项作业,应由专人负责并符合以下要求:①车载冷藏箱或保温箱在使用前达到相应的温度要求;②在冷藏环境下完成冷藏、冷冻药品的装箱、封箱工作;③装车前检查冷藏车辆的启动、运行状态,达到规定温度后方可装车;④启运时做好运输记录,内容包括运输工具和启运时间等。

6. 运输与配送 企业应按照质量管理制度的要求,严格执行运输操作规程,采取有效措施保证运输过程中的药品质量与安全。采取运输安全管理措施,防止在运输过程中发生药品盗抢、遗失、调换等事故。

运输药品,应根据药品的包装、质量特性并针对车况、道路、天气等因素,选用适宜的运输工具,采取相应措施防止出现破损、污染等问题。

企业应根据药品的温度控制要求,在运输过程中采取必要的保温或冷藏、冷冻措施。应实时监测并记录温度数据。

企业委托其他单位运输药品的,应对承运方的质量保障能力进行审计,索取运输车辆的资料,与承运方签订运输协议,明确药品质量责任、遵守运输操作规程和在途时限等内容。委托运输药品应有记录,实现运输过程的质量追溯。

7. 售后管理 企业应加强对退货的管理,保证退货环节药品的质量和安全,防止混入假冒药品。

企业应按照质量管理制度的要求,制定投诉管理操作规程,内容包括投诉渠道及方式、档案记录、调查与评估、处理措施、反馈和事后跟踪等。应配备专职或兼职人员负责售后投诉管理,对投诉的质量问题查明原因,采取有效措施及时处理和反馈,并做好记录,必要时通知供货单位及药品生产企业。及时将投诉及处理结果等信息记入档案,以便查询和跟踪。

【8-7】案例思考

企业发现已售出药品有严重质量问题,应立即通知购货单位停售、追回并做好记录,同时向药监部门报告。应协助药品生产企业履行召回义务,按召回计划的要求及时传达、反馈药品召回信息,控制和收回存在安全隐患的药品,建立药品召回记录。

企业质量管理部门应配备专职或兼职人员承担药品不良反应监测和报告工作。

三、药品零售的质量管理

【8-8】知识链接

(一)质量管理职责

企业应按有关法律法规及《药品经营质量管理规范》的要求制定质量管理文件,开展质量管理活动,确保药品质量。企业应具有与其经营范围和规模相适应的经营条件,包括组织机构、人员、设施设备、质量管理文件,并按规定设置计算机系统。

企业负责人是药品质量的主要责任人,负责企业日常管理,负责提供必要的条件,保证质量管理部门和质量管理人员有效履行职责,确保企业按《药品经营质量管理规范》要求经营药品。

(二)人员管理

1. 人员资质　企业从事药品经营和质量管理工作的人员,应符合有关法律法规及《药品经营质量管理规范》规定的资质要求,不得有相关法律法规禁止从业的情形(表 8-2)。企业按规定配备执业药师,负责处方审核,指导合理用药。

表 8-2　药品零售企业人员资质要求

人员	资质要求
企业法定代表人或企业负责人	执业药师
处方审核人员	执业药师
质量管理、验收、采购人员	具有药学或医学、生物、化学等相关专业学历或具有药学职称
中药饮片质量管理、验收、采购人员	具有中药学中专以上学历或具有中药学初级以上职称
中药饮片调剂人员	具有中药学中专以上学历或具备中药调剂员资格
营业员	具有高中以上文化程度或符合省级药监部门规定的条件

2. 人员培训　企业各岗位人员应接受相关法律法规及药品专业知识与技能的岗前培训和继续培训。企业按培训管理制度制订年度培训计划并开展培训,使相关人员能正确理解并履行职责。培训工作做好记录并建立档案。

企业为销售特殊管理的药品、国家有专门管理要求的药品、冷藏药品的人员接受相应培训提供条件,使其掌握相关法律法规和专业知识。

3. 卫生要求及健康检查　营业场所内,企业工作人员穿着整洁卫生的工作服。在药品储存、陈列等区域不得存放无关的物品及私人用品,工作区域内不得有影响药品质量和安全的行为。

企业应对直接接触药品岗位的人员进行岗前及年度健康检查,并建立健康档案。患有传染病或其他可能污染药品的疾病的,不得从事直接接触药品的工作。

(三)质量管理文件

企业应按有关法律法规及《药品经营质量管理规范》的规定,制定符合企业实际的质量管理文件。文件包括质量管理制度、岗位职责、操作规程、档案、记录和凭证等，并对质量管理文件定期审核、及时修订。采取措施确保各岗位人员正确理解质量管理文件的内容，保证质量管理文件有效执行。

企业应明确企业负责人、质量管理、采购、验收、营业员及处方审核、调配等岗位的职责，设置库房的还应包括储存、养护等岗位职责。质量管理岗位、处方审核岗位的职责不得由其他岗位人员代为履行。

企业应建立药品采购、验收、销售、陈列检查、温湿度监测、不合格药品处理等相关记录，做到真实、完整、准确、有效和可追溯。记录及相关凭证至少保存 5 年。特殊管理的药品的记录及凭证按相关规定保存。

【8-9】知识链接

通过计算机系统记录数据时，相关岗位人员按操作规程，通过授权及密码登录计算机系统，进行数据录入，保证数据原始、真实、准确、安全和可追溯。电子记录数据应以安全、可靠方式定期备份。

(四)设施与设备

企业的营业场所应与其药品经营范围、经营规模相适应，并与药品储存、办公、生活辅助及其他区域分开。

营业场所应具有相应设施或采取其他有效措施，避免药品受室外环境的影响，并做到宽敞、明亮、整洁、卫生。

企业应建立能够符合经营和质量管理要求的计算机系统，并满足药品追溯的要求。

企业设置库房的，做到库房内墙、顶光洁，地面平整，门窗结构严密；有可靠的安全防护、防盗等措施。经营特殊管理的药品应有符合国家规定的储存设施。储存中药饮片设立专用库房。

企业应按规定，对计量器具、温湿度监测设备等定期进行校准或检定。

(五)零售质量控制

1. 采购与验收　企业采购药品，应符合药品批发企业采购药品的相关规定。

药品到货时，收货人员应按采购记录，对照供货单位的随货同行单(票)核实药品实物，做到票、账、货相符。

【8-10】知识链接

企业应按规定的程序和要求对到货药品逐批进行验收，并做好验收记录。验收抽取的样品应具有代表性。冷藏药品检查要求、药品检验报告书查验要求、特殊管理药品的验收要求均同药品批发企业。

验收合格的药品应及时入库或上架；验收不合格的，不得入库或上架，并报告质量管理人员处理。

2. 陈列与储存　企业应对营业场所的温度进行监测和调控，以使营业场所的温度符合常温要求。定期进行卫生检查，保持环境整洁。存放、陈列药品的设备保持清洁卫生，不得放置无关的物品；采取防虫、防鼠等措施，防止污染药品。

药品的陈列符合以下要求：①按剂型、用途及储存要求分类陈列，并设置醒目标志，类别标签字迹清晰、放置准确。②药品放置于货架(柜)，摆放整齐有序，避免阳光直射。③处方药、非处方药分区陈列，并有处方药、非处方药专用标识。④处方药不得采用开架自选的方式陈列和销售。⑤外用药与其他药品分开摆放。⑥拆零销售的药品集中存放于拆零专柜或专区。⑦第二类精神药品、毒性中药品种和罂粟壳不得陈列。⑧冷藏药品放置在冷藏设备中,按规定对温度进行监测和记录,保证存放温度符合要求。⑨中药饮片柜斗谱的书写应正名正字;装斗前复核,防止错斗、串斗;定期清斗,防止饮片生虫、发霉、变质;不同批号的饮片装斗前应清斗并记录。⑩经营非药品应设置专区,与药品区域明显隔离,并有醒目标志。

企业定期对陈列、存放的药品进行检查,重点检查拆零药品和易变质、近效期、摆放时间较长的药品及中药饮片。发现有质量疑问的药品及时撤柜,停止销售,由质量管理人员确认和处理,并保留相关记录。

企业应对药品的有效期进行跟踪管理,防止近效期药品售出后可能发生的过期使用。

企业设置库房的,库房的药品储存与养护管理应符合药品批发企业的相关规定。

3. 销售管理 企业应在营业场所的显著位置悬挂《药品经营许可证》、营业执照、执业药师注册证等。营业人员佩戴有照片、姓名、岗位等内容的工作牌,执业药师和药学技术人员的工作牌还应标明执业资格或药学专技职称。在岗执业的执业药师应挂牌明示。

销售药品应符合以下要求:①处方经执业药师审核后方可调配;对处方所列药品不得擅自更改或代用,对有配伍禁忌或超剂量的处方,应拒绝调配,但经处方医师更正或重新签字确认的,可以调配;调配处方后经过核对方可销售。②处方审核、调配、核对人员应在处方上签字或盖章,按规定保存处方或复印件。③销售近效期药品应向顾客告知有效期。④销售中药饮片做到计量准确,并告知煎服方法及注意事项;提供中药饮片代煎服务,应符合国家有关规定。

企业销售药品应开具销售凭证,内容包括药品名称、生产厂商、数量、价格、批号、规格等,并做好销售记录。

药品拆零销售应符合以下要求:①负责拆零销售的人员经过专门培训;②拆零的工作台及工具保持清洁卫生,防止交叉污染;③做好拆零销售记录,内容包括拆零起始日期、药品的通用名称、规格、批号、生产厂商、有效期、销售数量、销售日期、分拆及复核人员等;④拆零销售使用洁净卫生的包装,包装上注明药品名称、规格、数量、用法、用量、批号、有效期以及药店名称等内容;⑤提供药品说明书原件或复印件;⑥拆零销售期间,保留原包装和说明书。

销售特殊管理的药品和国家有专门管理要求的药品,应严格执行国家有关规定。药品广告宣传应严格执行国家有关广告管理的规定。非本企业在职人员不得在营业场所内从事药品销售相关活动。

4. 售后管理 除药品质量原因外,药品一经售出,不得退换。

企业应在营业场所公布药监部门的监督电话,设置顾客意见簿,及时处理顾客对药品质量的投诉。

企业应按国家有关规定,收集、报告药品不良反应信息。企业发现已售出药品有严重质量问题,应及时采取措施追回药品并做好记录,同时向药监部门报告。企业应协助药品生产企业履行召回义务,控制和收回存在安全隐患的药品,建立药品召回记录。

第四节　药品电子商务

电子商务(Electronic Commerce，EC)是指各种具有商业活动能力的实体(生产企业、商贸企业、金融机构、政府机构、个人消费者等)利用网络和先进的数字化传媒技术进行的各种商业贸易活动。随着我国互联网的普及和电子商务的迅猛发展，医药行业进行电子商务化，发展药品电子商务是必然趋势。

【8-11】教学课件

一、药品电子商务概述

药品电子商务是指药品生产者、经营者或使用者，通过互联网，以数据信息交换的方式进行并完成各种商务活动或服务活动。

互联网打破了药品的传统流通渠道限制，药品通过互联网进行交易、流通绕过了传统的监管体系，使原有的监管体系在互联网环境下发挥监管作用较为困难。药品具有特殊性，药品质量、用药安全直接关系到人们的身体健康和生命安全，因此国家对药品流通监管尤为重视。国家对药品电子商务活动的监管比一般的电子商务活动严格许多，并对这一行业设置了较高的准入门槛，同时要求药品电子商务物流具有高时效性，才能有效发挥其治病救人的作用。

二、互联网药品交易服务管理规定

为加强药品监督管理、规范互联网药品交易活动，保证人民用药安全、有效、经济，2005年9月29日，国家食品药品监督管理局制定并颁布了《互联网药品交易服务审批暂行规定》，自2005年12月1日起施行。2017年1月21日，国务院发布了《第三批取消中央指定地方实施行政许可事项的决定》，对其部分条款进行了修订。在我国境内从事互联网药品交易服务活动，必须遵守本规定。

(一)定义与类别

1. 互联网药品交易服务的定义　互联网药品交易服务，是指通过互联网提供药品(包括医疗器械、直接接触药品的包装材料和容器)交易服务的电子商务活动。

2. 互联网药品交易服务的类别与模式　第一类，为药品生产企业、药品经营企业和医疗机构之间的互联网药品交易提供服务。此类型属于第三方交易服务平台。其主要表现形式为药品在线招标与网上采购。第二类，为药品生产企业、药品批发企业通过自身网站与本企业成员之外的其他企业通过互联网进行的交易。本企业成员，是指企业集团成员或提供互联网药品交易服务的药品生产企业、药品批发企业对其拥有全部股权或控股权的企业法人。第一类和第二类属于B2B交易模式。第三类，药品连锁零售企业向个人消费者提供互联网药品交易服务，主要表现形式为网上药店。第三类属于B2C交易模式。

(二)各类互联网药品交易服务企业应具备的条件

1. 为药品生产企业、药品经营企业和医疗机构之间的互联网药品交易提供服务的企业应当具备的条件

(1)依法设立的企业法人。

(2)提供互联网药品交易服务的网站已获得从事互联网药品信息服务的资格。

(3)拥有与开展业务相适应的场所、设施、设备,并具备自我管理和维护的能力。

(4)具有健全的网络与交易安全保障措施以及完整的管理制度。

(5)具有完整保存交易记录的能力、设施和设备。

(6)具备网上查询、生成订单、电子合同、网上支付等交易服务功能。

(7)具有保证上网交易资料和信息的合法性、真实性的完善的管理制度、设备与技术措施。

(8)具有保证网络正常运营和日常维护的计算机专业技术人员,具有健全的企业内部管理机构和技术保障机构。

(9)具有药学或相关专业本科学历,熟悉药品、医疗器械相关法规的专职专业人员组成的审核部门负责网上交易的审查工作。

2. 通过自身网站与本企业成员之外的其他企业进行互联网药品交易的药品生产企业和药品批发企业应当具备的条件

(1)提供互联网药品交易服务的网站已获得从事互联网药品信息服务的资格。

(2)具有与开展业务相适应的场所、设施、设备,并具备自我管理和维护的能力。

(3)具有健全的管理机构,具备网络与交易安全保障措施以及完整的管理制度。

(4)具有完整保存交易记录的设施、设备。

(5)具备网上查询、生成订单、电子合同等基本交易服务功能。

(6)具有保证网上交易的资料和信息的合法性、真实性的完善管理制度、设施、设备与技术措施。

3. 向个人消费者提供互联网药品交易服务的企业,应当具备的条件

(1)依法设立的药品连锁零售企业。

(2)提供互联网药品交易服务的网站已获得从事互联网药品信息服务的资格。

(3)具有健全的网络与交易安全保障措施以及完整的管理制度。

(4)具有完整保存交易记录的能力、设施和设备。

(5)具备网上咨询、网上查询、生成定单、电子合同等基本交易服务功能。

(6)对上网交易的品种有完整的管理制度与措施。

(7)具有与上网交易的品种相适应的药品配送系统。

(8)具有执业药师负责网上实时咨询,并有保存完整咨询内容的设施、设备及相关管理制度。

(9)从事医疗器械交易服务,应配备拥有医疗器械相关专业学历、熟悉医疗器械相关法规的专职专业人员。

(三)从事互联网交易服务的审批

1. 申请 申请从事互联网药品交易服务的企业,应填写国家药监局统一制发的《从事互联网药品交易服务申请表》,向所在地省级药监局提出申请,并提交规定材料。

2. 审批　从事互联网药品交易服务的企业必须经过审查验收,取得《互联网药品交易服务机构资格证书》。验收标准和资格证书由国家药监局统一制定。资格证书有效期为 5 年。

《互联网药品交易服务机构资格证书》分为 A、B、C 三种,A 证为第一类企业,由国家药监局审批,B 证为第二类企业,由省级药监局审批,C 证为第三类企业,由省级药监局审批。

国务院于 2017 年 1 月 21 日印发《关于第三批取消中央指定地方实施行政许可事项的决定》,明确取消了《互联网药品交易服务机构资格证书》B 证和 C 证的审批,并要求各级药监局强化对生产许可、经营许可的管理,对互联网药品交易服务企业严格把关,要求建立网上售药监测机制。

(四)行为规范

(1)为药品生产企业、药品经营企业和医疗机构之间的互联网药品交易提供服务的企业不得参与药品生产、经营;不得与行政机关、医疗机构和药品生产经营企业存在隶属关系、产权关系和其他经济利益关系。

(2)(第一类)在互联网上进行药品交易的药品生产企业、药品经营企业和医疗机构必须通过经药品监管部门和电信主管部门审核同意的互联网药品交易服务企业进行交易。参与互联网药品交易的医疗机构只能购买药品,不得上网销售药品。

(3)(第二类)通过自身网站与本企业成员之外的其他企业进行互联网药品交易的药品生产企业和药品批发企业只能交易本企业生产或本企业经营的药品,不得利用自身网站提供其他互联网药品交易服务。

(4)(第三类)向个人消费者提供互联网药品交易服务的企业只能在网上销售本企业经营的非处方药,不得向其他企业或者医疗机构销售药品。

(5)提供互联网药品交易服务的企业必须在其网站首页显著位置标明互联网药品交易服务机构资格证书号码。

(6)提供互联网药品交易服务的企业必须严格审核参与互联网药品交易的药品生产企业、药品经营企业、医疗机构从事药品交易的资格及其交易药品的合法性。

(7)提供互联网药品服务的企业,其变更、歇业、停业、换证、收回《互联网药品交易服务机构资格证书》应按规定办理。

(8)药品生产企业、药品批发企业可以通过自身网站与其他企业进行互联网药品交易,但不得向个人消费者提供互联网药品交易服务。

(9)药品零售连锁企业可以向个人消费者提供互联网药品交易服务,但不得超出《药品经营许可证》的经营范围,不得在网站交易相关页面展示、销售处方药以及国家有专门管理要求的非处方药品。

【8-12】案例思考

(五)法律责任

各类行为主体的违法行为及其处罚规定见表 8-3。

表 8-3　各类行为主体的违法行为及其处罚规定

行为主体	违法行为	处罚规定
企业	提供虚假材料申请互联网药品交易服务	1. 不予受理,给予警告; 2. 一年内不受理该企业提出的从事互联网药品交易服务的申请。
	提供虚假材料申请从事互联网药品交易服务取得互联网药品交易服务机构资格证书	1. 撤销其互联网药品交易服务机构资格证书; 2. 三年内不受理其从事互联网药品交易服务的申请。
企业	未取得互联网药品交易服务机构资格证书,擅自从事互联网药品交易服务或互联网药品交易服务机构资格证书超出有效期的	1. 责令限期改正,给予警告; 2. 情节严重的,移交信息产业主管部门等有关部门依照有关法律法规规定予以处罚。
提供互联网药品交易服务的企业	有下列情形之一: ①未在其网站主页显著位置标明互联网药品交易服务机构资格证书号码的; ②超出审核同意范围提供互联网药品交易服务的; ③为药品生产企业、药品经营企业和医疗机构之间的互联网药品交易提供服务的企业与行政机关、医疗机构和药品生产经营企业存在隶属关系、产权关系或者其他经济利益关系的; ④有关变更事项未经审批的。	1. 责令限期改正,给予警告; 2. 情节严重的,撤销其互联网药品交易服务机构资格,并注销其互联网药品交易服务机构资格证书。
提供互联网药品交易服务的企业	为未经许可的企业或机构交易未经审批的药品提供服务	1. 撤销其互联网药品交易服务机构资格,并注销其互联网药品交易服务机构资格证书; 2. 同时移交信息产业主管部门等有关部门依照有关法律、法规规定予以处罚。
为药品生产企业、药品经营企业和医疗机构之间的互联网药品交易提供服务的企业	直接参与药品经营	1. 撤销其互联网药品交易服务机构资格,并注销其互联网药品交易服务机构资格证书; 2. 同时移交信息产业主管部门等有关部门依照有关法律、法规规定予以处罚。

续表

行为主体	违法行为	处罚规定
向个人消费者提供互联网药品交易服务的药品连锁零售企业	在网上销售处方药或向其他企业或者医疗机构销售药品	1.撤销其互联网药品交易服务机构资格,并注销其互联网药品交易服务机构资格证书; 2.同时移交信息产业主管部门等有关部门依照有关法律、法规的规定予以处罚。
药品生产企业、药品经营企业和医疗机构	通过未经审批同意或超出审批同意范围的互联网药品交易服务企业进行互联网药品交易	责令改正,给予警告。

知识拓展

《药品网络销售监督管理办法》(征求意见稿)

为规范药品网络销售和药品网络交易服务行为,保障公众用药安全,国家药监局根据《药品管理法》《电子商务法》等法律、行政法规,制定和公布了《药品网络销售管理办法》(以下简称《管理办法》),于2020年11月30日向社会公开征求意见。该办法共6章48条,将适用于我国境内从事药品网络销售、提供药品网络交易服务及监督管理。

该《管理办法》(征求意见稿)内容的核心包括:

1. 明确网络销售和展示处方药要求

药品零售企业在确保电子处方来源真实、可靠和依法进行处方调剂审核,电子标记的前提下,允许网络销售处方药。允许网络销售处方药的药品零售企业依法向公众展示处方药信息。此外,特殊管制类药品不能通过网络销售。药品零售企业不得以买药品赠药品、买商品赠药品等方式向公众赠送处方药和甲类非处方药。

2.厘清药品网络销售者和药品网络交易第三方平台的责任和义务

国家对药品网络销售者的监管秉承线上线下相一致原则,明确网络销售者应履行"建立药品网络销售安全管理制度、建立并实施保障药品质量与安全的配送管理制度、建立并实施投诉举报处理制度、建立并实施网络销售药品不良反应监测报告制度、协助持有人履行药品召回"等义务。《管理办法》对于药品网络销售者的药品配送管理责任进行进一步明确,包括应当对配送药品的质量与安全负责。委托配送的,药品网络销售者应当对受托企业的质量管理体系进行审核,并与受托企业签订质量协议,以确保落实GSP的具体规定。向个人销售药品的,还应当建立在线药学服务制度,配备执业药师,指导合理用药;执业药师的数量应当与经营规模相适应;做到药品最小销售单元的销售记录清晰留存、可追溯。

《管理办法》明确了药品网络交易第三方平台应具备法人组织或非法人组织资格,具有满足业务开展要求的应用软件、网络安全措施和相关数据库,平台具有网上查询、生成订单、网上支付、配送管理等交易服务功能,要求建立并实施配送质量管理制度。《管理办法》还对"平台检查制度"进一步细化,平台除了对发布的药品信息进行检查和对交易行为进行监督外,还需对发现的问题主动制止,涉及药品质量安全的重大问题及时报告药监部门。

3. 强化了违法行为的处罚力度

《管理办法》在法律责任章明确了各类药品网络销售违法行为的处罚规定,整体强化了违法行为的处罚力度,如罚款金额的提高。

【8-13】课堂练习

【8-14】教学视频

思考题

1. 请简述《药品流通监督管理办法》对药品经营企业购销的场所和品种的规定。

2. 开办药品零售企业与药品批发企业的主要条件是什么?

3. GSP 对药品批发企业的药品验收、养护有哪些规定?

4. 什么是互联网药品交易服务?其有哪些类别和模式?

（黄越燕　朱琦峰）

第九章

医疗机构药事管理

 学习导航

1. **掌握** 医疗机构药事管理组织的职责、医疗机构药剂科的组织结构和主要任务、调剂业务和处方管理规定、药物临床应用管理。
2. **熟悉** 静脉药物调配业务、医疗机构制剂管理、药品供应管理。
3. **了解** 医疗机构药事管理的概念、药剂科的人员编制及要求、药品分级管理。
4. **能力** 熟练掌握处方调配、处方管理、药品保管养护技能，能够运用相关法律规范开展处方点评、临床药学服务等工作。

第一节 概 述

【9-1】教学课件

药品使用是药品流通的终端，是实现药品最终目的的关键环节。医疗机构是药品使用环节的主体，加强医疗机构的药事管理对保证药品质量和医疗质量具有重要意义。

随着医疗卫生体制改革的深化，特别是国家基本药物政策、医疗保障制度与基本医疗保险用药政策、药品分类管理制度的推行，药品价格管理制度的改革，对药品的研制、生产、流通、使用和监督管理各个环节产生了重大影响，也给医疗机构药事管理工作提出了新的任务，促使其工作重心从药品保障供给向药学技术服务转化，逐步转变为以合理用药为目的，以患者为中心的药事管理。

2011年，卫生部、国家中医药管理局等联合印发了《医疗机构药事管理规定》，对医疗机构药事管理工作的宗旨、组织及目标作出新的明确规定。

一、医疗机构的概念及类别

医疗机构是以救死扶伤、防病治病、保护人们健康为宗旨,从事疾病诊断、治疗活动的社会组织。

根据国务院发布的《医疗机构管理条例》,开办医疗机构必须依照法定程序申请、审批、登记,领取《医疗机构执业许可证》。医疗机构执业必须遵守有关法律法规和医疗技术规范。任何单位和个人未取得《医疗机构执业许可证》,不得开展诊疗活动,擅自执业的应承担相应的法律责任。

医疗机构的主要类别包括各类医院、妇幼保健院、乡镇卫生院、门诊部、疗养院、社区卫生服务中心、专科疾病防治院、急救中心(站)、诊所、卫生所、医务室、护理站和其他诊疗机构。

二、医疗机构药事管理

医疗机构药事管理(institutional pharmacy administration)是指医疗机构以患者为中心,以临床药学为基础,对临床用药全过程进行有效的组织实施与管理,促进临床科学、合理用药的药学技术服务和相关的药品管理工作。医疗机构药事管理和药学工作是医疗工作的重要组成部分。

国家卫健委、国家中医药管理局负责全国医疗机构药事管理工作的监督管理。县级以上地方卫生行政部门、中医药行政部门负责本行政区域医疗机构药事管理工作的监督管理。

医疗机构药事管理包括了对药品和其他物资的管理、对人的管理及对药品经济的管理,具体而言有下列 7 项:

1. 组织结构与人员管理 涉及医院药学部门的组织结构和人员管理,包括设计和建立药学业务部门及岗位,配备各类人员,确定岗位职责和考核等。

2. 业务管理 包括药品调剂管理、药品库存管理、制剂管理、药物质控管理、临床用药管理、药物评价与促进合理用药管理、药学信息管理等。

3. 物资设备管理 医疗过程中需要的药品的采购、相关医用材料以及仪器设备的保管和使用等一系列管理工作。

4. 技术管理 包括药学部门相关技术操作规程的制定、执行、检查与改进等管理,药品技术标准管理,临床用药管理,业务技术培训与考核管理,科研活动与成果管理,信息资料与技术档案管理等。

5. 质量管理 指运用药品标准、质量管理规范、技术操作规程、药品质量监控等管理措施,对医疗机构药学部门所提供的药品的质量和药学服务质量实施管理。

6. 经济管理 药品预算、储存养护成本核算及统计的管理,保障社会效益和经济效益同步增长。开展药物经济学研究,制订合理的药物治疗方案,取得较好的成本—效果(效益)。

7. 药物信息管理 建立药学信息资料室及信息检索系统,研究药学部门工作和临床用药的信息特点、信息收集、信息处理和信息反馈。

医疗机构药事管理具有专业性、实践性和服务性特点。专业性指其不同于一般行政管理工作,具有明显的药学专业特征。实践性指医疗机构药事管理是各种管理职能和方法在医疗机构药事活动中的实际运用。服务性突出了医疗机构药事管理的目的,即保障医疗机构药学服务工作的正常运行和不断发展,围绕医疗机构的总目标,高质高效地向患者和社会提供医疗卫生保健的综合服务。

第二节　医疗机构药事管理组织与药学部门

医疗机构根据临床工作实际需要,应设立药事管理组织和药学部门。

一、药事管理与药物治疗学委员会

根据《医疗机构药事管理规定》,二级以上医院应设立药事管理与药物治疗学委员会,其他医疗机构成立药事管理与药物治疗学组。

药事管理与药物治疗学委员会(组)是医疗机构药品管理的监督机构,也是对医疗机构各项重要药事工作作出专门决定的专业技术组织。

1. 人员设置　二级以上医院药事管理与药物治疗学委员会委员,由具有高级技术职务任职资格的药学、临床医学、护理和医院感染管理、医疗行政管理等人员组成。

【9-2】知识链接

药事管理与药物治疗学组由药学、医务、护理、医院感染、临床科室等部门负责人和具有药师、医师以上专业技术职务任职资格的人员组成。

医疗机构负责人任药事管理与药物治疗学委员会(组)主任委员,药学和医务部门负责人任副主任委员。

医务部门应指定专人,负责与医疗机构药物治疗相关的行政事务管理工作。

2. 主要职责　药事管理与药物治疗学委员会(组)应建立健全相应工作制度,日常工作由药学部门负责。药事管理与药物治疗学委员会的职责包括:

(1)贯彻执行医疗卫生及药事管理等有关法律、法规、规章。审核制定本机构药事管理和药学工作规章制度,并监督实施。

(2)制定本机构药品处方集和基本用药供应目录。

(3)推动药物治疗相关临床诊疗指南和药物临床应用指导原则的制定与实施,监测、评估本机构药物使用情况,提出干预和改进措施,指导临床合理用药。

(4)分析、评估用药风险和药品不良反应、药品损害事件,并提供咨询与指导。

(5)建立药品遴选制度,审核本机构临床科室申请的新购入药品、调整药品品种或者供应企业和申报医院制剂等事宜。

(6)监督、指导麻醉药品、精神药品、医疗用毒性药品及放射性药品的临床使用与规范化管理。

(7)对医务人员进行有关药事管理法律法规、规章制度和合理用药知识教育培训;向公众宣传安全用药知识。

二、医疗机构药学部门

医疗机构应根据本机构功能、任务、规模设置药学部门,配备和提供与药学部门工作任务相适应的专业技术人员、设备和设施。三级医院设置药学部,并可设置二级科室;二级医院设置药剂科；其他医疗机构设置药房。

　　药学部门具体负责药品管理、药学专业技术服务和药事管理工作，开展以患者为中心，以合理用药为核心的临床药学工作，组织药师参与临床药物治疗，提供药学专业技术服务。

【9-3】知识链接

(一)药学部门的性质

　　1. 机构事业性　药学部门是医疗机构中的一个部门，不具备法人资格，不承担投资风险，不需要纳税，列入医院整体财政预算。与社会药房有着根本区别。

　　2. 专业技术性　必须以患者为中心，一切工作围绕确保药品质量、保证药物治疗的合理性来开展。因此，药学部门必须配备依法经过资格认定的药学技术人员，非药学技术人员不得直接从事药剂工作。

　　3. 管理综合性　具有经济管理性，药品预算采购、请领、分配、储备、收发、核算等经济活动频繁；还具有对药品质量检查、抽查的监督性。

(二)药学部门的组织结构

　　医疗机构药学部门根据规模一般设置有调剂室、制剂室、药库、检验室、临床药学室等专业科室。其组织结构如图 9-1 所示。

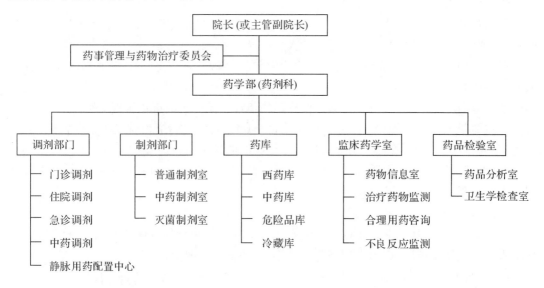

图 9-1　我国综合性医院药学部/药剂科组织结构示意图

(三)人员配备

　　1. 药学部门负责人　二级以上医院药学部门负责人应具有高校药学或临床药学专业本科以上学历及本专业高级职称；除诊所、卫生所、医务室、卫生保健所、卫生站以外的其他医疗机构药学部门负责人应具有高校药学专业专科或药学中专以上学历及药师以上职称。

【9-4】知识链接

　　2. 药学专业技术人员的配备及培训　医疗机构药学部门的专业技术人员应按功能需要、能级对应、比例合理、动态发展的原则进行配备。依法取得相应资格的药学专业技术人员方可从事药学专业技术工作。

根据规定,医院药学专业技术人员不得少于医院卫生专业技术人员的8%。建立静脉用药调配中心(室)的,医院应根据需要另行增加药学专业技术人员数量。医院药学专业技术人员按规定取得相应的药学专业技术职务任职资格。

医疗机构应根据本机构性质、任务、规模配备适当数量临床药师,三级医院不少于5名,二级医院不少于3名。临床药师应具有高校临床药学或药学专业本科毕业以上学历,并经过规范化培训。

医疗机构直接接触药品的药学人员,应每年进行健康检查。患有传染病或其他可能污染药品的疾病的,不得从事直接接触药品的工作。

医疗机构应加强对药学专技人员的培养、考核和管理,制订培训计划,组织药学专技人员参加规范化培训和继续医学教育,将完成培训及取得继续教育学分情况,作为人员考核、晋升专业技术职务任职资格和专业岗位聘任的条件之一。

药学部门应建立健全相应的工作制度、操作规程和工作记录,并组织实施。医疗机构不得将药品购销、使用情况作为医务人员或部门、科室经济分配的依据。医疗机构及医务人员不得在药品购销、使用中牟取不正当经济利益。

3. 医疗机构药师工作职责

(1)负责药品采购供应、处方或者用药医嘱审核、药品调剂、静脉用药集中调配和医院制剂配制,指导病房(区)护士请领、使用与管理药品。

(2)参与临床药物治疗,进行个体化药物治疗方案的设计与实施,开展药学查房,为患者提供药学专业技术服务。

(3)参加查房、会诊、病例讨论和疑难、危重病患者的医疗救治,协同医师做好药物使用遴选,对临床药物治疗提出意见或调整建议,与医师共同对药物治疗负责。

(4)开展抗菌药物临床应用监测,实施处方点评与超常预警,促进药物合理使用。

(5)开展药品质量监测,药品严重不良反应和药品损害的收集、整理、报告等工作。

(6)掌握与临床用药相关的药物信息,提供用药信息与药学咨询服务,向公众宣传合理用药知识。

(7)结合临床药物治疗实践,进行药学临床应用研究;开展药物利用评价和药物临床应用研究;参与新药临床试验和新药上市后安全性与有效性监测。

(8)其他与医院药学相关的专业技术工作。

第三节　调剂业务和处方管理

一、药品调剂管理

药品调剂是医疗机构药学技术服务的重要组成部分,工作量约占药剂科业务工作的50%～70%。调剂业务不仅是直接为患者和临床服务的窗口,也是沟通患者与医护人员之间完成医疗过程的桥梁与纽带。调剂工作的管理对药品使用过程的质量保证、医疗质量的优劣有重要影响。

【9-5】教学课件

调剂业务管理的目的:一是严格规范化操作,保证调配给患者的药品准确无误、疗效良好、使用合理;二是提高调剂工作效率,降低劳动负荷,缩短患者候药时间,提供药学保健服务。

(一)调剂的概念与流程

调剂(dispensing)又称为调配处方,是指收方(包括从患者处接收医生的处方,从病区医护人员处接收处方或请领单),审查处方,调配药品或取出药品,核对处方与药剂、药品,发给患者(或病房护士)并进行交代和答复询问的全过程。

调剂是融专业性、技术性、管理性、法律性、事务性、经济性于一体的活动过程,也是药师、医生、护士、患者(或患者家属)、一般药剂人员、会计协同活动的过程。

医院药剂科的调剂工作大致分为门诊调剂(包括急诊调剂)、住院部调剂、中药配方三部分。调剂流程如图 9-2 所示。

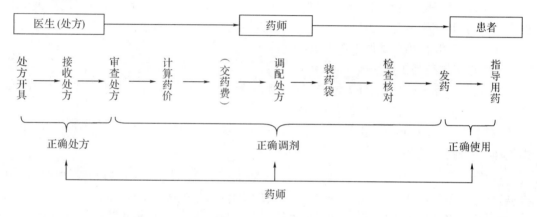

图 9-2 调剂流程

在调剂过程中,由药学人员完成的主要技术环节包括以下 6 个方面:

1. 收方 从患者处或病区医护人员处接收处方或药品请领单。

2. 审查处方 药师认真逐项检查处方前记、正文和后记书写是否完整、清晰,并确认处方的合法性。药师对处方用药适宜性进行审核。

3. 调配处方 根据审查后的正确处方调配药品或取出药品。

4. 包装贴签 正确书写药袋或粘贴标签,标示患者姓名和药品名称、规格、用法、用量等。

5. 核对处方 核对处方与调配的药品是否一致,防止差错。核对人员签名。

6. 发药与用药指导 发药时呼叫患者姓名,确认无误方可发给;同时进行发药交代与用药指导,包括每种药品的用法用量、注意事项等,并答复患者询问。调剂人员在处方上签名。

(二)调剂业务管理

1.《医疗机构药事管理规定》规定的调剂事项

(1)药学专业技术人员应严格按照《药品管理法》《处方管理办法》等有关法律法规、规章制度和技术操作规程,认真审核处方或用药医嘱,经适宜性审核后调剂配发药品。发出药品时应告知用法、用量和注意事项,指导患者安全用药。

(2)为保障患者用药安全,除药品质量原因外,药品一经发出,不得退换。

（3）医疗机构门（急）诊药品调剂室应实行大窗口或柜台式发药。住院（病房）药品调剂室对注射剂按日剂量配发，对口服制剂药品实行单剂量调剂配发。

（4）医疗机构根据临床需要建立静脉用药调配中心（室），实行集中调配供应。肠外营养液、危害药品静脉用药应实行集中调配供应。

2.《处方管理办法》对处方调剂人员的规定

（1）药师在执业的医疗机构取得处方调剂资格。非药学专业技术人员不得从事处方调剂、调配工作。

（2）具有药师以上资格的人员负责处方审核、评估、核对、发药以及安全用药指导；药士从事处方调配工作。药师签名或专用签章式样应在本机构留样备查。

（3）药师应当凭医师处方调剂处方药品，非经医师处方不得调剂。对于不规范处方或不能判定其合法性的处方，不得调剂。

（三）调剂工作的组织模式

1. 门（急）诊调剂工作模式　门诊调剂工作作业量大，活动高峰时间明显；急诊调剂需要应急作业，做到急救药品随时需要随时供应。我国医疗机构门（急）诊调剂工作应根据医院门诊量和调配处方量，选择适宜的配方方法。实行窗口发药的配方方法有以下三种形式：

（1）独立配方法　从收方到发药均由一人完成调剂。优点是节省人力、责任清楚。但对调剂人员要求较高，易发生差错。适合小药房和急诊药房的调剂工作。

（2）流水作业配方法　收方发药由多人协同完成，1 人收方和审查处方，1～2 人调配处方、取药，另设 1 人专门核对和发药。适合大医院门诊调剂及候药患者较多的情况。

（3）结合法　独立配方与分工协作相结合，每个发药窗口配备 2 名调剂人员，1 人负责收方、审查处方和核对发药，另 1 人负责配方。这种方法效率较高，差错少，人员少，普遍适用于各类医院门诊调剂室。

2. 住院部调剂工作模式　住院部调剂工作需要将患者所需的药品定期发送到病区，一般采用三种方式供药。

（1）凭方发药制　医生给住院患者开具处方，治疗护士凭方到住院调剂室取药，调剂室根据处方逐件配发。该方法的特点是，药师可直接了解患者用药需求，便于及时纠正临床用药不当，但增加了药师、医师工作量。该方法多用于麻醉药品、精神药品、医疗用毒性药品等少数临时用药。

（2）病区小药柜制　病区使用药品请领单，向住院调剂室领取规定数量的常用药品，存放在病区专设的小药柜内。每日医师查房后，治疗护士按医嘱取药发给患者服用。该方法便于患者及时用药，可减轻护士工作量，有利于护理工作，也便于住院调剂室有计划地安排发药时间，减少忙乱现象。但药师不易了解患者用药情况，不便及时纠正；而且病区和科室均保存药品，若护士管理不善，检查不严，易造成药品积压、过期失效，甚至遗失和浪费，不利治疗。

（3）集中摆药制　根据病区治疗单或医嘱，由药剂人员或护士在药房（或病区药房）将药品摆入患者的服药杯（盒）内，经病区治疗护士核对后发给患者服用。通常在病区的适中位置设立病区药房（摆药室），或在药剂科设立中心摆药室。药品的请领、保管和账目由药师负责。该方法便于药品管理，避免药品变质、失效和损失；能保证药剂质量和合理用药，减少差错，提高药疗水平；护士轮流参加摆药，不但可提高药物知识水平，而且可了解药品供应情况,自觉执行有关规定,密切医、药、护之间的关系。

急救药品多按基数贮备存放在病区专门的急救药柜或急救药推车上。药品消耗后凭处方领取,补足基数。

此外,近年来利用计算机网络技术构建的医疗机构信息系统(hospital information system,HIS)和电子处方已经成为医疗机构现代化管理的标志之一。医生开具电子处方,当患者交费后,经药师审核合格由门诊快速发药系统自动调配药品,再由药师核对发药。该方法可杜绝人为的调配差错,在一定程度上减少人力。有的医院在调剂室和病区之间建立了与 HIS 连接的中央物流传输系统,药物领用可以由物流传输系统完成,减少了医护的往返时间,提高了工作效率。

3. 药品单位剂量调配系统　药品单位剂量调配系统(the unit dose system of medication distribution)是一种医疗机构药房协调调配和控制药品的方法,又称单位剂量系统(unit dose system),即基于单位剂量包装的发药制度,目前在美国、日本、荷兰、英国等国家得到广泛应用。

该方法要求每日发给住院患者服用的固体药物均以单位剂量(每 1 片、每 1 粒)用铝塑或塑膜进行包装,上面标有药名、剂量,便于药师、护士及患者自己进行核对,避免过去发放的散片无法识别核对的缺点,保证所用药品准确无误,促进全面的药品控制和用药监督,并可减少药师和护士的工作负荷,使其更多照顾患者。

单位剂量系统具有独特的优越性,有利于发药向自动化方向发展。我国很多大型医院也配备自动发药机。

二、处方管理

处方的开具权限、书写格式、分类使用及保管是调剂工作的重要内容。为了规范处方管理,提高处方质量,促进合理用药,保障医疗安全,卫生部制定并颁布了《处方管理办法》,于 2007 年 5 月 1 日起实施。

(一)处方的概念及内容标准

1. 处方的概念　处方(prescription)是指由注册的执业医师和执业助理医师在诊疗活动中为患者开具的,由取得药学专业技术职务任职资格的药学专业技术人员审核、调配、核对,并作为患者用药凭证的医疗文书。处方包括医疗机构病区用药医嘱单。

处方既是医生为预防和治疗疾病而为患者书写的取药凭证,也是药师为患者调配和发放药品的依据,还是患者进行药物治疗和药品流向的原始记录。因此,处方具有法律上、技术上和经济上的意义。处方的法律意义在于处方反映了医、药、护各方面在药物治疗活动中的法律权利与义务,并可以作为追查医疗事故责任的证据。处方记录了医师对患者药物治疗方案的设计和对患者正确用药的指导,而且药剂人员调剂活动始终按照处方进行,具有技术意义。处方的经济意义在于它是患者药费支出的详细清单,是药品消耗及药品经济收入的结账凭据和原始依据,并可作为调剂部门统计特殊管理和贵重药品消耗情况的单据。

2. 处方的内容　处方由前记、正文和后记三部分组成。

(1)前记　包括医疗机构名称、处方编号、费别、患者姓名、性别、年龄、门诊或住院病历号、科别或病区和床位号、临床诊断、开具日期等。可增列特殊要求的项目。麻醉药品和第一类精神药品处方还应包括患者身份证明编号,代办人姓名、身份证明编号。

（2）正文　以 Rp 或 R［拉丁文 Recipe（请取）的缩写］标示，分列药品名称、剂型、规格、数量、用法用量。

（3）后记　医师签名或加盖专用签章、药品金额以及审核、调配、核对、发药药师签名或加盖专用签章。

3. 处方的颜色　处方由医疗机构按照规定的格式印制。①普通处方印刷用纸为白色；②急诊处方印刷用纸为淡黄色，右上角标注"急诊"；③儿科处方印刷用纸为淡绿色，右上角标注"儿科"；④麻醉药品和第一类精神药品处方印刷用纸为淡红色，右上角标注"麻、精一"；⑤第二类精神药品处方印刷用纸为白色，右上角标注"精二"。

（二）处方管理制度

1. 处方权限的规定

（1）经注册的执业医师在执业地点取得相应的处方权。经注册的执业助理医师在医疗机构开具的处方，经所在执业地点执业医师签名或加盖专用签章后方有效。

（2）经注册的执业助理医师在乡、民族乡、镇、村的医疗机构独立从事一般的执业活动，可以在注册的执业地点取得相应处方权。

（3）试用期人员开具处方，经所在医疗机构有处方权的执业医师审核，并签名或加盖专用签章后方有效。进修医师由接收进修的医疗机构对其胜任本专业工作的实际情况进行认定后授予相应处方权。

（4）医疗机构按照有关规定，对本机构执业医师和药师进行麻醉药品和精神药品使用知识和规范化管理的培训。执业医师经考核合格后取得麻醉药品和第一类精神药品的处方权，药师经考核合格后取得麻醉药品和第一类精神药品调剂资格。

医师取得麻醉药品和第一类精神药品处方权后，方可在本机构开具麻醉药品和第一类精神药品处方，但不得为自己开具该类药品处方。药师取得麻醉药品和第一类精神药品调剂资格后，方可在本机构调剂麻醉药品和第一类精神药品。

（5）医师在注册的医疗机构签名留样或专用签章备案后，方可开具处方。医师被责令暂停执业、考核不合格离岗培训期间或被注销、吊销执业证书后，其处方权即被取消。

2. 处方书写规则

（1）患者一般情况、临床诊断填写清晰完整，并与病历记载相一致。

（2）每张处方限于一名患者的用药。

（3）字迹清楚，不得涂改；如需修改，在修改处签名并注明修改日期。

（4）药品名称使用规范的中文名称，没有中文名称的可以使用规范的英文名称；医疗机构或医师、药师不得自行编制药品缩写名称或使用代号。

书写药品名称、剂量、规格、用法用量要准确规范。药品剂量与数量用阿拉伯数字。剂量使用法定剂量单位：质量以克（g）、毫克（mg）、微克（μg）、纳克（ng）为单位；体积以升（L）、毫升（mL）为单位；中药饮片的质量以克（g）为单位。片剂、丸剂、胶囊剂、颗粒剂分别以片、丸、粒、袋为单位；溶液剂以支、瓶为单位；软膏及乳膏剂以支、盒为单位；注射剂以支、瓶为单位，注明含量。药品用法可用规范的中文、英文、拉丁文或缩写体，但不得使用"遵医嘱""自用"等含糊不清的字句。

（5）患者年龄填写实足年龄，新生儿婴幼儿写日、月龄，必要时注明体重。

（6）西药和中成药可分别开具处方，也可开具一张处方；中药饮片单独开具处方。

(7)开具西药、中成药处方,每种药品另起一行,每张处方不得超过 5 种药品。

(8)中药饮片处方的书写,一般应按照"君、臣、佐、使"的顺序排列;调剂、煎煮的特殊要求在药品右上方注明,并加括号,如布包、先煎、后下等;对饮片的产地、炮制有特殊要求的,在药品名称之前写明。

(9)药品用法、用量按照药品说明书规定的常规用法、用量使用,特殊情况需要超剂量使用时,注明原因并再次签名。

(10)除特殊情况外,注明临床诊断。

(11)开具处方后于空白处画斜线以示处方完毕。

(12)处方医师的签名式样和专用签章应与院内药学部门留样备查的式样一致,不得任意改动,否则应重新登记留样备案。

3. 处方限量规定

(1)处方一般不得超过 7 日用量;急诊处方一般不得超过 3 日用量;对于某些慢性病、老年病或特殊情况,处方用量可适当延长,但医师应注明理由。医疗用毒性药品、放射性药品的处方用量严格按照国家有关规定执行。

(2)医师按照麻醉药品和精神药品临床应用指导原则,开具麻醉药品、第一类精神药品处方。

为门(急)诊患者开具的麻醉药品注射剂,每张处方为一次常用量;控缓释制剂,每张处方不得超过 7 日常用量;其他剂型,每张处方不得超过 3 日常用量。

第一类精神药品注射剂,每张处方为一次常用量;控缓释制剂,每张处方不得超过 7 日常用量;其他剂型,每张处方不得超过 3 日常用量。哌醋甲酯用于治疗儿童多动症时,每张处方不得超过 15 日常用量。

第二类精神药品一般每张处方不得超过 7 日常用量;对于慢性病或某些特殊情况的患者,处方用量可以适当延长,医师应注明理由。

为门(急)诊癌症疼痛患者和中、重度慢性疼痛患者开具的麻醉药品、第一类精神药品注射剂,每张处方不得超过 3 日常用量;控缓释制剂,每张处方不得超过 15 日常用量;其他剂型,每张处方不得超过 7 日常用量。

为住院患者开具的麻醉药品和第一类精神药品处方逐日开具,每张处方为 1 日常用量。对于需要特别加强管制的麻醉药品,盐酸二氢埃托啡处方为一次常用量,仅限于二级以上医院内使用;盐酸哌替啶处方为一次常用量,仅限于医疗机构内使用。

4. 处方有效时间与保管规定　处方开具当日有效。特殊情况下需延长有效期的,由开方医师注明有效期限,但有效期最长不得超过 3 天。

处方由调剂处方药品的医疗机构妥善保存。普通处方、急诊处方、儿科处方保存期限为 1 年,医疗用毒性药品、第二类精神药品处方保存期限为 2 年,麻醉药品和第一类精神药品处方保存期限为 3 年。处方保存期满后,经医疗机构主要负责人批准、登记备案,方可销毁。

医师利用计算机开具传递普通处方时,同时打印纸质处方,其格式与手写处方一致;打印的纸质处方经签名或加盖签章后有效。药师核发药品时,核对打印的纸质处方,无误后发给药品,并将打印的纸质处方与计算机传递的处方同时收存备查。

(三)处方的审查与调配

1. 形式审查　药师认真逐项检查处方前记、正文和后记书写是否清晰、完整,并确认处方的合法性。

2. 适宜性审查　药师对处方用药适宜性进行审核，审核内容包括：①规定必须做皮试的药品，处方医师是否注明过敏试验及结果的判定；②处方用药与临床诊断的相符性；③剂量、用法的正确性；④选用剂型与给药途径的合理性；⑤是否有重复给药现象；⑥是否有潜在临床意义的药物相互作用和配伍禁忌；⑦其他用药不适宜情况。

药师审核处方认为存在用药不适宜时，应告知处方医师，请其确认或重新开具处方。药师发现严重不合理用药或者用药错误，拒绝调剂，及时告知处方医师，并记录，按照规定报告。

3. "四查十对"原则　药师调剂处方时必须做到"四查十对"：查处方，对科别、姓名、年龄；查药品，对药名、剂型、规格、数量；查配伍禁忌，对药品性状、用法用量；查用药合理性，对临床诊断。

4. 处方调配　药师按照操作规程调剂处方药品：认真审核处方，准确调配药品，正确书写药袋或粘贴标签，注明患者姓名和药品名称、用法、用量，包装；向患者交付药品时，按照药品说明书或处方用法，进行用药交待与指导，包括每种药品的用法、用量、注意事项等。药师在完成处方调剂后，应在处方上签名或加盖专用签章。对于不规范处方或者不能判定其合法性的处方，不得调剂。

5. 其他　医疗机构应将本机构基本用药供应目录内同类药品相关信息告知患者。除麻醉药品、精神药品、医疗用毒性药品和儿科处方外，医疗机构不得限制门诊就诊人员持处方到药品零售企业购药。

(四)处方点评制度

为了提高处方质量，促进合理用药，保障医疗安全，2010年卫生部制定并印发了《医院处方点评管理规范（试行）》，用以规范医院处方点评工作。

1. 处方点评的含义　处方点评是根据相关法规、技术规范，对处方　　【9-6】知识链接
书写的规范性及药物临床使用的适宜性(用药适应症、药物选择、给药途径、用法用量、药物相互作用、配伍禁忌等)进行评价，发现存在或潜在的问题，制定并实施干预和改进措施，促进临床药物合理应用的过程。

处方点评是医院持续医疗质量改进和药品临床应用管理的重要组成部分，是提高临床药物治疗学水平的重要手段。医院应加强处方质量和药物临床应用管理，规范医师处方行为，落实处方审核、发药、核对与用药交待等相关规定；定期对医务人员进行合理用药知识培训与教育；制定并落实持续质量改进措施。

2. 处方点评的组织管理　医院处方点评工作在医院药事管理与药物治疗学委员会和医疗质量管理委员会领导下，由医院医疗管理部门和药学部门共同组织实施。

医院应根据本医院的性质、功能、任务、科室设置等情况，在药物与治疗学委员会下建立由医院药学、临床医学、临床微生物学、医疗管理等多学科专家组成的处方点评专家组，为处方点评工作提供专业技术咨询。医院药学部门成立处方点评工作小组，负责处方点评的具体工作。

3. 处方点评的实施　医院药学部门会同医疗管理部门，根据医院诊疗科目、科室设置、技术水平、诊疗量等实际情况，确定具体抽样方法和抽样率，其中门急诊处方的抽样率不少

于总处方量的 1‰,且每月点评处方绝对数不少于 100 张;病房(区)医嘱单的抽样率(按出院病历数计)不少于 1%,且每月点评出院病历绝对数不少于 30 份。

医院处方点评小组按照确定的处方抽样方法随机抽取处方,并按照《处方点评工作表》(附件)对门急诊处方进行点评;病房(区)用药医嘱的点评以患者住院病历为依据,实施综合点评,点评表格由医院根据本院实际情况自行制定。

三级以上医院逐步建立健全专项处方点评制度。专项处方点评是医院根据药事管理和药物临床应用管理的现状和存在的问题,确定点评的范围和内容,对特定的药物或特定疾病的药物(如国家基本药物、血液制品、中药注射剂、肠外营养制剂、抗菌药物、辅助治疗药物、激素等临床使用及超说明书用药、肿瘤患者和围手术期用药等)使用情况进行的处方点评。

4. 处方点评结果与持续改进 处方点评结果分为合理处方和不合理处方。不合理处方包括不规范处方、用药不适宜处方及超常处方,并对各种不同结果进行了规定。

处方点评小组在处方点评工作过程中发现不合理处方,及时通知医疗管理部门和药学部门。药学部门会同医疗管理部门对处方点评小组提交的点评结果进行审核,定期公布处方点评结果,通报不合理处方;根据处方点评结果,对医院在药事管理、处方管理和临床用药方面存在的问题,进行汇总和综合分析评价,提出质量改进建议,并向医院药事管理与药物治疗学委员和医疗质量管理委员会报告;发现可能造成患者损害的,及时采取措施,防止损害发生。

处方点评结果作为重要指标纳入医院评审评价和医师定期考核指标体系。医院将处方点评结果纳入相关科室及其工作人员绩效考核和年度考核指标,建立健全奖惩制度。

知识拓展

处方点评结果的评判标准

一、有下列情况之一的,应当判定为不规范处方:

1. 处方的前记、正文、后记内容缺项,书写不规范或者字迹难以辨认的;

2. 医师签名、签章不规范或者与签名、签章的留样不一致的;

3. 药师未对处方进行适宜性审核的(处方后记的审核、调配、核对、发药栏目无审核调配药师及核对发药师签名或者单人值班调剂未执行双签名规定);

4. 新生儿、婴幼儿处方未写明日、月龄的;

5. 西药、中成药与中药饮片未分别开具处方的;

6. 未使用药品规范名称开具处方的;

7. 药品的剂量、规格、数量、单位等书写不规范或不清楚的;

8. 用法、用量使用"遵医嘱""自用"等含糊不清字句的;

9. 处方修改未签名并注明修改日期,或药品超剂量使用未注明原因和再次签名的;

10. 开具处方未写临床诊断或临床诊断书写不全的;

11. 单张门(急)诊处方超过 5 种药品的;

12. 无特殊情况下,门诊处方超过 7 日用量,急诊处方超过 3 日用量,慢性病、老年病或特殊情况下需要适当延长处方用量未注明理由的;

13. 开具麻醉药品、精神药品、医疗用毒性药品、放射性药品等特殊管理药品处方未执行国家有关规定的;

14. 医师未按照抗菌药物临床应用管理规定开具抗菌药物处方的;

15. 中药饮片处方药物未按照"君、臣、佐、使"的顺序排列,或未按要求标注药物调剂、煎煮等特殊要求的。

二、有下列情况之一的,应当判定为用药不适宜处方:

1. 适应症不适宜的;

2. 遴选的药品不适宜的;

3. 药品剂型或给药途径不适宜的;

4. 无正当理由不首选国家基本药物的;

5. 用法、用量不适宜的;

6. 联合用药不适宜的;

7. 重复给药的;

8. 有配伍禁忌或者不良相互作用的;

9. 有其他用药不适宜情况的。

三、有下列情况之一的,应当判定为超常处方:

1. 无适应症用药;

2. 无正当理由开具高价药的;

3. 无正当理由超说明书用药的;

4. 无正当理由为同一患者同时开具 2 种以上药理作用相同药物的。

三、静脉用药集中调配

静脉用药集中调配是药品调剂的一部分,是指医疗机构药学部门根据医师处方或用药医嘱,经药师进行适宜性审核,由药学专业技术人员按照无菌操作要求,在洁净环境下对静脉用药物进行加药混合调配,使其成为可供临床直接静脉输注使用的成品输液。

医疗机构采用集中调配和供应静脉用药的,应设置静脉用药调配中心(pharmacy intravenous admixture service,PIVAS)。肠外营养液和危害药品的静脉用药应实行集中调配与供应。

(一)发展过程

临床采用两种以上药物同时给药,通常由护士在病区治疗室将不同药物调配在注射器或输液中,再给患者注射。此过程易造成药物污染、不合理用药、用药差错等不良后果。1963 年,美国少数医院开始了注射药物调配业务,70—80 年代静脉药物调配业务受到欧美国家的普遍重视,成为医院药学的一个重要发展领域。我国于 1999 年在上海建立首个 PIVAS,后陆续在各地三级医院开展静脉药物调配业务,目前全国已建立 PIVAS 千家以上。

《医疗机构药事管理规定》中规定:医疗机构根据临床需要建立静脉用药调配中心,实行药物集中调配供应。2010 年,卫生部制定并印发了《静脉用药集中调配质量管理规范》,规范了我国静脉用药的调配业务。

静脉用药集中调配改变了医院传统发药方式,将药师与临床治疗更紧密地结合在一起,其意义在于:①PIVAS 保证无菌操作,可减少污染机会,降低用药差错,提升静脉输液治疗的安全性。②PIVAS 可提高调配效率,便于临床药学监督,促进合理用药,有利于提高药学服务质量。③PIVAS 的层流净化防护,可避免危害药品对医务人员的职业伤害及对环境的污染。

(二)管理规范

1. 人员配备 静脉用药调配中心负责人应具有药学专业本科以上学历、中级以上职称,有较丰富的实际工作经验,责任心强,有一定管理能力。

负责静脉用药医嘱或处方适宜性审核的人员应具有药学专业本科以上学历、5 年以上临床用药或调剂工作经验、药师以上职称。负责摆药、加药混合调配、成品输液核对的人员应具有药士以上职称。

从事静脉用药集中调配工作的药学专业技术人员,接受岗位专业知识培训并经考核合格,定期接受药学专业继续教育。

与静脉用药调配工作相关的人员,每年至少一次健康检查,建立健康档案。对患有传染病或其他可能污染药品的疾病,或患有精神病等其他不宜从事药品调剂工作的,调离工作岗位。

2. 设备设施 PIVAS 设于人员流动少的安静区域,便于与医护人员的沟通和成品运送;远离各种污染源,禁止设于地下室或半地下室。周围的环境、路面、植被等不会对药品造成污染。洁净区采风口设在周围 30m 内环境清洁、无污染地区,离地面高度不低于 3m。

内部划分洁净区、辅助工作区和生活区,不同区域间的人流和物流出入走向合理,不同洁净级别区域间有防止交叉污染的设施。洁净区设有温度、湿度、气压等监测设备和通风换气设施,保持静脉用药调配室温度在 18～26℃,相对湿度在 40％～65％,保持一定量新风的送入。洁净区的洁净标准符合国家规定,经法定部门检测合格后方可投入使用。洁净区应持续送入新风,并维持正压差;抗生素类、危害药品静脉用药调配的洁净区和二次更衣室之间应当呈 5～10Pa 负压差。

PIVAS 有相应的仪器设备,保证静脉用药调配操作、成品质量和供应服务管理。配置百级生物安全柜,供抗生素类和危害药品静脉用药调配使用;设置营养药品调配间,配备百级水平层流洁净台,供肠外营养液和普通静脉输液用药调配使用。

3. 调配程序 PIVAS 工作流程为:临床医师开具静脉输液治疗处方或用药医嘱→用药医嘱信息传递→药师审核→打印标签→贴签摆药→核对→混合调配→输液成品核对→输液成品包装→分病区放置于密闭容器中、加锁或封条→由工人送至病区→病区药疗护士开锁(或开封)核对签收→给患者用药前护士应当再次与病历用药医嘱核对→给患者静脉输注用药(图 9-3)。

4. 质量保证 PIVAS 由医疗机构药学部门统一管理。药事管理组织与质量控制组织负责指导、监督和检查《静脉用药集中调配质量管理规范》《静脉用药集中调配操作规程》与相关管理制度的落实。

建立输液调配质量管理规范和相关文件,如质量管理文件、人员管理文件、药物领用流程、配药工作流程、设备管理文件、安全和环保措施、质量控制总则等。用一系列的规章制度规范和约束静脉输液调配中心人员的行为,确保调配质量。

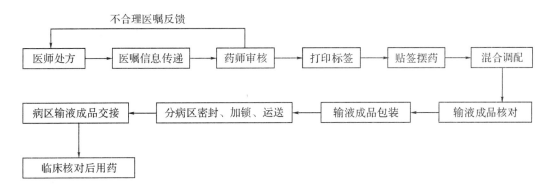

图 9-3　静脉用药集中调配工作流程

第四节　医疗机构药品供应管理

医疗机构应严格管理药品的采购、验收、储存、养护等环节,保证患者用上质量合格的药品。

一、药品采购管理

药品采购管理的主要目标是依法适时购进质量优良、价格便宜的药品。

【9-7】教学课件

1. 依法购药的基本要求　《药品管理法》《医疗机构药事管理规定》《药品流通监督管理办法》等法律法规对医疗机构购进药品过程均有明确规定。相关内容请参见相关章节。

2011 年,国家食品药品监督管理局发布了《医疗机构药品监督管理办法(试行)》,对医疗机构购进、储存、调配及使用药品做了详细规定。其主要内容有:

(1)医疗机构必须从具有药品生产、经营资格的企业购进药品。由医疗机构专门部门统一采购,禁止其他科室和医务人员自行采购。

(2)医疗机构购进药品,应查验供货单位的《许可证》《营业执照》、药品批准证明文件等,并核实销售人员持有的授权书原件和身份证原件。妥善保存首次购进药品加盖供货单位原印章的前述证明文件的复印件,保存期不得少于 5 年。

(3)医疗机构购药应索取、留存供货单位的合法票据,并建立购进记录,做到票账货相符。合法票据包括税票及详细清单,清单上载明供货单位名称、药品名称、生产厂商、批号、数量、价格等内容,票据保存期不得少于 3 年。

(4)医疗机构应建立健全中药饮片采购制度,按照国家有关规定购进中药饮片。

2. 医疗机构药品集中招标采购　2009 年,卫生部等六部委联合下发了《进一步规范医疗机构药品集中采购工作的意见》。2010 年,再次联合发布实施《医疗机构药品集中采购工作规范》和《药品集中采购监督管理办法》。2015 年,国务院办公厅发布《关于完善公立医院药品集中采购工作的指导意见》,明确规定:坚持以省(区、市)为单位的网上药品集中采购方向,实行一个平台、上下联动、公开透明、分类采购,采取招生产企业、招采合一、量价挂钩、双信封制、全程监控等措施,加强药品采购全过程综合监管,切实保障药品质量和供应。

(1)意义 药品集中采购有利于破除以药补医机制,加快公立医院改革;有利于降低药品虚高价格,减轻公众用药负担;有利于预防和遏制药品购销腐败行为,抵制商业贿赂;有利于推动药品生产/流通企业整合重组、公平竞争,促进医药产业健康发展。

【9-8】知识链接

(2)药品分类采购

①对临床用量大、采购金额高、多家企业生产的基本药物和非专利药品,采取公开招标采购,按中标价格采购药品。按照不低于上年度药品实际使用量的80%制订采购计划和预算,并具体到品种、剂型和规格,每种药品采购的剂型原则上不超过3种,每种剂型对应的规格原则上不超过2种,兼顾成人和儿童用药需要。

【9-9】拓展信息

②对部分专利药品、独家生产药品,建立公开透明、多方参与的价格谈判机制。谈判结果在国家药品供应保障综合管理信息平台上公布,医院按谈判结果采购药品。

③对妇儿专科非专利药品、急(抢)救药品、基础输液、临床用量小的药品和常用低价药品,实行集中挂网,由医院直接采购。

④对临床必需、用量小、市场供应短缺的药品,由国家招标定点生产议价采购。

⑤对麻醉药品、精神药品、防治传染病和寄生虫病的免费用药、国家免疫规划疫苗、计划生育药品及中药饮片,按国家现行规定采购,确保公开透明。

医院使用的所有药品(不含中药饮片)均通过省级药品集中采购平台采购。鼓励省级跨区域、专科医院等联合采购。采购周期原则上一年一次。

二、药品验收与储存管理

《药品管理法》《医疗机构药事管理规定》《药品流通监督管理办法》等法律法规对医疗机构所采购药品的验收、储存和养护均有具体规定。

(一)药品的进货验收

医疗机构必须建立和执行进货验收制度,购进药品逐批验收,建立真实、完整的药品验收记录。

药品验收记录包括药品通用名称、生产厂商、规格、剂型、批号、生产日期、有效期、批准文号、供货单位、数量、价格、购进日期、验收日期、验收结论等内容。

验收记录须保存至超过药品有效期1年,但不得少于3年。

(二)药品的储存与养护

1. 基本要求 医疗机构应有专用的场所和设施、设备储存药品。药品存放符合药品说明书标明的条件。需在急诊室、病区护士站等场所临时存放药品的,配备符合条件的专柜。有特殊存放要求的,配备相应设备。

医疗机构应制定和执行药品保管、养护管理制度,采取必要的控温、防潮、避光、通风、防火、防虫、防鼠、防污染等措施,保证药品质量。

医疗机构应配备药品养护人员,定期对储存药品进行检查和养护,监测和记录储存区域温湿度,维护设施设备,并建立养护档案。

2. 药品分类储存　医疗机构储存药品,应按照药品属性和类别分库、分区、分垛存放,并实行色标管理。药品与非药品分开存放。化学药品、生物制品、中成药和中药饮片分别储存,分类定位存放。过期、变质、被污染等药品放置在不合格库(区)。易燃、易爆、强腐蚀性等危险性药品另设仓库单独储存,设置必要的安全设施,制定相关工作制度和应急预案。麻醉药品、精神药品、医疗用毒性药品、放射性药品严格按照规定存放,具有安全保障措施。

3. 有效期药品管理　药品有效期是指在一定贮藏条件下,能够保证药品质量合格的期限。《药品管理法》规定,超过有效期的药品为劣药。

医疗机构应建立药品有效期管理制度。药品发放遵循"先产先出,近效期先出,按批号发货"的原则。

【9-10】知识链接

三、药品分级管理

医院对药品管理实行"金额管理,重点统计,实耗实销,账物相符"的管理办法。"金额管理"是指用金额控制药品在医疗机构流通的全过程,药品入库、出库、消耗、销售、库存都按购进价或零售价进行金额核算,库存的总金额按周转金定额加以控制。"重点统计"是指药剂科对各种医疗用毒性药品、麻醉药品、精神药品、贵重药品的领退、销售、结存都必须按数量统计。"实耗实销"是指药剂科和临床各科室销售及消耗的药品,按进价金额列报支出。

我国医疗机构在上述管理基础上,根据药品特点,普遍实行三级管理制度。

1. 一级管理

(1)范围　麻醉药品、第一类精神药品、终止妊娠的药品、医疗用毒性药品等的药品和原料药,如吗啡缓释片、吗啡注射液、硫酸阿托品粉等。

(2)管理办法　处方要求单独存放,每日清点,做到账物相符,如发现药品短缺,及时追查原因,并上报领导。

2. 二级管理

(1)范围　第二类精神药品、贵重药品、高危药品。

(2)管理办法　专柜存放,专账登记。贵重药品每日清点,精神药品定期清点,高危药品分类管理。

3. 三级管理

(1)范围　普通药品。

(2)管理办法　账物管理,季度盘点,以存定销,要求账物相符。

第五节　医疗机构制剂管理

【9-11】教学课件

医疗机构制剂,是指医疗机构根据本单位临床需要,经过批准而配制、自用的固定处方制剂,应当是市场上没有供应的品种。

医疗机构制剂不同于临时配方,属于药品生产的范畴,但具有规模小、用量不定、储存时间短、针对性强等特殊性。医疗机构制剂曾在一定时期内缓解了药品市场供应短缺的问题,具有一定的灵活性和实用性,方便和服务患者,也是新药研究开发的源头之一。但由于医疗机构制剂存在配制环境及设施设备不足、质检不严格等缺陷,其质量直接关系到医疗质量和患者的生命健康,因此国内外药品监督管理部门普遍加强对医疗机构制剂的管理,规范其申报与审批,控制与提高其制备质量和使用安全。

国家药监部门先后出台了《医疗机构制剂配制监督管理办法(试行)》(2005 年局令第 18号)、《医疗机构制剂注册管理办法(试行)》(2005 年局令第 20 号)、《医疗机构制剂配制质量管理规范(试行)》(2001 年局令第 27 号),从而为医疗机构制剂的注册、配制、使用、监管等各个环节的监管提供明确的法律依据。

一、医疗机构制剂的许可管理

2019 年版《药品管理法》规定,医疗机构配制制剂,应当经所在地省级药品监督管理部门批准,取得《医疗机构制剂许可证》。无医疗机构制剂许可证的,不得配制制剂。

《医疗机构制剂许可证》是医疗机构配制制剂的法定凭证,有效期为 5 年,分为正本和副本,正副本具有同等法律效力。《医疗机构制剂许可证》应载明证号、医疗机构名称、医疗机构类别、法定代表人、制剂室负责人、配制范围、注册地址、配制地址、发证机关、发证日期、有效期限等项目。任何单位和个人都不得伪造、变造、买卖、出租、出借《医疗机构制剂许可证》。

《医疗机构制剂许可证》有效期届满需继续配制制剂的,医疗机构需在有效期届满前 6个月,向原发证机关申请换发;医疗机构终止配制或关闭的,由原发证机关缴销《医疗机构制剂许可证》,同时报国家药监局备案。

二、医疗机构制剂注册管理

(一)申报、审批与再注册

申请配制医疗机构制剂,申请人应填写《医疗机构制剂注册申请表》,向所在地省级监督局或其委托的设区的市级监督部门提出申请,报送有关资料和制剂实样。

省级药监局或其委托的设区的市级监督部门依次组织形式审查、现场考察、样品检验和质量标准技术复核,符合规定的,发给《医疗机构制剂临床研究批件》。完成临床研究后,医疗机构报送临床研究总结资料,省级药监局或其委托的设区的市级监督部门收到全部申报资料后,组织技术审评,符合规定的,核发《医疗机构制剂注册批件》及制剂批准文号,同时报国家药监局备案。

医疗机构制剂批准文号的格式为:X 药制药 H(Z)+4 位年号+4 位流水号,其中 X 代表省、自治区、直辖市简称,H 代表化学制剂,Z 代表中药制剂。

有下列情形之一的,不得作为医疗机构制剂申报:①市场上已有供应的品种;②含有未经国家药监局批准的活性成分的品种;③除变态反应原外的生物制品;④中药注射剂;⑤中药、化学药组成的复方制剂;⑥麻醉药品、精神药品、医疗用毒性药品、放射性药品;⑦其他不符合国家有关规定的制剂。

医疗机构配制制剂应严格执行经批准的质量标准,并不得擅自变更工艺、处方、配制地点和委托配制单位。需变更的,应提出补充申请,经批准后方可执行。

医疗机构制剂批准文号的有效期为 3 年。有效期届满需继续配制的,应在有效期届满前 3 个月提出再注册申请,报送有关资料。

（二）调剂使用与监督管理

国家药监局负责全国医疗机构制剂配制的监督管理工作。省级药监局负责本行政区域医疗机构制剂配制的监督管理工作。

医疗机构制剂一般不得调剂使用。发生灾情、疫情、突发事件或临床急需而市场没有供应时，需要调剂使用的，属省级行政区域内调剂的，须经所在地省级药监局批准；属国家药监局规定的特殊制剂以及省级行政区域之间调剂的，须经国家药监局批准。医疗机构制剂的调剂使用，不得超出规定的期限、数量和范围。

医疗机构配制的制剂，必须按规定进行质量检验，凭执业医师处方在本医疗机构使用。医疗机构制剂不得在市场上销售或变相销售，不得发布医疗机构制剂广告。

知识拓展

《医疗机构制剂注册管理办法》修改要点

2015年国家药监局起草了《医疗机构制剂注册管理办法（征求意见稿）》，对医院制剂（尤其是中药制剂）的注册管理做出了更细致的规定。其内容变化要点如下：

(1)中药制剂在本医疗机构使用满5年可免报主要药效学试验资料及文献资料、药物单次给药毒性试验资料、药物重复给药毒性试验资料及文献资料、临床研究方案、临床研究总结等，但需要提供在本医疗机构连续使用5年以上的文字证明资料（如医师处方、科研课题记录、临床调剂记录等），并提供100例以上相对完整的临床病历，同时列出不作为医疗制剂管理的三种情况：①中药加工成细粉，临用时加水、酒、醋、蜜、麻油等中药传统基质调配、外用，在医疗机构内由医务人员调配使用；②鲜药榨汁；③受患者委托，按医师处方（一人一方）应用中药传统工艺加工而成的制品。

以上内容亦在2010年《关于加强医疗机构中药制剂管理的意见》中有所体现。

(2)如果处方组成含有法定标准中标识有毒性及现代毒理学证明有毒性的药材，或者处方组成含有"十八反""十九畏"配伍禁忌，或者处方中的药味用量超过药品标准规定的，需报送药物单次给药毒性试验资料及文献资料、药物重复给药毒性试验资料及文献资料。

(3)新批准文号格式增加变态反应原（生物制品）代码：X药制字H（Z或S）＋4位年号＋4位流水号。

(4)医疗机构制剂批准文号有效期延长至5年，而有效期届满需要继续配制的申请时间由有效期届满前3个月调整到有效期届满前6个月。

(5)调剂使用的规定由审批制改为备案制。原属国家药监局规定的特殊制剂及省级之间医疗机构制剂调剂的，无需经国家药监局批准，改由总局委托省级药监局承担审批工作，由调剂双方所在地省级药监局批准，只需在国家药监局备案。

三、医疗机构制剂配制质量管理规范

医疗机构配制制剂应遵守《医疗机构制剂配制质量管理规范》。该规范是医疗机构制剂配制质量管理的基本准则，适用于制剂配制的全过

【9-12】案例思考

程。该规范共 11 章,68 条,具体内容包括总则、机构与人员、房屋与设施、设备、物料、卫生、文件、配制管理、质量管理与自检、使用管理和附则。

第六节　药物临床应用管理

药物临床应用是使用药物进行预防、诊断和治疗疾病的医疗过程。医师和药学专业技术人员在药物临床应用时须遵循安全、有效、经济、合理的原则。

【9-13】教学课件

一、药物临床应用管理的相关规定

2011 年,卫生部、国家中医药管理局等联合印发《医疗机构药事管理规定》,明确、具体地规定了"药物临床应用管理"的内容。

药物临床应用管理是对医疗机构临床诊断、预防和治疗疾病用药全过程实施监督管理。医疗机构应遵循安全、有效、经济、合理的用药原则,尊重患者对药品使用的知情权和隐私权。

(1)依据国家基本药物制度,抗菌药物临床应用指导原则和中成药临床应用指导原则,制定本机构基本药物临床应用管理办法,建立并落实抗菌药物临床应用分级管理制度。

(2)建立由医师、临床药师和护士组成的临床治疗团队,开展临床合理用药工作。

(3)遵循有关药物临床应用指导原则、临床路径、临床诊疗指南和药品说明书等合理使用药物;对医师处方、用药医嘱的适宜性进行审核。

(4)配备临床药师。临床药师应全职参与临床药物治疗工作,对患者进行用药教育,指导患者安全用药。

(5)建立临床用药监测、评价和超常预警制度,对药物临床使用安全性、有效性和经济性进行监测、分析、评估,实施处方和用药医嘱点评与干预。

(6)建立药品不良反应、用药错误和药品损害事件监测报告制度。医疗机构临床科室发现药品不良反应、用药错误和药品损害事件后,应当积极救治患者,立即向药学部门报告,并做好观察与记录。医疗机构应当按照国家有关规定向相关部门报告药品不良反应,用药错误和药品损害事件应当立即向所在地县级卫生行政部门报告。

(7)结合临床和药物治疗,开展临床药学研究工作,并提供必要的工作条件,制定相应管理制度,加强领导与管理。

二、抗菌药物临床应用管理

为加强医疗机构抗菌药物临床应用管理,规范抗菌药物临床应用行为,提高抗菌药物临床应用水平,促进临床合理应用抗菌药物,控制细菌耐药,保障医疗质量和医疗安全,卫生部颁布了《抗菌药物临床应用管理办法》(卫生部令第 84 号),自 2012 年 8 月 1 日起施行。

(一)抗菌药物的分级管理

根据安全性、疗效、细菌耐药性、价格等因素,将抗菌药物分为三级,即非限制使用级、限制使用级、特殊使用级。

(1)非限制使用级抗菌药物,是指长期临床应用证明安全、有效,对细菌耐药性影响较小,价格相对较低的抗菌药物。

(2)限制使用级抗菌药物,是指经长期临床应用证明安全、有效,对细菌耐药性影响较大,或者价格相对较高的抗菌药物。

(3)特殊使用级抗菌药物,是指具有以下情形之一的抗菌药物:①具有明显或严重不良反应,不宜随意使用的抗菌药物;②需要严格控制使用,避免细菌过快产生耐药的抗菌药物;③疗效、安全性方面的临床资料较少的抗菌药物;④价格昂贵的抗菌药物。

抗菌药物分级管理目录由各省级卫健委制定,报国家卫健委备案。

(二)抗菌药物临床应用管理的组织机构和职责

医疗机构主要负责人是本机构抗菌药物临床应用管理的第一责任人。

医疗机构应建立本机构抗菌药物管理工作制度,设立工作机构或配备专(兼)职人员负责本机构的抗菌药物管理工作。

医疗机构抗菌药物管理工作机构或专(兼)职人员的主要职责是:①贯彻执行抗菌药物管理相关的法律、法规、规章,制定本机构抗菌药物管理制度并组织实施;②审议本机构抗菌药物供应目录,制定抗菌药物临床应用相关技术性文件,并组织实施;③对本机构抗菌药物临床应用与细菌耐药情况进行监测,定期分析、评估、上报监测数据并发布相关信息,提出干预和改进措施;④对医务人员进行抗菌药物管理相关法律、法规、规章制度和技术规范培训,组织对患者合理使用抗菌药物的宣传教育。

二级以上医院应设置感染性疾病科,配备感染性疾病专业医师,负责对临床科室抗菌药物临床应用进行技术指导。应配备抗菌药物等相关专业的临床药师,负责对抗菌药物临床应用提供技术支持,指导患者合理使用抗菌药物。应根据实际需要,建立符合生物安全要求的临床微生物室,开展微生物培养、分离、鉴定和药物敏感试验等工作,提供病原学诊断和细菌耐药技术支持。

(三)抗菌药物临床应用管理的具体规定

医疗机构应严格执行《处方管理办法》《医疗机构药事管理规定》《抗菌药物临床应用指导原则》《国家处方集》等相关规定及技术规范,加强对抗菌药物遴选、采购、处方、调剂、临床应用和药物评价的管理。

1. 抗菌药物供应目录　医疗机构按照省级抗菌药物分级管理目录,制定本机构抗菌药物供应目录,并向核发其《医疗机构执业许可证》的卫生行政部门备案。抗菌药物供应目录包括采购抗菌药物的品种、品规。未经备案的,医疗机构不得采购。

医疗机构严格控制抗菌药物供应目录的品种数量。同一通用名称抗菌药物品种,注射剂型和口服剂型各不得超过2种。具有相似或相同药理学特征的抗菌药物不得重复列入供应目录。确因临床工作需要,抗菌药物品种和品规数量超过规定的,向卫生行政部门详细说明原因和理由;说明不充分或理由不成立的,不得接受备案。

医疗机构定期调整抗菌药物供应目录品种结构,并于每次调整后15个工作日内向卫生行政部门备案。调整周期原则上为2年,最短不得少于1年。

2. 抗菌药物采购供应　医疗机构抗菌药物由药学部门统一采购供应,其他科室或部门不得从事抗菌药物的采购、调剂活动。临床上不得使用非药学部门采购供应的抗菌药物。

因特殊治疗需要,医疗机构需使用本机构抗菌药物供应目录以外抗菌药物的,可以启动临时采购程序:由临床科室提出申请,说明申请购入抗菌药物名称、剂型、规格、数量、使用对象和使用理由,经审核同意后,由药学部门临时一次性购入使用。

医疗机构严格控制临时采购抗菌药物品种和数量,同一品种启动临时采购程序原则上每年不得超过 5 例次;如超过 5 例次,应讨论是否列入抗菌药物供应目录。调整后的抗菌药物供应目录总品种数不得增加。每半年将抗菌药物临时采购情况向卫生行政部门备案。

3. 抗菌药物遴选和定期评估制度 医疗机构遴选和新引进抗菌药物品种,应由临床科室提交申请报告,经药学部门提出意见后,由抗菌药物管理工作组审议同意,并经药事管理与药物治疗学委员会审核同意后,可列入采购供应目录。

抗菌药物品种或品规存在安全隐患、疗效不确定、耐药率高、性价比差或违规使用等情况的,临床科室、药学部门、抗菌药物管理工作组可以提出清退或更换意见。清退意见经工作组同意后执行,报委员会备案;更换意见经委员会讨论通过后执行。清退或更换的抗菌药物品种或品规原则上 12 个月内不得重新进入供应目录。

4. 抗菌药物的处方权限 高级职称的医师,可授予特殊使用级抗菌药物处方权;中级以上职称的医师,可授予限制使用级抗菌药物处方权;初级职称的医师,在乡、民族乡、镇、村的医疗机构独立从事一般执业活动的执业助理医师及乡村医生,可授予非限制使用级抗菌药物处方权。药师经培训并考核合格后,方可获得抗菌药物调剂资格。

二级以上医院应定期对医师和药师进行抗菌药物临床应用知识和规范化管理的培训。医师经本机构培训并考核合格后,方可获得相应处方权。其他医疗机构依法享有处方权的医师、乡村医生和从事处方调剂工作的药师,由县级以上卫生行政部门组织相关培训、考核。经考核合格的,授予抗菌药物处方权或调剂资格。

因抢救生命垂危的患者等紧急情况,可以越级使用抗菌药物,应详细记录用药指征,并于 24 小时内补办必要手续。

5. 抗菌药物的临床应用监测 医疗机构制定并严格控制门诊患者静脉输注使用抗菌药物比例。村卫生室、诊所和社区卫生服务站使用抗菌药物开展静脉输注活动,应当经县级卫生行政部门核准。

医疗机构应开展抗菌药物临床应用监测工作,分析本机构及临床各专业科室抗菌药物使用情况,评估抗菌药物使用适宜性;对抗菌药物使用趋势进行分析,对抗菌药物不合理使用情况及时采取有效干预措施。

应开展细菌耐药监测工作,建立细菌耐药预警机制,并采取相应措施。

应建立本机构抗菌药物临床应用情况排名、内部公示和报告制度。应按照要求对临床科室和医务人员抗菌药物临床应用情况进行汇总,并向卫生行政部门报告。非限制使用级抗菌药物临床应用情况,每年报告一次;限制使用级和特殊使用级抗菌药物临床应用情况,每半年报告一次。

三、临床药学服务

(一)临床药学与临床药师

临床药学(clinical pharmacy)是以生物药剂学和药物代谢动力学为基础理论支持,以合理用药为核心研究内容,通过药师深入临床、参与临床药物治疗等模式,探讨药物应用规律,保证患者合理用药,提高药物治疗水平,达到药物使用安全、有效、经济的目的。

临床药学工作的开展可以为医疗机构创造良好的社会效益和经济效益,直接减少药品不良反应对患者造成的伤害和经济损失,也减少了医疗资源的浪费。

临床药师(clinical pharmacist)是指具有系统的临床药学专业及相关专业知识和技能,直接参与临床药物治疗,促进药物合理应用,保护患者用药安全,提供药学服务的药学专业技术人员。

临床药师是医院药学中的一个新型工作岗位,是伴随着医院药学工作模式的转变、临床药学学科的发展、临床药学工作的开展,特别是药学服务需求而产生的。

(二)临床药学服务的内容

1. 临床药学服务的概念与发展　临床药学服务(clinical pharmacy service,CPS)是医院药学发展到一定阶段为患者提供全新模式的服务,要求临床药师应用药学专业知识,向医生、护士和患者提供个体化的合理用药指导,从而最大限度地提高药物疗效,减少不良反应的发生。

临床药学服务的发展经历了三个阶段:①以医院药学服务为主的临床药学阶段。②参与患者的具体药物治疗的临床药学向临床保健的过渡时期。③以患者为中心开展全方位药学服务的药学服务(或药学保健)阶段。

2. 临床药学服务的任务　随着我国经济和社会环境的不断改善,公众生活水平的不断提高,对医疗保健包括药学服务的水平提出了更高的要求,一些大型综合医疗机构不同程度地开展了临床药学服务。其具体任务包括以下内容:

(1)深入临床,参与药物治疗　这是临床药物服务最基本、最重要的工作。临床药师深入临床一线,参与查房、会诊、病案讨论等,参与制订、设计治疗用药计划,并对药物治疗的全过程进行监护和处理。

(2)治疗药物监测(therapeutic drug monitoring,TDM)　治疗药物监测是指导药物个体化、提高医疗服务质量的有效途径,对临床药物的合理应用起至关重要的指导作用,需要配备专门的仪器设备、实验室和技术人员来承担此项任务。

(3)药品不良反应监测　医疗机构是药品不良反应监测的重要场所,药师通过药品不良反应监测报告,把分散的不良反应病例资料汇集起来,进行因果关系的分析和评价。

(4)处方分析　这是一项回顾性研究。临床药师通过处方调查和分析,掌握本单位或本地区的用药情况,了解药品的动态消耗规律;可进行不同时期和不同单位之间的比较,评价药物使用的合理性,并发现和查找存在的问题,为今后合理用药提供依据。

(5)药物利用研究　临床药师从经济学角度出发,结合临床疗效,可针对某一类药物,或具有某些特性的药物,或某一疾病的药物治疗方案进行对照和评价,探讨其使用的合理性,对节约卫生资源、药品使用的社会和经济效益进行综合评估。

(6)药学信息服务　正确的药学信息服务是医疗机构开展临床药学工作和实施临床药学管理必不可少的基础性工作,是药师工作的重要组成部分。

　思考题

1.什么是医疗机构药事管理?医疗机构药师的工作职责有哪些?

2.画出调剂流程图,说明药师应在哪些环节发挥作用。

3. 什么是处方？如何进行处方审查？

4.不得作为医疗机构制剂的情形有哪些？

5.医疗机构购进药品有哪些规定？药品储存和养护的措施有哪些？

6.抗菌药物临床应用管理一般分为哪几类？

7.请简述医疗机构药品分级管理的内容。

8.什么是静脉用药集中调配？对其人员配置有哪些规定？

9.医疗机构临床药学服务有哪些内容？

（孙李丹　张慧　黄越燕）

【9-14】课堂练习

【9-15】教学视频

第十章

药品上市后监督管理

学习导航

1. **掌握** 药品不良反应相关概念,药品不良反应报告与监测的范围、程序、处置,药品召回的概念、分级和程序。
2. **熟悉** 我国药品上市后评价、药物警戒。
3. **了解** 药品不良反应评价与控制。
4. **能力** 学会开展药品不良反应报告与监测、药品召回、药品上市后评价等工作。

第一节 药品不良反应报告与监测管理

随着新药开发不断增多,以及世界范围内发生的严重药害事件不断增加,药品安全的重要性日益突出,全面促进了旨在提升药品安全监管的一系列法律法规的诞生。据世界卫生组织(WHO)统计,全球每年住院患者中有 10%～20% 发生药品不良反应,其中 5% 患者因此而死亡。从 20 世纪 60 年代开始,世界卫生组织建议开展国际药物监测计划(International Drug Monitoring Programme),并于 1970 年在日内瓦成

【10-1】教学课件

立了国际药物监测合作中心(Collaborating Centre for International Drug Monitoring),1997 年更名为乌普沙拉监测中心(Uppsala Monitoring Center,UMC)。各成员国需要提交药品不良反应的个体案例安全报告数据到监测合作中心的全球数据库。2004 年,我国食药监局颁布了《药品不良反应和监测管理办法》。2019 年版《药品管理法》规定"药品上市许可持有人应当开展药品上市后不良反应监测,主动收集、跟踪分析疑似药品不良反应信息,对已识别风险的药品及时采取风险控制措施"。

药品不良反应报告和监督管理的意义在于:①更加注重科学合理用药,保障人民群众用

药安全;②增强企业的安全隐患意识与高度责任感;③为评价、整顿、淘汰药品提供依据,推动指导新药研发;④减少医疗纠纷的发生,构建和谐医患关系。

一、药品不良反应的定义及分类

(一)药品不良反应相关定义

1. 药品不良反应(adversedrug reaction,ADR) 是指合格药品在正 【10-2】拓展信息 常用法用量下出现的与用药目的无关的有害反应。该定义将药品不良反应定为药品天然风险范畴,而不包括不合格药品(如假药、劣药)及非正常使用(如超剂量)情况下所产生的药品不良事件。

世界卫生组织对 ADR 的定义:在预防、诊断、治疗疾病或改变生理功能的过程中,人接受正常剂量的药物时出现的任何有害的且不期望的反应。

2. 药品不良事件(adverse drug event,ADE) 是指药品治疗过程中所发生的任何不良医疗事件,该事件不一定与药物治疗有因果关系。为了最大限度地降低人群的用药风险,本着"可疑即报"原则,对有重要意义的药品不良事件也要进行监测。

3. 新的药品不良反应 是指药品说明书中未载明的不良反应。说明书中已有描述,但不良反应发生的性质、程度、后果或频率与说明书描述不一致或者更严重的,按照新的药品不良反应处理。

4. 严重药品不良反应 是指因使用药品引起以下损害情形之一的反应:①导致死亡;②危及生命;③致癌、致畸、致出生缺陷;④导致显著的或永久的人体伤残或器官功能的损伤;⑤导致住院或住院时间延长;⑥导致其他重要医学事件,如不进行治疗可能出现上述所列情况的。

5. 药品群体不良事件 是指同一药品在使用过程中,在相对集中的时间、区域内,对一定数量人群的身体健康或生命安全造成损害或威胁,需要予以紧急处置的事件。

6. 药品不良反应报告与监测 是指药品不良反应的发现、报告、评价和控制的过程。

7. 药源性疾病(drug induced disease,DID) 指在用药过程中,因为药物不良反应所造成机体组织或器官发生功能性、器质性损害及由此出现各种临床的异常症状。

知识拓展

药品不良反应与药品不良事件的区别

药品不良反应排除了意向性和意外超剂量用药与用药不当所致的不良后果,既不包括误用、滥用药品、给药剂量不当、患者不依从等情况而引起的反应,也不同于医疗事故及因药品质量问题(假药、劣药)而引起的有害反应。

药品不良事件包括了药品不良反应,既包括药品常规使用、滥用、误用、故意使用、药品相互作用等所引起的各种不良后果,也包括用药错误及因药品质量问题而引起的有害反应。

两者的主要区别见表 10-1。

药品不良反应与药品不良事件的区别

项目	药品不良反应	药品不良事件
药品质量	合格药品	合格药品和(或)不合格药品
用法用量	正常用法、正常剂量	不强调与用法、剂量的关系
因果关系	药品与不良反应有因果关系	药品与不良事件未必有因果关系
用药行为	排除了意向性和意外性过量用药与用药不当的行为	不排除意向性和意外性过量用药与用药不当行为
风险责任	不属医疗纠纷,不承担赔偿责任	常规使用合格药品,且药品与事件有因果关系,不属医疗纠纷;误用、滥用、故意使用、使用不合格药品等的后果若因医方导致,可能属于医疗纠纷范畴

(二)药品不良反应分类

1. 通常根据与药理作用的关系,分为三类

(1)A 型药品不良反应(量变型异常)　由于药物本身的药理作用增强和持续所致,反应程度与药物剂量或合并用药有关。容易预测,发生率高而死亡率低。包括药物的副作用、毒性反应、首剂效应、后遗效应、继发反应、停药反应、药物依赖性等。

(2)B 型药品不良反应(质变型异常)　与药物的药理作用和剂量无关的异常反应。一般难以预测,常规毒理筛选难以发现,发生率低而死亡率高,可能由用药者特异敏感体质引起。包括变态反应、特异质反应。

(3)C 型药品不良反应(迟现型异常)　一般在长期用药后出现,潜伏期长,没有明确的时间关系。难以预测,非特异性,机制复杂,有待进一步研究。包括致畸、致癌、致突变。

2. WHO 根据首字母记忆法,分为六类　WHO 国际药物监测合作中心以首字母记忆法将药品不良反应分为:A 类,剂量相关型(Augmented,剂量增大);B 类,剂量无关型(Bizarre,异乎寻常);C 类,剂量相关和时间相关型(Chronic,慢性);D 类,时间相关型(Delayed,迟发);E 类,停药型(End of use,终止使用);F 类,治疗失败型(Failure)

3. 根据药品不良反应的发生频率分类　国际医学科学组织委员会(CIOMS)推荐使用下列术语和百分率来表示药品不良反应发生频率:很常见(十分常见)(≥10%);频繁(常见)(1%~10%,含 1%);不常见(偶见)(0.1%~1%,含 0.1%);罕见(0.01%~0.1%,含 0.01%);非常罕见(十分罕见)(<0.01%)

(三)药物警戒与药品不良反应监测的关系

1. 药物警戒的定义与发展　药物警戒(pharmacovigilance,PV)的概念最早于 1974 年由法国医药学家提出,意为"监视、守卫,时刻准备应付可能来自药物的危害"。2002 年,WHO 将药物警戒定义为:发现、评价、认识和预防药品不良反应或其他任何与药物相关问题的科学活动。

【10-3】知识链接

早期药物警戒活动主要围绕药品不良反应监测展开,以规范药品不良反应和不良事件的信息收集,促进国家间报告的交流和传输等为工作重点。随着医药技术发展及公众对药品安全要求的提高,药物警戒的内涵和范围不断扩展。2004 年,人用药品注册技术国际协调会(ICH)发布的《药物警戒计划》正式将上市前药品安全评估与上市后监测整合到药物警戒活动范围中。药物警戒的工作内容从最初的药品不良反应被动监测,发展为主动地、系统地、持续地进行风险管理的一种活动和理念,即在产品生命周期的全过程中,主动地综合运用科学手段来发现、评估、沟通风险信息,实现药品风险最小化,并通过广泛的社会合作和恰当的沟通,将药品安全信息正确地传播给公众。

目前药物警戒关注的范围包括:①药品不良反应;②药物误用或用药差错;③药物滥用;④假药和劣药;⑤药物和器械(材)的用法错误;⑥过期药品;⑦用药剂量不当(过量或不足);⑧无足够依据扩展适应症;⑨不良的药物相互作用或药—食相互作用;⑩与药品相关的死亡率等。

我国引入药物警戒的概念较晚,目前正处于整合、理顺阶段。2019 年版《药品管理法》明确提出,国家建立药物警戒制度,对药品不良反应及其他与用药有关的有害反应进行监测、识别、评估和控制。

【10-4】知识链接

2. 药物警戒与药品不良反应监测的差别 药物警戒与药品不良反应监测的最终目的都是提高临床合理用药水平,保障公众用药安全,改善人民群众健康状况。但药物警戒扩展了监测的范围,贯穿于药物发展全过程。药物警戒与药品不良反应监测的差异,详见表 10-1。

表 10-1 药物警戒与药品不良反应监测的差异

不同点	药品不良反应监测	药物警戒
监测对象	合格药品在正常用法用量情况下出现的无关的或意外的有害反应	除 ADR,还包括药物治疗错误、药物滥用等其他安全问题
目的	发现信号,尽早识别新的药品不良反应	监测以减少、避免可能发生的任何药源性损害,增加与公众的沟通
特点	被动地收集、分析和监测 ADR 信息	主动开展药品安全性评价相关工作
监测期限	在药品上市后进行	贯穿于药品研制、上市及上市后评价、撤市乃至淘汰的整个生命周期
研究方法	自发报告、集中监测、处方事件监测、数据库链接等方法	除前者外,还包括比较性的观察研究、定向临床调查、描述性研究等

二、药品不良反应报告和监测

(一)我国药品不良反应监测制度的发展

我国药品不良反应监测工作始于 20 世纪 80 年代。1988 年,卫生部在北京、上海等地的 14 个医疗机构进行药品不良反应监测试点工作。【10-5】拓展信息 1998 年,我国正式加入 WHO 国际药品监测合作中心,成为第 68 个成员国。1998 年,国家药监局、卫生部颁布了《药品不良反应监测管理办法》(试行)。2001 年修订的《药品管理法》明确规定"国家实行药品不良反应报告制度",标志着我国药品不良反应监测制度正式建立。

近年来,药品不良反应报告和监测工作迅速发展,经过两次修订和完善,卫生部正式颁布第 81 号令《药品不良反应报告和监测管理办法》,自 2011 年 7 月 1 日起实施,推动了我国药品不良反应监测工作向纵深发展。本办法共 8 章 67 条,包括总则、职责、报告与处置、重点监测、评价与控制、信息管理、法律责任和附则。

2019 年版《药品管理法》对涉及药品不良反应报告与监测的内容进行了明确规定："药品上市许可持有人应当开展药品上市后不良反应监测,主动收集、跟踪分析疑似药品不良反应信息,对已识别风险的药品及时采取风险控制措施",并对相应的违法行为作了处罚规定。

为进一步完善药品不良反应监测制度,落实药品上市许可持有人不良反应报告主体责任,国家药监局发布了 2018 年第 66 号令《关于药品上市许可持有人直接报告不良反应事宜的公告》,实行药品上市许可持有人直报制度,自 2019 年 1 月 1 日起实施。

(二)药品不良反应监测管理部门、机构与职责

1. 管理部门　国家药品监督管理部门主管全国药品不良反应报告和监测的管理工作,地方各级(包括省级、设区的市级、县级)药品监督管理部门负责本行政区域内药品不良反应报告和监测的管理工作。主要职责包括:制定管理规定和政策;联合卫生行政部门调查群体不良事件;采取紧急控制措施;通报 ADR 报告监测工作情况;组织检查企业及医疗机构的 ADR 报告和监测工作开展情况;组织宣传、培训工作。

县级以上卫生行政部门应加强对医疗机构临床用药的监督管理,在职责范围内依法对已确认的严重药品不良反应或药品群体不良事件采取相关的紧急控制措施。

2. 监测机构　国家药品不良反应监测中心负责全国药品不良反应报告和监测的技术工作,履行以下主要职责:①承担国家 ADR 报告和监测资料的收集、评价、反馈和上报,以及全国 ADR 监测信息网络的建设和维护;②制定 ADR 报告和监测的技术标准和规范,对地方各级 ADR 监测机构进行技术指导;③组织开展严重 ADR 的调查和评价,协助有关部门开展药品群体不良事件的调查;④发布 ADR 警示信息;⑤承担 ADR 报告和监测的宣传、培训、研究和国际交流工作。

省级药品不良反应监测机构负责本行政区域内的药品不良反应报告和监测的技术工作,履行以下主要职责:①承担本行政区域内 ADR 报告和监测资料的收集、评价、反馈和上报,以及 ADR 监测信息网络的维护和管理;②对设区的市级、县级 ADR 监测机构进行技术指导;③组织开展本行政区域内严重 ADR 的调查和评价,协助有关部门开展药品群体不良事件的调查;④组织开展本行政区域内 ADR 报告和监测的宣传、培训工作。

设区的市级、县级药品不良反应监测机构负责本行政区域内药品不良反应报告和监测资料的收集、核实、评价、反馈和上报;开展本行政区域内严重 ADR 的调查和评价;协助有关部门开展药品群体不良事件的调查;承担 ADR 报告和监测的宣传、培训等工作。

(三)药品不良反应报告和处置

1. 报告主体　药品生产企业(包括进口药品的境外制药厂商)、药品经营企业、医疗机构是我国药品不良反应报告制度的法定报告主体,应建立药品不良反应报告和监测管理制度,建立并保存 ADR 报告和监测档案。

药品生产企业应设立专门机构并配备专职人员,药品经营企业和医疗机构应设立或指定机构并配备专(兼)职人员,承担本单位的 ADR 报告和监测工作。从事药品不良反应报告和监测的工作人员应具有医学、药学、流行病学或统计学等相关专业知识,具备科学分析评价 ADR 的能力。

此外,国家鼓励公民、法人和其他组织报告药品不良反应。

　　药品生产、经营企业和医疗机构应配合药品监管部门、卫生行政部门和药品不良反应监测机构对药品不良反应或群体不良事件的调查，并提供调查所需的资料。

　　随着药品上市许可持有人制度（MAH）的落地实施，药品不良反应的报告主体将成为MHA。MAH负责承担上述药品生产企业的职责，应当指定药品不良反应监测负责人，设立专门机构，配备专职人员，建立健全相关管理制度，直接报告药品不良反应，持续开展药品风险获益评估，采取有效的风险控制措施。

　　2. 基本要求　药品生产、经营企业和医疗机构获知或发现可能与用药有关的不良反应，应通过国家药品不良反应监测信息网络报告；不具备在线报告条件的，应通过纸质报表报所在地 ADR 监测机构，由其代为在线报告。报告内容应真实、完整、准确。

　　个人发现新的或严重的药品不良反应，可以向经治医师报告，也可以向药品生产、经营企业或当地的 ADR 监测机构报告，必要时提供相关的病历资料。

　　根据国家药监局《关于药品上市许可持有人直接报告不良反应事宜的公告》（2018 年第 66 号令）的规定，药品上市许可持有人应当建立面向医生、药师和患者的有效信息收集途径，主动收集临床使用、临床研究、市场项目、学术文献以及持有人相关网站或者论坛涉及的不良反应信息。

【10-6】知识链接

　　境内发生的严重不良反应应当自严重不良反应发现或获知之日起15 日内报告，死亡病例及药品群体不良事件应当立即报告，其他不良反应应当在 30 日内报告。持有人应当对严重不良反应报告中缺失的信息进行随访，对死亡病例开展调查并按要求提交调查报告。

　　境外发生的严重不良反应应当自持有人发现或获知严重不良反应之日起 15 日内报告，其他不良反应纳入药品定期安全性更新报告中。

【10-7】拓展信息

　　3. 报告范围　药品上市许可持有人应当按照可疑即报原则，报告发现或获知的药品不良反应。报告范围包括患者使用药品出现的与用药目的无关且无法排除与药品存在相关性的所有有害反应，其中包括因药品质量问题引起的或者可能与超适应症用药、超剂量用药、禁忌症用药等相关的有害反应。

　　4. 报告程序

　　（1）境内报告程序　根据药品不良反应的类型和情形，分别按照规定程序和时限，由药品上市许可持有人（含药品生产企业）、药品经营企业、医疗机构或个人，向各级 ADR 监测中心报告并作出评价，流程详见图 10-1。

　　根据国家药监局 2018 年第 66 号文件的规定，持有人应按照可疑即报原则，直接通过国家药品不良反应监测系统报告发现或获知的药品不良反应。医疗机构及个人保持原途径报告不良反应，也可向持有人直接报告。药品经营企业直接向持有人报告。国家药品不良反应监测系统将及时向持有人反馈收集到的药品不良反应信息，持有人应对反馈的药品不良反应信息进行分析评价，并按个例不良反应的报告范围和时限上报。

　　此外，当发生药品群体不良事件时，除了立即报告外，各级药监局和卫健委还应联合组织开展现场调查，并采取相关救治措施及必要的紧急控制措施。

　　（2）境外报告程序　进口药品和国产药品在境外发生的严重药品不良反应，应按照规定进行报告，流程详见图 10-2。

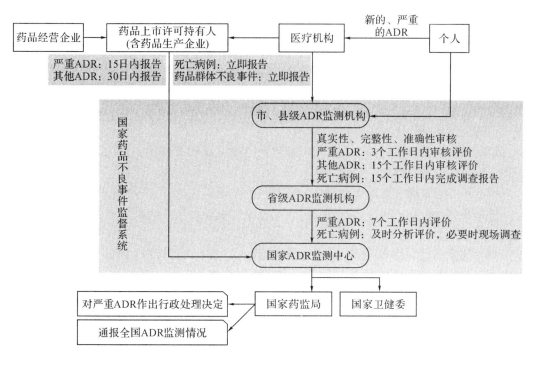

图 10-1　境内报告程序

（注：根据卫生部第 81 号令、国家药监局第 66 号令总结）

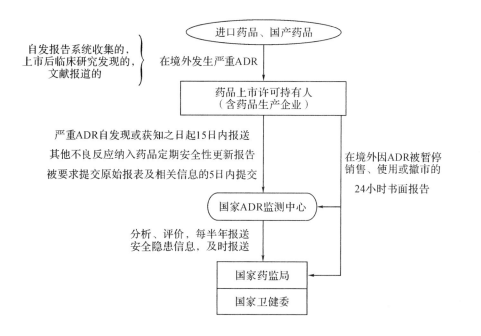

图 10-2　境外发生的严重药品不良反应报告程序

（注：根据卫生部第 81 号令、国家药监局第 66 号令总结）

5. 定期安全性更新报告 药品生产企业应对本企业生产药品的不良反应报告和监测资料进行定期汇总分析,汇总国内外安全性信息,进行风险和效益评估,撰写定期安全性更新报告。

设立新药监测期的国产药品,应自取得批准证明文件之日起每满1年提交一次定期安全性更新报告,直至首次再注册,之后每5年报告一次;其他国产药品,每5年报告一次。首次进口的药品,自取得进口药品批准证明文件之日起每满一年提交一次定期安全性更新报告,直至首次再注册,之后每5年报告一次。

定期安全性更新报告的汇总时间以取得药品批准证明文件的日期为起点计,上报日期应当在汇总数据截止日期后60日内。

国产药品的定期安全性更新报告向药品生产企业所在地省级药品不良反应监测机构提交。进口药品(包括进口分包装药品)的定期安全性更新报告向国家药品不良反应监测中心提交。

根据国家药监局2018年第66号文件的规定,药品上市许可持有人应当汇总年度情况,包括企业年度药品不良反应监测体系运行情况、不良反应报告情况、风险识别与控制情况、上市后研究情况等信息,并于每年3月31日前向省级药品不良反应监测机构提交上一年度总结报告。除了《药品上市后不良反应监测年度报告》外,持有人应当按上述规定要求做好药品定期安全性更新报告的撰写及上报工作。

6. 药品重点监测 药品重点监测是指为进一步了解药品的临床应用和不良反应发生情况,研究不良反应的发生特征、严重程度、发生率等而开展的药品安全性监测活动。

(1)重点监测对象 药品生产企业应经常考察本企业生产药品的安全性,对新药监测期内的药品和首次进口5年内的药品,应开展重点监测,并按要求对监测数据进行汇总、分析、评价和报告;对本企业的其他药品,应根据安全性情况主动开展重点监测。

(2)重点监测管理 省级以上药监局根据药品临床使用和不良反应监测情况,可以要求药品生产企业对特定药品进行重点监测;必要时,也可直接组织药品不良反应监测机构、医疗机构和科研单位开展药品重点监测。省级以上药监局可以联合同级卫健委指定医疗机构作为监测点,承担药品重点监测工作。

省级以上药品不良反应监测机构负责对药品生产企业开展的重点监测进行监督、检查,并对监测报告进行技术评价。

(四)药品不良反应评价与控制

1. 报告主体的评价与控制 药品上市许可持有人应及时对发现或获知的个例药品不良反应进行评价,定期对药品不良反应监测数据、临床研究、文献等资料进行评价;发现新的且严重不良反应、报告数量异常增长或出现批号聚集性趋势等,应予以重点关注;定期全面评价药品的安全性,识别药品潜在风险,研究风险发生机制和原因,主动开展上市后研究,持续评估药品的风险与获益。

持有人应根据分析评价结果,判断风险程度,制定积极有效的风险控制措施。

发现说明书未载明的不良反应,应及时进行分析评价。对需要提示患者和医务人员的安全性信息及时修改说明书和标签,开展必要的风险沟通;对存在严重安全风险的品种,应制订并实施风险控制计划,采取限制药品使用,主动开展上市后研究,暂停药品生产、销售、使用或召回等风险控制措施;对评估认为风险大于获益的品种,应主动申请注销药品批准证明文件。

对提示药品可能存在质量安全问题的,持有人必须立即采取暂停生产、销售、使用或召回等措施,并积极开展风险排查。对其中造成严重人身伤害或死亡的严重不良反应,持有人必须立即采取措施妥善处理。

持有人采取的风险控制措施应向省级药监局报告,并向省级 ADR 监测机构报告不良反应详细情况及风险评估情况。对于持有人采取的修改说明书,以及暂停药品生产、销售、使用或召回等风险控制措施,持有人应主动向社会公布。

2. 技术与行政监督机构的评价与控制　各级药品不良反应监测技术机构要按照相关规定,做好本行政区域内药品不良反应报告的收集、核实、评价、调查、反馈和上报。省级及以上药品不良反应监测技术机构应对监测数据进行定期分析评估,组织对定期安全性更新报告和年度总结报告进行技术审核,开展不良事件聚集性信号的监测评价,开展不良反应报告的质量评估。

国家药监局根据药品分析评价结果,可以要求企业开展药品安全性、有效性相关研究,必要时,应采取责令修改药品说明书,暂停生产、销售、使用和召回药品等措施,对不良反应大的药品,应撤销药品批准证明文件,并将有关措施及时通报卫健委。

省级药监局要高度重视持有人直接报告不良反应工作,制订年度监督检查计划,将监督检查纳入日常监管工作。组织对持有人及其代理人的药品不良反应监测工作开展日常检查,对其中隐瞒不报、逾期未报告、提供虚假报告等开展重点检查;对发现存在重大安全隐患或违规行为的开展有因检查;对持有人委托开展药品不良反应监测工作的,组织对受托部门进行延伸检查。

(五)药品不良反应信息管理

各级 ADR 监测机构应对收到的 ADR 报告和监测资料进行统计和分析,并以适当形式反馈。国家 ADR 监测中心应根据对 ADR 报告和监测资料的综合分析和评价结果,及时发布 ADR 警示信息。

省级以上药监局应定期发布 ADR 报告和监测情况。对于影响较大并造成严重后果的药品群体不良事件,以及其他重要的 ADR 信息和认为需要统一发布的信息由国家药监局和卫健委统一发布,或授权省级药监局和卫健委发布。

在药品不良反应报告和监测过程中获取的商业秘密、个人隐私、患者和报告者信息应予以保密。鼓励医疗机构、药品生产企业、药品经营企业之间共享 ADR 信息。药品不良反应报告的内容和统计资料是加强药品监督管理、指导合理用药的依据。

【10-8】拓展信息　　　　　【10-9】相关示例　　　　　【10-10】相关示例

(六)法律责任

1. 药品生产企业的法律责任(表 10-2)

表 10-2 药品生产企业的法律责任

依据	行为主体	违法行为	行政处罚
《药品不良反应报告与监测管理办法》	药品生产企业	有下列情形之一的： ①未按规定建立 ADR 报告和监测管理制度，或无专门机构、专职人员负责本单位 ADR 报告和监测工作的； ②未建立和保存 ADR 监测档案的； ③未按要求开展 ADR 或群体不良事件报告、调查、评价和处理的； ④未按要求提交定期安全性更新报告的； ⑤未按要求开展重点监测的； ⑥不配合严重 ADR 或群体不良事件相关调查工作的； ⑦其他违反本办法规定的。	1. 给予警告，责令限期改正； 2. 可以并处 0.5 万～3 万元罚款。
		有前款第④、⑤项情形之一的	按《药品注册管理办法》规定，对相应药品不予再注册。
《药品管理法》	药品上市许可持有人	未照规定开展药品不良反应监测或报告疑似药品不良反应的	1. 责令限期改正，给予警告； 2. 逾期不改正，责令停产停业整顿，并处 10 万～100 万元罚款。

2. 药品经营企业的法律责任(表 10-3)

表 10-3 药品经营企业的法律责任

依据	行为主体	违法行为	行政处罚
《药品不良反应报告与监测管理办法》	药品经营企业	有下列情形之一的： ①无专职或兼职人员负责本单位 ADR 监测工作的； ②未按要求开展 ADR 或群体不良事件报告、调查、评价和处理的； ③不配合严重 ADR 或群体不良事件相关调查工作的。	1. 给予警告，责令限期改正； 2. 逾期不改的，处 3 万元以下罚款。
《药品管理法》	药品经营企业	未按规定报告疑似药品不良反应的	1. 责令限期改正，给予警告； 2. 逾期不改正的，责令停产停业整顿，并处 5 万～50 万元罚款。

3. 医疗机构的法律责任(表 10-4)

表 10-4　医疗机构的法律责任

依据	行为主体	违法行为	行政处罚
《药品不良反应报告与监测管理办法》	医疗机构	有下列情形之一的: ①无专职或者兼职人员负责本单位 ADR 监测工作的; ②未按照要求开展 ADR 或者群体不良事件报告、调查、评价和处理的; ③不配合严重 ADR 和群体不良事件相关调查工作的。	由所在地卫生行政部门 1. 给予警告,责令限期改正; 2. 逾期不改的,处 3 万元以下罚款; 3. 情节严重并造成严重后果的,对相关责任人给予行政处分; 4. 卫生行政部门对医疗机构作出行政处罚,应及时通报同级药监部门。
《药品管理法》	医疗机构	未按照规定报告疑似药品不良反应的	1. 责令限期改正,给予警告; 2. 逾期不改正的,处 5 万~50 万元罚款。

4. 其他法律责任　各级药品监管部门、卫生行政部门和药品不良反应监测机构及其有关工作人员在 ADR 报告和监测管理工作中违反《药品不良反应报告与监测管理办法》,造成严重后果的,依照有关规定给予行政处分。药品生产、经营企业和医疗机构违反相关规定,给药品使用者造成损害的,依法承担赔偿责任。

【10-11】拓展信息

第二节　药品召回管理

【10-12】教学课件

通过上市后药品再评价或药品不良反应监测,对发现存在缺陷的药品采取暂停、召回、撤市和淘汰等措施,是上市后药品监督管理的主要内容。缺陷药品的召回是国际普遍采用的重要制度之一。药品召回,可以有效降低缺陷药品所导致的风险,最大限度地保障公众用药安全;可以强化生产企业第一责任人作用,严格按照 GMP 组织生产,提高企业对药品风险的预警意识,促进医药行业健康发展;也可以规范药品市场秩序,减少行政执法成本和复杂经济纠纷,降低可能发生的更大数额的赔偿。

召回制度最早起源于美国。1966 年,美国立法确立了缺陷汽车的产品召回制度,随后该制度被逐渐引入药品安全监管领域,成为缺陷药品风险控制的有效手段。目前,美国、加拿大、澳大利亚、日本、韩国及欧盟等国家和地区都建立了药品召回制度。

我国对缺陷药品的召回管理起步较晚。国家药品监督管理部门在深入调研和论证的基础上,借鉴发达国家经验,于 2007 年 12 月 10 日颁布并实施《药品召回管理办法》,共计 6 章 40 条。《药品召回管理办法》的公布实施,促使药品召回具有可操作性,标志着我国对缺陷药品的管理进入规范化阶段。

一、药品召回的定义与分类

(一)药品召回的定义

药品召回,是指药品生产企业(包括进口药品的境外制药厂商),按照规定程序收回已上市销售的存在安全隐患的药品。

【10-13】拓展信息

安全隐患,是指由于研发、生产等原因可能使药品具有的危及人体健康和生命安全的危险。

(二)药品召回的类型和等级

1. 药品召回的类型　根据召回是否为药品生产企业自愿,可分为以下两类:

主动召回,是指药品生产企业对收集的信息进行分析,对可能存在安全隐患的药品进行调查评估,发现药品存在安全隐患的,应当决定和实施召回。

责令召回,药品监管部门经过调查评估,认为存在药品安全隐患时,药品生产企业应当召回药品而未主动召回的,责令药品生产企业召回药品。必要时,药品监管部门可以要求药品生产企业、经营企业和使用单位立即停止销售和使用该药品。

2. 药品召回的等级　根据药品安全隐患的严重程度,可分为以下三类:

一级召回,是针对使用该药品可能引起严重健康危害的。

二级召回,是针对使用该药品可能引起暂时的或可逆的健康危害的。

三级召回,是针对使用该药品一般不会引起健康危害,但由于其他原因需要收回的。

药品生产企业应当根据召回等级与药品销售和使用情况,科学设计药品召回计划并组织实施。

二、药品召回管理制度

(一)药品召回的责任主体

药品生产企业作为药品安全第一责任人,是药品召回的主体。药品生产企业应建立和完善药品召回制度,收集药品安全的相关信息,对可能具有安全隐患的药品进行调查、评估,召回存在安全隐患的药品。

进口药品的境外制药厂商在境外实施药品召回的,应及时报告国家药监局;在境内进行召回的,由进口单位按本法规定负责具体实施。

(二)药品召回的协助机构

药品经营企业、使用单位应协助药品生产企业履行召回义务,按照召回计划的要求及时传达、反馈药品召回信息,控制和收回存在安全隐患的药品。药品经营企业、使用单位发现其经营、使用的药品存在安全隐患的,应立即停止销售或使用该药品,通知药品生产企业或供货商,并向药品监督管理部门报告。

药品生产企业、经营企业和使用单位应建立和保存完整的购销记录,保证销售药品的可溯源性。

2019 年版《药品管理法》对药品召回主体作出了新的规定:"药品存在质量问题或其他安全隐患的,药品上市许可持有人应立即停止销售,告知相关药品经营企业和医疗机构停止销售和使用,召回已销售的药品,及时公开召回信息,必要时立即停止生产,并将药品召回和处理情况向省级药监局和卫健委报告。"

(三)药品召回的管理机构

国家药监局监督全国药品召回的管理工作。召回药品的生产企业所在地省级药监局负责药品召回的监督管理工作,其他省级药监局应配合、协助做好药品召回的有关工作。

国家药监局和省级药监局应建立药品召回信息公开制度,采用有效途径向社会公布存在安全隐患的药品信息和药品召回的情况。

(四)药品安全隐患的调查和评估

药品生产企业应建立健全药品质量保证体系和药品不良反应监测系统,收集、记录药品的质量问题与药品不良反应信息,并按规定及时向药品监督管理部门报告。

药品生产企业应对药品可能存在的安全隐患进行调查。药品监督管理部门对药品可能存在的安全隐患开展调查时,药品生产企业应予以协助。药品经营企业、使用单位应配合药品生产企业或药品监督管理部门开展有关药品安全隐患的调查,提供有关资料。药品安全隐患调查的主要内容见表10-5,药品安全隐患评估的主要内容见表10-6。

表 10-5　药品安全隐患调查的主要内容

序号	调查的主要内容
1	已发生药品不良事件的种类、范围及原因
2	药品使用是否符合药品说明书、标签规定的适应症、用法用量的要求
3	药品质量是否符合国家标准、药品生产过程是否符合 GMP 等规定,药品生产工艺与批准的工艺是否一致
4	药品储存、运输是否符合要求
5	药品主要使用人群的构成及比例
6	可能存在安全隐患的药品批次、数量及流通区域和范围
7	其他可能影响药品安全的因素

表 10-6　药品安全隐患评估的主要内容

序号	评估的主要内容
1	该药品引发危害的可能性,以及是否已经对人体健康造成了危害
2	对主要使用人群的危害影响
3	对特殊人群,尤其是高危人群的危害影响,如老年、儿童、孕妇、肝肾功能不全者、外科疾病患者等
4	危害的严重与紧急程度
5	危害导致的后果

三、药品召回的实施

(一)主动召回

1. 启动　药品生产企业应对收集的信息进行分析,对可能存在安全隐患的药品进行调查评估,发现药品存在安全隐患的,应当决定召回。药品生产企业作出药品召回决定后,应制订召回计划并组织实施,在规定时限内通知到有关药品经营企业、使用单位停止销售和使用,同时向所在地省级药监局报告。

2. 实施 药品生产企业在启动药品召回后,在规定时限内应将调查评估报告和召回计划提交给所在地省级药监局备案。若对上报的召回计划进行变更的,应及时报药品监管部门备案。省级药监局应将收到一级药品召回的调查评估报告和召回计划报告国家药监局。

药品生产企业调查评估报告内容见表10-7。药品生产企业召回计划报告内容见表10-8。

表 10-7 药品生产企业调查评估报告内容

序号	调查评估报告内容
1	召回药品的具体情况,包括名称、批次等基本信息
2	实施召回的原因
3	调查评估结果
4	召回分级

表 10-8 药品生产企业召回计划报告内容

序号	召回计划报告内容
1	药品生产销售情况及拟召回的数量
2	召回措施的具体内容,包括实施的组织、范围和时限等
3	召回信息的公布途径与范围
4	召回的预期效果
5	药品召回后的处理措施
6	联系人的姓名及联系方式

省级药监局可以组织专家对药品生产企业提交的召回计划进行评估,认为企业措施不能有效消除安全隐患的,可以要求药品生产企业采取扩大召回范围、缩短召回时间等更有效的措施。

药品生产企业在实施召回的过程中,应定期向所在地省级药监局报告药品召回进展情况。药品生产企业对召回药品的处理应有详细记录,并向药品生产企业所在地省级药监局报告。必须销毁的药品,应在药品监管部门监督下销毁。药品生产企业主动召回过程中采取的措施和时间要求,见表10-9。

表 10-9 药品生产企业主动召回过程中采取的措施和时间规定

药品生产企业主动召回措施	一级召回	二级召回	三级召回
通知有关药品经营、使用单位,停止销售和使用,并向所在地省级药监局报告	24 小时	48 小时	72 小时
启动药品召回后,向所在地省级药监局提交调查评估报告和召回计划	1 日内	3 日内	7 日内
省级药监局将收到的一级药品召回的调查评估报告和召回计划,报告国家药监局	√	×	×
向所在地省级药监局报告药品召回进展情况	每日	每 3 日	每 7 日

3. 评价 药品生产企业在召回完成后,应对召回效果进行评价,向所在地省级药监局提交药品召回总结报告。

省级药监局自收到总结报告之日起 10 日内对报告进行审查,并对召回效果进行评价,必要时组织专家进行审查和评价,将结论以书面形式通知药品生产企业。经过审查和评价,认为召回不彻底或需采取更有效的措施的,药品监管部门应要求药品生产企业重新召回或扩大召回范围。

(二)责令召回

药品监管部门经过调查评估,认为存在安全隐患,药品生产企业应召回药品而未主动召回的,应当责令药品生产企业召回药品;必要时,可以要求药品生产企业、经营企业和使用单位立即停止销售和使用该药品。

药品监管部门作出责令召回决定,应将责令召回通知书送达药品生产企业。药品生产企业收到通知书后,按规定通知药品经营企业和使用单位,制订、提交召回计划,并组织实施,按规定向药品监管部门报告药品召回的相关情况,进行后续处理。

药品监管部门应按规定对药品生产企业提交的药品召回总结报告进行审查,并对召回效果进行评价。经过审查和评价,认为召回不彻底或需要采取更有效的措施的,药品监管部门可以要求药品生产企业重新召回或扩大召回范围。

知识拓展

新版《药品召回管理制度》修订内容

为贯彻落实 2019 年版《药品管理法》等法律法规,2020 年 10 月 13 日国家药监局发布了新版《药品召回管理制度》(征求意见稿)。新版共 5 章 31 条,与旧版相比,条款总数减少 9 条,将第二章"药品安全隐患的调查与评估"修改为"药品缺陷的调查与评估";建立了比较完善的药品召回管理制度。

新版《药品召回管理制度》修订的亮点如下:

1. 重新定义了召回的含义和范围;将"药品生产企业"修改为"药品上市许可持有人";删除了"包括进口药品的境外制药厂商",将"已上市销售的存在安全隐患的药品"修改为"已上市存在缺陷的药品",并增加了"并采取相应措施,控制消除缺陷的活动"。

2. 将"安全隐患"修改为"缺陷药品",将"可能使药品具有的危及人体健康和生命安全的不合理危险"修改为"导致存在质量问题或者其他安全隐患的药品"。

3. 明确药品上市许可持有人将药品召回情况在药品年度报告中提交。

【10-14】拓展信息

4. 删除了"法律责任"一章内容。

第三节　药品上市后评价

药品具有两重性,在预防和治疗疾病的同时,也具有一定的不确定性和风险性。药品上市前的临床研究由于受到诸多因素的限制,其安全性和有效性的评价效果,并不能完全反映上市后在更长时间和更广泛人群的临床应用中的实际效果,可能存在用药安全性风险。因此,世界各国先后建立了药品上市后评价制度,以预先识别药品风险信息,降低药

【10-15】教学课件

品风险,确保药品的安全性和有效性,提高药品质量,成为完善药品监督管理体系的重要内容。

一、药品上市后评价的含义和必要性

(一)药品上市后评价的含义

药品上市后评价是指根据医药最新科技水平,从药学、临床医学、药物流行病学、药物经济学及药物政策等方面,对已批准上市的药品在社会人群中的疗效、不良反应、用药方案、稳定性及费用等是否符合安全、有效、经济的合理用药原则进行系统评估的科学过程。

(二)药品上市后评价的必要性

药品上市前经过了严格的临床前研究和临床研究,并获得了国家药监局批准;但药品上市前临床研究受到诸多因素的限制,存在局限性,原因有临床试验病例少、研究时间短、试验对象年龄范围窄、用药条件控制严、试验目的单纯等。因此,一些发生率较低(<1%)或需要较长时间应用才能出现或迟发的不良反应、药物相互作用等均未能在上市前被发现,而药品上市后应用人群广泛,年龄、性别、种族、病情、合并用药等均有较大差异。药品上市后适应人群和禁忌、药物相互作用及用药方法与剂量等,也需要通过药品上市后更深入的评价加以确认和调整。

因此,药品获得批准上市并不意味着对其评价的结束,而是表明已具备在社会范围内对其更深入研究的条件。药品上市后评价,通过对药品安全性、有效性的评估和再确认,不仅可以更新药品安全性信息,为制定药品政策提供依据,而且可以指导和规范临床合理用药,完善最佳给药方案,还可以帮助企业进行药品风险管理,促进新药研发。

二、药品上市后评价的组织机构

国家药监局负责药品上市后评价工作,国家药监局药品评价中心主要负责药品试生产期及上市后评价和药品淘汰筛选的技术业务组织工作、药品不良反应监测的技术业务组织工作等。省级药监局协助监督管理本行政区域内的药品上市后评价工作。

药品生产、经营企业是药品上市后评价的主体,医疗机构是药品上市后评价的具体操作实施单位。

2019年版《药品管理法》规定,药品上市许可持有人应当对已上市药品的安全性、有效性和质量可控性定期开展上市后评价。必要时,国家药监局责令药品上市许可持有人开展上市后评价,或直接组织开展上市后评价。

三、药品上市后评价的内容与实施

1. 药品安全性评价　是考察在广大人群中应用药品发生的新的、严重的不良反应以及长期应用时发生的不良反应,同时研究影响药品安全性的因素。药品安全性评价是对上市后药品进行淘汰、整顿或采取修改说明书等管理措施的重要依据。

2. 药品有效性评价　是药品上市后在广大人群中应用的有效性、长期治疗效应和新的适应症以及临床疗效中存在的可影响药品疗效的各种因素的研究,是药品上市后评价的重要内容。有效性评价可以充分补充上市前研究的不足,更全面地认识药物的性质,掌握真实状态下患者的应用规律。

3. 药品经济学评价　是从社会角度出发,运用经济学的理论和方法,通过成本和收益来衡量效价关系,从而制订最佳医疗方案,优化药物资源配置。经济学评价是临床合理用药、医院药品采购、国家基本药物政策和医保报销目录品种遴选等政策制定的重要依据。

4. 药品质量评价　是对上市药品进行质量跟踪与比较评价,主要通过制定控制标准和检测方法来控制药品生产质量,为药品上市后合理用药提供保障。

四、药品上市后评价的处置措施

2019 年版《药品管理法》规定,对于未制订药品上市后风险管理计划、未按规定开展药品上市后研究或上市后评价的违法行为,责令限期改正,给予警告,逾期不改正的,处 10 万~50 万元罚款。

【10-16】拓展信息

药品上市后评价的结果,是药品监督管理及相关部门进行药品监管处置的主要依据。《药品管理法》规定,经评价,对疗效不确切、不良反应大或因其他原因危害人体健康的药品,应当注销药品注册证书。

 思考题

1. 什么是药品不良反应? 药品不良反应监测管理有何重要意义?

2. 药物警戒与药品不良反应监测的异同点。

3. 简述个例药品不良反应、群体药品不良反应的报告和处置程序。

4. 药品召回的含义是什么? 如何分类和分级?

5. 主动召回和责令召回中药品生产企业的责任分别是什么?

6. 什么是药品上市后评价? 为什么要进行药品上市后评价?

【10-17】相关示例　　　　【10-18】课堂练习　　　　【10-19】教学视频

（万帮喜　黄越燕）

第十一章

药品信息管理

→ **学习导航**

1. **掌握** 药品说明书的内容要求和格式、药品标签的内容与书写印刷要求、药品广告审查发布标准。
2. **熟悉** 药品广告批准文号的格式、对虚假违法药品广告的处罚、互联网药品信息服务的管理规定。
3. **了解** 药品说明书、标签、药品广告的概念，药品广告批准文号的审查和程序，互联网药品信息服务的定义。
4. **能力** 自觉遵守药品信息管理的相关法律规定，能够在实际工作中加以运用。

　　药品信息管理是指药品监督管理部门等行政部门对药品信息进行的监督管理，目的是保证药品信息的科学性，最终保障人们用药安全有效，维护人们的生命健康。本章讨论的药品信息特指依靠药品包装的标签、说明书及其他各种媒介（含互联网）和形式（含药品广告）传递的药品特性等资讯。

第一节　药品包装、标签、说明书管理

　　药品包装、标签和说明书，统称为药品标识物，是药品质量管理的重要组成部分，是传递药品信息最直接的媒介，是指导医生、药师和患者合理用药，维护药品正常生产、流通、储运和使用的重要保证。因此，对药品标识物进行规范化、科学化、法治化管理是非常必要的。

　　国家药品监督管理局从 2000 年起陆续发布规章及通知，对药品包装、标签和说明书进行统一管理。2006 年，国家食品药品监督管理局颁布了《药品说明书和标签管理规定》（局令第 24 号），于 2006 年 6 月 1 日起施行。

【11-1】教学课件

一、概述

(一)药品说明书和标签的概念

药品说明书,是指药品生产企业印制并提供的,包含药理学、毒理学、药效学、医学等关于药品安全性、有效性的重要科学数据和结论,用以指导临床正确使用药品的技术性资料。药品说明书既是指导医患选择药品的主要依据,也是合理、正确使用药品的指示说明,是药品的法定文件。

药品标签,是指药品包装上印有或贴有的内容。药品标签既为医护人员及消费者提供药品信息,又是产品本身的外观形象。

(二)药品说明书和标签管理的基本原则

1. 国家审批制度　在我国境内上市销售的药品,药品说明书和标签由国家药品监督管理局予以核准。不得擅自增加或删改原批准的内容。

2. 内容书写原则　药品生产企业生产供上市销售的最小包装必须附有说明书。

药品标签应以说明书为依据,其内容不得超出说明书的范围,不得印有暗示疗效、误导使用和不适当宣传产品的文字和标识。药品包装必须按照规定印有或贴有标签,不得夹带其他任何介绍或宣传产品、企业的文字、音像及其他资料。

3. 文字和用语要求　药品说明书和标签的文字表述应科学、规范、准确。非处方药说明书还应使用容易理解的文字表述,以便患者自行判断选择和使用。药品说明书和标签应使用国家语言文字工作委员会公布的规范汉字,增加其他文字对照的,应以汉字表述为准。

药品说明书和标签中的文字应清晰易辨,标识清楚醒目,不得有印字脱落或粘贴不牢等现象,不得以粘贴、剪切、涂改等方式进行修改或补充。

出于保护公众健康和指导正确合理用药的目的,药品生产企业可以在药品说明书或标签上加注警示语,国家药监局也可要求企业加注警示语。

4. 规定标识　麻醉药品、精神药品、医疗用毒性药品、放射性药品、外用药品和非处方药品等国家规定有专用标识的,药品说明书和标签必须印有规定的标识(图 11-1)。

【11-2】知识链接

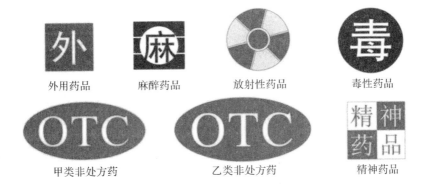

外用药品　　麻醉药品　　放射性药品　　毒性药品

甲类非处方药　　乙类非处方药　　精神药品

图 11-1　药品标签专有标识

《反兴奋剂条例》规定,药品中含有兴奋剂目录所列禁用物质的,生产企业应在包装标识或药品说明书上用中文注明"运动员慎用"字样。

二、药品说明书管理规定

(一)药品说明书内容要求

药品说明书应包含药品安全性、有效性的重要科学数据、结论和信息,用以指导安全、合理使用药品。药品说明书的具体格式、内容和书写要求由国家药监局制定并发布。

药品说明书对疾病名称、药学专业名词、药品名称、临床检验名称和结果的表述,应采用国家统一颁布或规范的专用词汇,度量衡单位应符合国家标准的规定。

药品说明书应列出全部活性成分或组方中的全部中药药味。注射剂和非处方药应列出所用的全部辅料名称。药品处方中含有可能引起严重不良反应的成分或辅料的,应予以说明。

(二)药品说明书的修订

药品生产企业应主动跟踪药品上市后的安全性、有效性情况,提出修改药品说明书。国家药监局也可根据药品不良反应监测、药品再评价结果等信息要求企业修改。

获准修改的药品说明书内容,药品生产企业应立即通知相关药品经营企业、使用单位及其他部门,并按要求及时使用修改后的说明书和标签。药品说明书核准日期和修改日期应在说明书中醒目标示。

药品说明书应充分包含药品不良反应信息并详细注明。药品生产企业未将药品不良反应在说明书中充分说明或未及时修改说明书的,由此引起不良后果由该企业承担。

【11-3】案例分析　　【11-4】案例思考

(三)药品说明书的格式

2006年、2007年,国家食药监局先后颁发了《关于印发化学药品和生物制品说明书规范细则的通知》《关于印发非处方药说明书规范细则的通知》《中药、天然药物药品说明书撰写原则》等技术规范及《关于加强〈药品说明书和标签管理规定〉实施工作的通知》等文件,对各类药品说明书作出了详细规定。

下面以化学药品说明书为例,说明药品说明书格式,见表11-1。

表11-1　化学药品说明书格式

分段说明	全文格式
第一部分	核准日期(国家药监局批准药品注册时间) 修改日期(按历次修改时间顺序逐行书写)
第二部分	特殊药品、外用药品、非处方药标识位置

续表

分段说明	全文格式
第三部分	×××说明书
第四部分	请仔细阅读说明书并在医师指导下使用
第五部分	警示语位置
第六部分	【药品名称】(drug name) 　通用名称：(generic name) 　商品名称：(brand name) 　英文名称：(English name) 　汉语拼音： 【成分】(ingredients) 　化学名称：(chemical name) 　化学结构式：(chemical structure) 　分子式：(molecular formula) 　分子量：(molecular weight) 【性状】(description) 【适应症】(indication) 【规格】(strength) 【用法用量】(usage and dosage) 【不良反应】(ADR) 【禁忌】(contraindications) 【注意事项】(note) 【孕妇及哺乳妇女用药】(use in pregnancy and lactation) 【儿童用药】(use in children) 【老年用药】(use in elderly patient) 【药物相互作用】(drug interaction) 【药物过量】(over dosage) 【临床试验】(clinical trial) 【药理毒理】(pharmacology and toxicology) 【药代动力学】(pharmacokinetics) 【贮藏】(storage) 【包装】(package) 【有效期】(validity date) 【执行标准】(performance standard) 【批准文号】(drug approval number) 【生产企业】(manufacture)

1. 第一部分　核准日期是国家药监局批准该药品的日期,印制在药品说明书首页左上角。修改日期位于核准日期下方,按时间顺序逐行书写。尚未进行修订的,可不列。

2. 第二部分　特殊管理药品、外用药品、非处方药专用标识,在药品说明书首页右上角标注。

3. 第三部分　药品说明书的标题,其中"×××"是指该药品的通用名称。

4. 第四部分 忠告语必须标注,以黑体字印制在药品标题下方。"请仔细阅读说明书并在医师指导下使用"或"请仔细阅读说明书并按说明书使用或在药师指导下购买和使用"。

5. 第五部分 警示语是指对药品严重不良反应及其潜在的安全性问题的警告,还可以包括药品禁忌、注意事项及剂量过量等需提示用药人群特别注意的事项。有该内容的,应当在药品说明书标题下以醒目的黑体字注明;无该内容的,可不列此项。

6. 第六部分 药品说明书的主要内容,根据药品品种不同,具体内容也不相同(表 11-2)。

表 11-2 药品说明书的主要内容要求

序号	项目	化学药品非处方药	中成药非处方药	化学药品和治疗用生物制品	中药、天然药物处方药	预防用生物制品
1	药品名称	√	√	√	√	√
2	成分	√	√	√	√	√
3	性状	√	√	√	√	√
4	适应症	√		√		
5	功能主治		√		√	
6	接种对象					√
7	作用与用途					√
8	免疫程序和剂量					√
9	规格	√	√	√	√	
10	用法用量	√	√	√	√	√
11	注意事项	√	√	√	√	
12	不良反应	√		√	√	√
13	禁忌	√		√	√	
14	孕妇及哺乳期妇女用药			√	√	
15	儿童用药			√	√	
16	老年用药			√	√	
17	药物相互作用	√		√	√	
18	药物过量			√		
19	临床试验			√	√	
20	药理毒理			√	√	
21	药代动力学			√		
21	贮藏	√	√	√	√	√
22	包装	√	√	√	√	√
23	有效期	√	√	√	√	√
24	执行标准	√	√	√	√	√
25	批准文号	√	√	√	√	√
26	生产企业	√	√	√	√	√

注:√为需要标注

三、药品包装标签管理规定

(一)药品标签的分类与内容

1. 药品标签的分类　药品标签分为内标签和外标签。药品内标签是直接接触药品的包装的标签;外标签是内标签以外的其他包装的标签,包括用于运输、贮藏包装的标签和原料药标签等。

【11-5】案例分析

2. 药品内标签内容　包括药品通用名称、适应症或功能主治、规格、用法用量、生产日期、产品批号、有效期、生产企业等内容。包装尺寸过小无法全部标明上述内容的,至少标注药品通用名称、规格、产品批号、有效期等内容。

3. 药品外标签内容　包括药品通用名称、成分、性状、适应症或功能主治、规格、用法用量、不良反应、禁忌、注意事项、贮藏、生产日期、产品批号、有效期、批准文号、生产企业等内容。适应症或功能主治、用法用量、不良反应、禁忌、注意事项不能全部注明的,应标出主要内容,并注明"详见说明书"字样。

4. 原料药标签内容　包括药品名称、贮藏、生产日期、产品批号、有效期、批准文号、生产企业、执行标准,同时还需注明包装数量及运输注意事项等必要内容。

5. 运输、贮藏标签内容　至少注明药品通用名称、规格、贮藏、生产日期、产品批号、有效期、批准文号、生产企业、执行标准,也可根据需要注明包装数量、运输注意事项或其他标记等必要内容。

(二)药品标签管理规定

1. 药品名称　药品说明书和标签中标注的药品名称必须符合国家药监局公布的药品通用名称和商品名称的命名原则,并与药品批准证明文件相一致。禁止使用未经国家药监局批准的药品名称。

(1)药品通用名称　应当显著、突出,其字体、字号和颜色必须一致。

①位置:横版标签必须在上 1/3 范围显著位置标出;竖版标签必须在右 1/3 范围显著位置标出;除因包装尺寸限制的,不得分行书写。

②字体:不得选用草书、篆书等不易识别的字体,不得使用斜体、中空、阴影等形式对字体进行修饰。

③颜色:字体颜色使用黑色或白色,与相应的浅色或深色背景形成强烈反差。

(2)药品商品名称

①位置:不得与通用名称同行书写。

②字体:商品名称字体不得比通用名称更突出和显著,以单字面积计不得大于通用名称所用字体的 1/2。

③颜色:商品名称颜色不得比通用名称更突出和显著。

2. 注册商标　药品说明书和标签中禁止使用未经注册的商标。药品标签使用注册商标的,应当印刷在药品标签的边角,含文字的,其字体以单字面积计不得大于通用名称所用字体的 1/4。

3. 其他标识　对贮藏有特殊要求的药品,应在标签醒目位置注明。

同一药品生产企业生产的同一药品,药品规格或包装规格均相同的,其标签的内容、格式及颜色必须一致;不同的,其标签应当有明显区别或规格项明显标注。

同一药品生产企业生产的同一药品,分别按处方药与非处方药管理的,两者包装颜色应有明显区别。

药品标签印制的适应症(功能主治)的字体、字号和颜色应当一致,不得突出印制其中的部分内容。以企业名称等作为标签底纹的,不得以突出显示某一名称来弱化药品通用名称。

药品标签不得印制"××省专销""原装正品""进口原料""驰名商标""专利药品""××监制""××总经销""××总代理"等字样。"印刷企业""印刷批次"等与药品的使用无关的信息,不得在药品标签中标注。"企业防伪标识""企业识别码""企业形象标志"等不违背《药品说明书和标签管理规定》的文字图案可以印制。

4. 有效期 药品有效期是药品质量的重要特征,其意义包括:一是药品安全有效的最长期限;二是药品生产企业对药品质量承担责任的最长时间。药品标签中有效期按照年、月、日的顺序标注,具体标注格式为"有效期至××××年××月""有效期至××××年××月××日""有效期至××××.××.""有效期至××××/××/××"。预防用生物制品有效期标注按照国家药监局批准的注册标准执行,治疗用生物制品有效期标注自分装日期计算,其他药品有效期标注自生产日期计算。

知识拓展

药品有效期如何计算?

第一类:药品标注有效期,到日则表示该药品可以使用到该日;到月则表示可以使用到该月月底。

举例:

①某药品有效期为 2015 年 5 月 2 日,表示可以使用到 2015 年 5 月 2 日。

②某药品有效期为 2015 年 5 月,表示可以使用到 2015 年 5 月 31 日。

第二类:药品标注失效期,则使用到该日的前一天。

举例:

某药品失效期为 2015 年 5 月 2 日,表示可以使用到 2015 年 5 月 1 日。

第三类:生产日期推算有效期,有效期若标注到日,应当为起算日期对应年月日的前一天,若标注到月,应当为起算月份对应月份的前一月。

举例:

①某药品生产日期为 2015 年 5 月 2 日,有效期 3 年,则该药品可以使用到 2018 年 5 月 1 日。

②某药品生产日期为 2015 年 5 月,有效期 3 年,则该药品可以使用到 2018 年 4 月(即 2018 年 4 月 30 日)。

第二节　药品广告管理

【11-6】教学课件

药品广告是传播药品信息的重要手段,也是药品促销的方法之一。由于它对合理用药影响很大,各国政府均采取了严格的监督管理措施。

一、药品广告概述

药品广告是指利用各种媒介或其他形式发布的含有药品名称、药品适应症(功能主治)或者与药品有关的其他内容的活动。

药品广告是传播药品信息和宣传药品生产企业的重要方式,其作用体现在以下几方面:

1. 提供药品信息　药品广告能使医生、药师、患者了解有关药品的性能、成分、适应症(功能主治)、作用机制、注意事项等,有助于医生或患者合理选择用药。非处方药大众传播广告,对增强人们自我保健意识,培养新的保健需求有一定作用。

2. 促进药品销售　药品广告作为药品生产企业的重要营销手段,可以扩大药品在社会公众中的认知率,保持或扩大企业药品的市场占有率,促进药品销售。

3. 树立企业形象　药品商标和商品名是药品生产企业的重要标志。通过加强广告宣传,采取品牌战略,树立药品商标或商品名形象,进而提高企业信誉,树立企业品牌。

二、药品广告的基本原则

1. 真实性原则　药品是关系人们生命健康的特殊商品,药品广告所传播的药品信息必须以《中国药典》或国家药监局核定的药品说明书为依据,不得任意夸大。

2. 合法性原则　药品广告的发布必须经有关部门审批,并严格按照有关法律、法规的要求进行,不得擅自更改审批内容。

3. 科学性原则　药品广告对社会公众用药具有诱导作用,必须遵守科学性原则,宣传的内容不能违背药学和医学的基本原理,不能采用杜撰药物作用机制等方式误导公众。

三、药品广告的内容和发布规定

《药品管理法》《广告法》《药品广告审查办法》《药品广告审查发布标准》等对药品广告发布的内容均有严格规定。

(一)对药品广告内容的原则性规定

药品广告内容应真实、合法,涉及药品适应症或功能主治、药理作用等内容的宣传,应当以国家药监局批准的药品说明书为准,不得含有虚假内容,不得进行扩大或恶意隐瞒的宣传,不得含有说明书以外的理论、观点等;不得含有表示功效、安全性的断言或保证;不得利用国家机关、科研单位、学术机构、行业协会或专家、学者、医师、药师、患者等的名义或形象作推荐、证明。

非药品广告不得有涉及药品的宣传。保健食品广告应在显著位置标明"本品不能代替药物"。大众传播媒介不得以介绍健康、养生知识等形式变相发布药品广告。

药品商品名不得单独进行广告宣传。药品广告中必须标明药品的通用名称、忠告语、药品广告批准文号、药品生产批准文号。以非处方药商品名为各种活动冠名,可以只发布药品商品名。

药品广告必须标明药品生产企业或经营企业名称,不得单独出现"咨询热线""咨询电话"等内容。非处方药广告必须同时标明非处方药专用标识(OTC)。

药品广告中宣传注册商标的,必须同时使用药品通用名称。不得以产品注册商标代替药品名称进行宣传,但经批准作为药品商品名使用的文字型注册商标除外。

已经审查批准的药品广告在广播电台发布时,可不播出药品广告批准文号。

处方药忠告语:"本广告仅供医学药学专业人士阅读"。非处方药忠告语:"请按药品说明书或在药师指导下购买和使用"。

(二)对药品广告内容的禁止性规定

(1)药品广告中有关药品功能疗效的宣传应科学准确,不得出现下列情形:①含有表示功效、安全性的断言或保证的;②说明治愈率或有效率的;③与其他药品的功效和安全性进行比较,贬低同类产品的;④违反科学规律,明示或暗示包治百病、适应所有症状的;⑤含有"安全无毒副作用""毒副作用小"等内容的;⑥含有明示或暗示中成药为"天然"药品,因而安全性有保证等内容;⑦含有明示或暗示该药品为正常生活和治疗病症所必需等内容;⑧含有明示或暗示服用该药能应付现代紧张生活和升学、考试等需要,能够帮助提高成绩、使精力旺盛、增强竞争力、增高、益智等内容;⑨其他不科学的用语或表示,如"最新技术""最高科学""最先进制法"等。

(2)药品广告应宣传和引导合理用药,不得直接或间接怂恿任意、过量地购买和使用药品,不得含有以下内容:①含有不科学的表述或使用不恰当的表现形式,引起公众对所处健康状况和所患疾病产生不必要的担忧和恐惧,或使公众误解不使用该药品会患某种疾病或加重病情的;②含有免费治疗、免费赠送、有奖销售、以药品作为礼品或奖品等促销药品内容的;③含有"家庭必备"或类似内容的;④含有"无效退款""保险公司保险"等保证内容的;⑤含有评比、排序、推荐、指定、选用、获奖等综合性评价或获奖内容的。

(3)药品广告不得出现以下内容:①含有利用医药科研单位、学术机构、医疗机构、行业协会或专家、医生、患者的名义和形象作证明的内容;②使用国家机关和国家机关工作人员的名义;③含有军队单位或军队人员的名义、形象,利用军队装备、设备从事药品广告宣传;④含有涉及公共信息、公共事件或其他与公共利益相关联的内容,如各类疾病信息、经济社会发展成果或医药科学以外的科技成果;⑤含有医疗机构的名称、地址、联系办法、诊疗项目、诊疗方法以及有关义诊、医疗(热线)咨询、开设特约门诊等医疗服务的内容;⑥在未成年人出版物和广播电视频道、节目、栏目上发布;⑦以儿童为诉求对象,以儿童名义介绍药品;⑧含有法律法规禁止的其他内容。

(4)非处方药广告不得利用公众对于医药学知识的缺乏,使用公众难以理解和容易引起混淆的医学、药学术语,造成公众对药品功效与安全性的误解。

(三)不得发布广告的药品

(1)麻醉药品、精神药品、医疗用毒性药品、放射性药品。

(2)医疗机构配制的制剂。

(3)军队特需药品。

（4）国家药监局依法明令停止或禁止生产、销售和使用的药品。

（5）批准试生产的药品。

(四)药品广告发布限制

处方药可以在国家卫健委和国家药监局共同指定的医学、药学专业刊物上发布广告,但不得在大众传播媒介发布广告或以其他方式进行以公众为对象的广告宣传。不得以赠送医学、药学专业刊物等形式向公众发布处方药广告。

处方药名称与该药品的商标、生产企业字号相同的,不得使用该商标、企业字号在医学、药学专业刊物以外的媒介变相发布广告。不得以处方药名称或以处方药名称注册的商标以及企业字号为各种活动冠名。

药品广告涉及改善和增强性功能内容的,必须与药品说明书的适应症或功能主治完全一致。电视台、广播电台不得在 7:00—22:00 发布上述内容广告。

按照规定必须在药品广告中出现的内容,其字体和颜色必须清晰可见,易于辨认;上述内容在电视、电影、互联网、显示屏等媒体发布时,出现时间不得少于 5 秒。

四、药品广告的审批

(一)管理机构

《药品管理法》规定,药品广告应当经广告主所在地省、自治区、直辖市人民政府确定的广告审查机关批准。

《药品广告审查办法》详细规定,省级药品监督管理局是药品广告审查机关,负责本辖区内药品广告的审查工作。县级以上市场监督管理局是药品广告的监督管理机关。国家药监局对省级药监局的药品广告审查工作进行指导和监督,对违法行为予以处理。

(二)审查对象及依据

凡利用各种媒介或者形式发布的药品广告,均应当进行审查。

非处方药仅宣传药品名称(含药品通用名和药品商品名)的,或处方药在指定的医学药学专业刊物上仅宣传药品名称(含药品通用名和药品商品名)的,无需审查。

申请审查的药品广告,符合下列法律法规及有关规定的,方可予以通过审查:《药品管理法》《广告法》《药品管理法实施条例》《药品广告审查发布标准》、国家有关广告管理的其他规定。

(三)药品广告的申请和审批

药品广告批准文号的申请人必须是具有合法资格的药品生产或经营企业。药品经营企业作为申请人的,必须征得药品生产企业的同意。申请人可以委托代办药品广告批准文号的申办事宜。

申请药品广告批准文号,应当提交《药品广告审查表》,并附与发布内容相一致的样稿(样片、样带)和药品广告申请的电子文件,同时按规定提交真实、合法、有效的相关证明文件。

药品广告审查首先是对申请人提交的证明文件的真实性、合法性、有效性进行审查,然后对广告内容进行审查。其程序如图 11-2 所示。

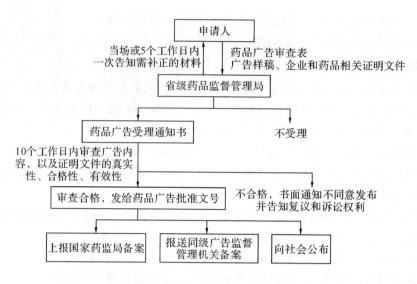

图 11-2　药品广告批准文号审批流程

(四)药品广告批准文号管理

药品广告批准文号格式为:"×药广审(视、声或文)第 0000000000 号",其中"×"为各省、自治区、直辖市的简称;文号由 10 位数字组成,前 6 位代表审查年月,后 4 位代表广告批准序号;"视""声""文"代表用于广告媒介形式的分类代号。

药品广告批准文号的有效期为 1 年,到期作废。经批准的药品广告,在发布时不得更改广告内容,需要改动内容的,需重新申请药品广告批准文号。

广告申请人自行发布药品广告,应将《药品广告审查表》原件保存 2 年备查。广告发布者、广告经营者受委托代理发布药品广告的,应查验《药品广告审查表》原件,按审查批准的内容发布,将《药品广告审查表》复印件保存 2 年备查。

五、法律责任

广告申请人有违法行为的,应受到相应的行政处罚,具体见表 11-3。

表 11-3　广告申请人有违法行为的,应受到相应的行政处罚

违法行为	行政处罚
有下列情形之一的: 1.《药品生产许可证》《药品经营许可证》被吊销的; 2.药品批准证明文件被撤销、注销的; 3.国家药监局或省级药监局责令停止生产、销售和使用的药品。	药品广告审查部门应注销药品广告批准文号
篡改经批准的药品广告内容进行虚假宣传的	药品监管部门责令停止发布,撤销该品种药品广告批准文号,1 年内不受理该品种的广告审批申请

续表

违法行为	行政处罚
任意扩大产品适应症(功能主治)范围、绝对化夸大药品疗效、严重欺骗和误导消费者的违法广告	1. 省级以上药品监管部门采取行政强制措施,暂停该药品在辖区内销售,责令违法企业在当地相应媒体发布更正启事; 2. 违法企业按要求发布更正启事,省以上药品监管部门在15日内解除行政强制措施; 3. 需要药品检验的,药品监管部门自检验报告书发出15日内,作出是否解除行政强制措施的决定。
对提供虚假材料申请药品广告审批	1年内不受理该企业该品种的广告审批申请。
对提供虚假材料申请药品广告审批,取得药品广告批准文号的	药品广告审查部门应当撤销该药品广告批准文号,3年内不受理该企业该品种的广告审批申请
按照第18、19、20、23条被药品广告审查机关收回、注销或撤销药品广告批准文号的	立即停止发布;异地药品广告审查部门停止受理该企业该药品批准文号的广告备案
	药品广告审查部门自行政处理起5日内通知同级广告监督管理部门,由广告监督管理部门依法予以处理
异地发布药品广告未向发布地药品广告审查部门备案	发布地药品广告审查部门责令限期办理备案,逾期不改,停止发布地广告发布
县级以上药品监管部门对药品广告发布情况进行监察检查,对违法发布的药品广告	药品监管部门填写《违法药品广告移送通知书》,连同违法药品广告样件等材料,移送同级广告监督管理部门查处
属于异地发布篡改经批准的药品广告内容的	发布地药品广告审查部门还应向原审批机关提出撤销药品广告批准文号的建议
发布违法药品广告,情节严重的	省级药监局予以公告,及时上报国家药监局,定期汇总发布。必要时,由国家市场监管局会同国家药监局联合公告
对未经审查批准发布的药品广告,或发布的药品广告与审查批准的内容不一致的	广告监督管理部门依据《广告法》予以处罚
违法发布药品广告,构成虚假广告或引人误解的虚假宣传的	广告监督管理部门依据《广告法》《反不正当竞争法》予以处罚
查处违法药品广告案件时,涉及药品专业技术内容需要认定的	将需要认定的内容通知省级以上药品监管部门,应在10日内将认定结果反馈广告监督管理部门
药品广告审查、监督工作人员应接受有关法律法规的培训。工作人员玩忽职守、滥用职权、徇私舞弊的	给予行政处分,构成犯罪的,依法追究刑事责任

第三节　互联网药品信息服务管理

为加强药品监督管理,规范互联网药品信息服务活动,保证互联网药品信息的真实、准确,根据《药品管理法》《互联网信息服务管理办法》,2004 年国家食药监局发布了《互联网药品信息服务管理办法》,允许取得《互联网药品信息服务资格证书》的网站可以发布经过审查符合相关规定的药品信息。该办法于 2017 年 11 月 7 日修正。在我国境内提供互联网药品信息服务活动,适用本办法。

【11-7】案例分析

【11-8】教学课件

一、互联网药品信息服务的概念和分类

互联网药品信息服务,是指通过互联网向上网用户提供药品(含医疗器械)信息的服务活动。

互联网药品信息服务分为经营性和非经营性两类。经营性互联网药品信息服务是指通过互联网向上网用户有偿提供药品信息等服务的活动;非经营性互联网药品信息服务是指通过互联网向上网用户无偿提供公开的、共享性药品信息等服务的活动。

二、互联网药品信息服务管理机构与基本要求

(一)互联网药品信息服务的管理机构

国家药监局对全国提供互联网药品信息服务的网站实施监督管理。省级药监局对本辖区内提供互联网药品信息服务活动的网站实施监督管理。

国务院信息产业主管部门或省级电信管理机构是网站的经营主管机构。

(二)互联网药品信息服务的基本要求

提供互联网药品信息服务的网站,应在其网站主页显著位置标注《互联网药品信息服务资格证书》的编号;提供互联网药品信息服务的网站发布的药品(含医疗器械)广告,必须经过药品监督管理部门审查批准,并注明广告审查批准文号。

提供互联网药品信息服务网站所登载的药品信息必须科学、准确,必须符合国家的法律、法规和国家有关药品、医疗器械管理的相关规定。不得发布麻醉药品、精神药品、医疗用毒性药品、放射性药品、戒毒药品和医疗机构制剂的产品信息。

三、互联网药品信息服务资格申报审批的条件和程序

(一)提供互联网药品信息服务的条件

拟提供互联网药品信息服务的网站,应在向国务院信息产业主管部门或省级电信管理机构申请办理经营许可证或备案手续之前,按照属地监管原则,向所在地省级药监局提出申请,经审核同意后取得提供互联网药品信息服务的资格。

申请提供互联网药品信息服务,除应符合《互联网信息服务管理办法》规定的要求外,还应具备下列条件:

（1）互联网药品信息服务的提供者应为依法设立的企事业单位或其他组织。

（2）具有与开展互联网药品信息服务活动相适应的专业人员、设施及相关制度。

（3）有两名以上熟悉药品、医疗器械管理法律、法规和药品、医疗器械专业知识，或依法经资格认定的药学、医疗器械技术人员。

提供互联网药品信息服务的申请应以一个网站为基本单元。

（二）申请提供互联网药品信息服务应提交的材料

申请提供互联网药品信息服务，应填写国家药监局统一制发的《互联网药品信息服务申请表》，向所在地省级药监局提出申请，同时提交以下材料：

（1）企业营业执照复印件。

（2）网站域名注册的相关证书或证明文件。从事互联网药品信息服务网站的中文名称，除与主办单位名称相同的以外，不得以"中国""中华""全国"等冠名；除取得药品招标代理机构资格证书的单位开办的互联网站外，其他网站名称中不得出现"电子商务""药品招商""药品招标"等内容。

（3）网站栏目设置说明（申请经营性互联网药品信息服务需提供收费栏目及收费方式的说明）。

（4）网站对历史发布信息进行备份和查阅的相关管理制度及执行情况说明。

（5）药品监管部门在线浏览网站上所有栏目、内容的方法及操作说明。

（6）药品及医疗器械相关专业技术人员学历证明或其专业技术资格证书复印件、网站负责人身份证复印件及简历。

（7）健全的网络与信息安全保障措施，包括网站安全保障措施、信息安全保密管理制度、用户信息安全管理制度。

（8）保证药品信息来源合法、真实、安全的管理措施、情况说明及相关证明。

（三）审批程序

申请互联网药品信息服务资格的审批程序，见图 11-3。

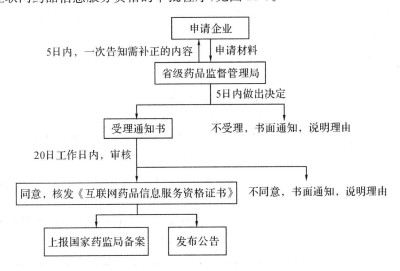

图 11-3　申请互联网药品信息服务资格的审批程序

各省级药监局对本辖区内申请提供互联网药品信息服务的互联网站进行审核,符合条件的核发《互联网药品信息服务资格证书》。《互联网药品信息服务资格证书》的格式由国家药监局统一制定。

国家药监局对各省级药监局的审核工作进行监督。省级药监局应对提供互联网药品信息服务的网站进行监督检查,并将检查情况向社会公告。

(四)资格证书的换发、收回和变更

1. 换发　《互联网药品信息服务资格证书》有效期为 5 年。有效期届满,需要继续提供服务的,持证单位在有效期届满前 6 个月内,向原发证机关申请换发《互联网药品信息服务资格证书》。原发证机关进行审核后,认为符合条件的,予以换发新证;认为不符合条件的,发给不予换发新证的通知并说明理由,原资格证书由原发证机关收回并公告注销。

省级药监局根据申请人的申请,应在《互联网药品信息服务资格证书》有效期届满前作出是否准予其换证的决定。逾期未决定的,视为准予换证。

2. 收回　《互联网药品信息服务资格证书》可以根据互联网药品信息服务提供者的书面申请,由原发证机关收回,原发证机关应当报国家药监局备案并发布公告。被收回证书的网站不得继续从事互联网药品信息服务。

3. 证书项目变更　互联网药品信息服务提供者变更下列事项之一的,应向原发证机关申请办理变更手续,填写《互联网药品信息服务项目变更申请表》,同时提供下列相关证明文件:①《互联网药品信息服务资格证书》中审核批准的项目(互联网药品信息服务提供者单位名称、网站名称、IP 地址等);②互联网药品信息服务提供者的基本项目(地址、法定代表人、企业负责人等);③网站提供互联网药品信息服务的基本情况(服务方式、服务项目等)。

省级药监局自受理变更申请之日起 20 日内作出是否同意变更的审核决定。同意变更的,将变更结果予以公告并报国家药监局备案;不同意变更的,以书面形式通知申请人并说明理由。

省级药监局对申请人的申请进行审查时,应公示审批过程和审批结果。申请人和利害关系人可以对直接关系其重大利益的事项提交书面意见进行陈述和申辩。依法应当听证的,按照法定程序举行听证。

四、法律责任

各行为主体有违法行为的,将被处罚,具体见表 11-4。

表 11-4　违法行为与处罚

违法行为	处罚
未取得或超出有效期使用《互联网药品信息服务资格证书》从事互联网药品信息服务	1. 给予警告,并责令其停止从事互联网药品信息服务; 2. 情节严重的,移送相关部门,依照有关法律法规给予处罚

续表

违法行为	处罚
网站不在其主页显著位置标注资格证书编号	1.给予警告,责令限期改正; 2.在限定期限内拒不改正的,对非经营性网站处以500元以下罚款,对经营性网站处以5000～1万元罚款。
违反本办法,有下列情形之一的: ①已获得资格证书,但提供的药品信息直接撮合药品网上交易的; ②已经获得资格证书,但超出审核同意的范围提供互联网药品信息服务的; ③提供不真实互联网药品信息服务并造成不良社会影响的; ④擅自变更互联网药品信息服务项目的。	1.给予警告,责令限期改正; 2.情节严重的,对非经营性网站处以1000元以下罚款,对经营性网站处以1万～3万元罚款; 3.构成犯罪的,移送司法部门追究刑事责任。
违法使用资格证书	依照有关法律、法规的规定处罚。
省级药监局违法审核批准的	1.原发证机关撤销原资格证书,给申请人合法权益造成损害的,由原发证机关依照国家赔偿法给予赔偿; 2.对直接负责的主管人员和其他直接责任人员,由所在单位或上级机关依法给予行政处分。

思考题

　1.我国对药品标签和说明书有哪些具体的规定?

　2.简述药品的内、外标签应当包含的主要内容。

　3.药品广告内容有哪些禁止性规定?

　4.药品广告的发布有哪些限制?

　5.简述商标的类型与商标权的内容。

　6.我国对互联网药品信息的发布有哪些规定?

【11-9】课堂练习

（黄越燕）

【11-10】教学视频

第十二章

特殊管理药品

学习导航

1. **掌握** 麻醉药品、精神药品、医疗用毒性药品的概念及其生产、经营、使用的管理要点。

2. **熟悉** 麻醉药品、精神药品的品种，及其研究、储运、邮寄的管理要点。

3. **了解** 药品类易制毒化学品、兴奋剂、生物制品批签发、疫苗的相关管理规定，违反特殊管理药品的相关管理规定应承担的法律责任。

4. **能力** 具备麻醉药品、精神药品的生产、经营、使用的管理能力，能够运用理论知识解决实际工作中的问题。

第一节　概　述

【12-1】教学课件

　　药品是关系到公众生命健康的特殊商品。由于不同药品所具有的特性，使其临床使用和管理的风险存在一定的差异，药品监督管理的要求就会有所不同。根据药品所具有的特性及管理的风险不同，《药品管理法》及相关行政法规、规章和规范性文件，对一些药品的生产、经营、使用和监督管理作了不同程度的特殊规定。

一、特殊管理药品的相关概念

（一）特殊管理药品的概念与特殊性

　　2019年版《药品管理法》第112条规定，"国务院对麻醉药品、精神药品、医疗用毒性药品、放射性药品、药品类易制毒化学品等有其他特殊管理规定的，依照其规定。"

　　特殊管理药品之所以被实施特殊管制，是因为这些药品具有特殊的生理和药理作用，在诊断、治疗和预防疾病等过程中必不可少,如果合法合理使用,能够发挥重要的医疗价值,防治疾病,维护公众健康;但如果管理不当,滥用或流入非法渠道,将严重危害公众的身心健康,甚至危及公共卫生和社会安全。

因此,国家对这些药品实行特殊的管理办法,对其研制、生产、经营、使用、储存、运输等环节实行定点许可和查证查验制度,并对各种临床使用剂量进行严格控制;禁止非法生产、买卖、运输、储存、提供、持有、使用这类药品,以保证其合法合理使用,正确发挥其防治疾病的作用。

我国《刑法》第 357 条规定,毒品指鸦片、海洛因、甲基苯丙胺(冰毒)、吗啡、大麻、可卡因以及国家规定管制的其他能够使人成瘾癖的麻醉药品和精神药品。毒品的基本特征是具有依赖性、非法性和危害性。因此,当麻醉药品与精神药品等被滥用时即为毒品。特殊管理药品与禁毒工作也有密切的联系。

(二)其他相关术语

1. 药物滥用 药物滥用(drug abuse)是指反复、大量地使用具有依赖性或潜在依赖性的药物,这种用药与公认的临床医疗需要无关,属于非医疗目的用药,导致药物成瘾以及出现精神混乱和其他异常行为。滥用的药物包括禁止临床医疗使用的违禁物质和国家规定管制的药品。

【12-2】案例分析

药物滥用可导致药物成瘾,以及其他行为障碍,引发严重的公共卫生和社会问题。

药物滥用是专用词汇,与药物不合理使用(drug misuse),即通常"滥用抗生素""滥用激素"等的"滥用"概念截然不同。药物滥用行为的特征有:①以非医疗目的反复、无节制地自我用药,超出医疗范围和剂量标准;②用药者对该药的使用不能自控,具有强迫性用药特点;③用药后造成精神和身体损害大,甚至引发公共卫生问题和社会危害。药物滥用已成为全球共同面临的重大社会问题,与吸毒在本质上并无区别。

公认易造成药物滥用的药品和物质包括:①麻醉药品,如阿片类、可卡因类、大麻类;②精神药品,如镇静催眠药、抗焦虑药、中枢兴奋药、致幻剂等;③其他物质,如挥发性有机溶剂、烟草、酒精等。

2. 药物依赖性 麻醉药品和精神药品的毒副作用主要是药品的依赖性问题,这也是其区别于一般药品的关键。药物依赖性(drug dependence)是指反复地(周期性或连续性)用药所引起的人体心理上或生理上或两者兼有的对药物的依赖状态,表现出一种强迫性要连续或定期用药的行为和其他反应。

【12-3】相关示例

世界卫生组织将药物依赖性分为精神依赖性和身体依赖性。

精神依赖性(psychological dependence),又称心理依赖性,是指用药后引起令人愉快的意识状态,用药者为追求欣快感,产生渴求用药的强烈欲望,不顾一切寻求和使用药品。

身体依赖性(physical dependence),又称生理依赖性,是指用药者反复用药后造成人体功能适应性改变,停药后会产生一系列严重反应(称为戒断症状),使人非常痛苦,甚至危及生命。为避免戒断症状,用药者不择手段获取药品,并不断加大用药剂量。

能引起依赖性的药物常兼有精神依赖性和身体依赖性,阿片类和催眠镇痛药在反复用药过程中,先产生精神依赖性,后产生身体依赖性。可卡因、苯丙胺类中枢兴奋药主要引起精神依赖性,但大剂量使用也会产生身体依赖性。少数药物如致幻剂只产生精神依赖性而无身体依赖性。

二、特殊管理药品的监督管理历程

(一)国际管制概况

1. 国际公约 中国政府一直积极参与国际麻醉药品和精神药品管制事务。1985 年 6 月,经全国人民代表大会常委会批准,中国加入于 1972 年修正的联合国《1961 年麻醉品单一公约》和《1971 年精神药物公约》。1989 年 9 月,经全国人民代表大会常委会批准,中国加入《联合国禁止非法贩运麻醉品和精神药物公约》,成为最早加入该公约的国家之一。

《1961 年麻醉品单一公约》共 51 条,公约内容包括受管制物质、国际麻醉品管制机构及其职责、各种制度和麻醉药品需要量的估计、综合报告、制造及输入的限制、国际贸易的特别规定、运输的特别规定、法则等。

《1971 年精神药物公约》共 33 条,公约对各国的总体要求包括:①限制这类药物的可获得性;②需要有医师处方才能拿到药;③控制其包装和广告宣传;④建立监督和许可证制度;⑤对其合理医疗和科研应用建立估量和统计制度,限制其贸易;⑥各国向联合国药品管制机构报送有关资料;⑦加强国家管理,向贩毒作斗争,采取措施减少药物滥用。

《1961 年麻醉品单一公约》和《1971 年精神药物公约》都涵盖了下列基本理念:①麻醉药品和精神药品具有医疗和科研价值;②滥用这些药物会产生公共卫生、社会和经济问题;③需采取严格管制措施,只限于医疗和科研应用;④需开展国际合作,以便协调有关行动。

《联合国禁止非法贩运麻醉品和精神药物公约》共 34 条,主要内容包括:①界定了"非法贩运"的定义,并规定缔约国应对这些犯罪给予制裁;②缔约国应在一定情况下对上述犯罪确立管辖权;③缔约国应通过没收犯罪收益、引渡、法律协助、执法合作、支援过境国、对特定化学品进行管制、根除非法种植和非法需求等方面的合作,共同打击贩毒犯罪;④缔约国应向联合国麻醉品委员会提供关于在其境内执行《公约》的报告。

2. 国际麻醉药品管制机构 国际上专门组建了管制机构,对世界范围内的麻醉药品和精神药品等特殊管理药品进行全面监管,详见表 12-1。

表 12-1　国际上麻醉药品和精神药品管制机构

机构名称	成立时间	主要职能
联合国麻醉药品委员会（UNCND）	1946 年	协助联合国经济和社会理事会制定国际管制和禁止麻醉药品滥用和非法贩运的政策和措施,向联合国国际麻醉药品管制署提供政策指导并监督其活动以及执行有关公约所授予的其他职能
国际麻醉药品管制局（INCB）	1968 年	从事麻醉药品和精神药品合法流动的管制,与各国政府合作将麻醉药品的种植、生产、制造和供应限于合法使用;监督公约的实施;评价各国履行公约义务的情况;发现问题时就各种补救措施提出建议;编写全世界麻醉药品和精神药品管理情况的年度报告

机构名称	成立时间	主要职能
联合国国际药物管制规划署（UNDCP）	1990 年	作为联合国麻醉药品委员会的秘书处和执行机构,协助各成员国实施各项药品管制条约,履行职责。作为麻醉品管制信息中心,为联合国麻醉药品委员会的各附属机构及各国政府提供相关信息、报告、咨询和培训服务。还提供技术合作,与吸毒和非法贩运作斗争,拟定药物管制方案,并为之执行而筹措资金
世界卫生组织（WHO）	1948 年	在麻醉药品管制和精神药品管制中,根据权限调控可以合法生产、出口麻醉药品的国家;向联合国麻醉药品委员会提出修订有关麻醉药品和精神药品公约及附表的建议;提出并组织实施控制滥用麻醉药品和精神药品的国家计划和科学技术问题
国际刑警组织（ICPO）	1923 年	在所有成员国的刑事警察当局之间,建立和发展各种有利于预防和控制一般犯罪的组织机构,协助成员国打击跨国毒品罪犯

（二）我国特殊管理药品的监督管理

我国特殊管理药品的监管历史可追溯到 19 世纪中叶,西方殖民主义者强行向中国输入鸦片,晚清、民国开展了数次禁毒运动。中华人民共和国成立后,政府采取坚决措施,在全国范围内开展了禁毒运动,禁种罂粟,收缴毒品,封闭烟馆,严厉惩办制毒贩毒活动。1953 年中国政府宣布基本禁绝了为患百年的烟毒。近年来国际毒品犯罪日益猖獗,不法分子趁势而入,毒祸卷土重来,我国禁毒任务依然严峻。

历年来,我国政府出台了一系列有关麻醉药品、精神药品管制和禁毒的法令法规,详见表 12-2。

表 12-2　中国管制麻醉药品、精神药品和禁毒的主要法规

时间	名称	机构	内容
1950.2	关于严禁鸦片烟毒的通令	政务院	严禁吸食、贩卖、种植、私存鸦片、吗啡、海洛因等
1950.11	管理麻醉药品暂行条例及施行细则	卫生部	规定麻醉药品品种范围与主管部门,对其生产、供应、使用实行定点管理
1964.4	管理毒药、限制性剧药暂行规定	卫生部、商业和化工部	确定毒药、剧药品种范围,及其管理办法
1978.9	麻醉药品管理条例	国务院	麻醉药品品种范围、生产、供应、使用管理、处罚
1979.2	麻醉药品管理条例实施细则	卫生部	进一步明确规定麻醉药品品种、原植物种植、供应、使用、处方限量及管理
1979.6	医疗用毒药、限制性剧药管理规定	卫生部及国家医药管理总局	包括毒性药品和精神药品

续表

时间	名称	机构	内容
1987.11	麻醉药品管理办法	国务院	明确麻醉药品品种范围,对研制、生产、供应、进出口、运输、使用、包装标签等的管理规定,罚则
1988.12	精神药品管理办法	国务院	明确精神药品品种范围和分类,对生产、供应、使用、包装标签等的管理规定,罚则
1988.12	医疗用毒性药品管理办法	国务院	规定生产、经营、使用医疗用毒性药品的要求
1989.12	放射性药品管理办法	国务院	规定生产、经营、使用放射性药品的要求
1990.12	关于禁毒的决定	全国人大常委会	明确毒品的定义
1997.3	刑法(修订)	全国人大	规定了走私、贩卖、运输、制造毒品罪的刑事责任
1998.3	关于进一步加强麻黄素管理的通知	国务院	规定对麻黄素的生产、经营、运输、使用、出口实行专项管理
2001.2	药品管理法	全国人大常委会	确定对麻醉药品、精神药品、医疗用毒性药品、放射性药品实行特殊管理
2004.1	反兴奋剂条例	国务院	规定兴奋剂的管理、反兴奋剂的义务、兴奋剂的检查与监测
2005.8	麻醉药品和精神药品管理条例	国务院	进一步明确品种范围,对研制、生产、供应、进出口、运输、使用、包装标签等的管理规定和罚则
2005.08	易制毒化学品管理条例	国务院	规定易制毒化学品的生产、经营、购买、运输和进出口管理
2007.12	禁毒法	全国人大常委会	规定禁毒教育、毒品管制、戒毒和国际合作、法律责任
2010.3	药品类易制毒化学品管理办法	卫生部	规定药品类易制毒化学品的生产、经营、购买、运输和进出口管理
2019.8	药品管理法(修订)	全国人大常委会	明确对麻醉药品、精神药品、医疗用毒性药品、放射性药品、药品类易制毒化学品等的特殊管理规定

第二节　麻醉药品和精神药品的管理

为加强麻醉药品和精神药品的管理,保证其合法、安全、合理使用,防止流入非法渠道,国务院于 2005 年 8 月 3 日颁布《麻醉药品和精神药品管理条例》(以下简称《条例》),并于 2013 年、2016 年进行了两次修订。《条例》共 9 章 89 条,分别对麻醉药品药用原植物的种植,麻醉药品和精神药品的实验研究、生产、经营、使用、储存、运输等活动以及监督管理等做了规定。

【12-4】教学课件

一、麻醉药品和精神药品的定义和种类

(一)麻醉药品和精神药品的定义

《条例》第 3 条规定,麻醉药品和精神药品,是指列入麻醉药品目录、精神药品目录的药品和其他物质。精神药品分为第一类精神药品和第二类精神药品。目录由国家药品监管部门会同公安部门、卫生行政部门制定、调整并公布。

列入目录的药品和物质,具有共同的特点:具有一定程度的成瘾性,都会产生药物滥用的风险。

国家对麻醉药品和精神药品目录进行动态管理。对上市销售但尚未列入目录的药品和其他物质,或者第二类精神药品发生滥用,已经造成或可能造成严重社会危害的,国家药监局会同公安部门、卫生行政部门及时将该药品和该物质列入目录,或者将该第二类精神药品调整为第一类精神药品。

知识拓展

麻醉药品和精神药品的药理学定义

麻醉药品(narcotic drugs)是指对中枢神经系统有麻醉作用,具有依赖性潜力,连续使用、滥用或不合理使用,易产生生理依赖性和精神依赖性,能成瘾癖的药品。按其临床药理作用,可分为镇痛类和非镇痛类,如阿片、吗啡、哌替啶(杜冷丁)等。但麻醉药品与医疗上用于全身或局部麻醉的麻醉药(anesthetics)不同,后者不会产生依赖性,如氯仿、乙醚等全身麻醉药及普鲁卡因、利多卡因等局部麻醉药。

精神药品(psychotropic substances)是指直接作用于中枢神经系统,能使其兴奋或抑制,连续使用能产生药物依赖性的药品,包括镇静催眠药、中枢兴奋剂、致幻剂、镇痛及复方制剂、全身麻醉药等,如地西泮、司可巴比妥、艾司唑仑等。根据精神药品使人体产生依赖性和危害人体健康的程度,可分为第一类精神药品和第二类精神药品。第一类比第二类作用更强,更容易产生依赖性,其毒性和成瘾性更强。

(二)麻醉药品和精神药品的品种

2013年,国家药监局、公安部、国家卫计委联合修订并公布了《麻醉药品品种目录》和《精神药品品种目录》,自2014年1月1日起施行。

1. 麻醉药品的品种 我国规定的麻醉药品品种主要包括阿片类、可卡因类、大麻类、合成麻醉药类及国家药监局指定的其他易成瘾癖的药品、药用原植物或其他物质。《麻醉药品品种目录(2013版)》共有121种,其中我国生产及使用的品种有22个,加上其复方制剂、提取物、提取物粉5个品种,一共有27个品种,见表12-3。

表 12-3 我国生产及使用的麻醉药品品种目录

名称	备注
1. 可卡因(Cocaine)	
2. 罂粟秆浓缩物(Concentrate of Poppy Straw)	包括罂粟果提取物、罂粟果提取物粉
3. 二氢埃托啡(Dihydroetorphine)	
4. 地芬诺酯(Diphenoxylate)	
5. 芬太尼(Fentanyl)	
6. 氢可酮(Hydrocodone)	
7. 氢吗啡酮(Hydromorphone)	
8. 美沙酮(Methadone)	
9. 吗啡(Morphine)	包括吗啡阿托品注射液
10. 阿片(Opium)	包括复方樟脑酊、阿桔片
11. 羟考酮(Oxycodone)	
12. 哌替啶(Pethhidine)	
13. 瑞芬太尼(Remifentanil)	
14. 舒芬太尼(Sufentanil)	
15. 蒂巴因(Thebaine)	
16. 可待因(Codeine)	
17. 右丙氧芬(Dextropropoxyphene)	
18. 双氢可待因(Dihydrocodeine)	
19. 乙基吗啡(Ethylmorphine)	
20. 福尔可定(Pholcodine)	
21. 布桂嗪(Bucinnazine)	
22. 罂粟壳(Poppy Shell)	

注:1. 上述品种包括其可能存在的盐和单方制剂(除非另有规定);
　　2. 上述品种包括其可能存在的化学异构体、酯及醚(除非另有规定)。

2. 精神药品的品种　　《精神药品品种目录(2013 版)》共包括 149 个品种,其中第一类精神药品有 68 个品种,第二类精神药品有 81 个品种。我国生产和使用的第一类精神药品有 7 种,第二类精神药品有 29 种,见表 12-4。

表 12-4　我国生产和使用的精神药品品种目录

第一类	
1. 哌醋甲酯(Methylphenidate)	5. 氯胺酮(Ketamine)
2. 司可巴比妥(Secobarbital)	6. 马吲哚(Mazindol)
3. 丁丙诺啡(Buprenorphine)	7. 三唑仑(Triazolam)
4. γ-羟丁酸(Gamma-hydroxybutyrate)	

第二类	
1. 异戊巴比妥(Amobarbital)	16. 奥沙西泮(Oxazepam)
2. 格鲁米特(Glutethimide)	17. 匹莫林(Pemoline)
3. 喷他佐辛(Pentazocine)	18. 苯巴比妥(Phenobarbital)
4. 戊巴比妥(Pentobarbital)	19. 唑吡坦(Zolpidem)
5. 阿普唑仑(Alprazolam)	20. 丁丙诺啡透皮贴剂(Buprenorphine Transdermal patch)
6. 巴比妥(Barbital)	21. 布托啡诺及其注射剂(Butorphanol and Its Injection)
7. 氯氮（Chlordiazepoxide)	22. 咖啡因(Caffeine)
8. 氯硝西泮(Clonazepam)	23. 安钠咖(Caffeine Sodium Benzoate)
9. 地西泮(Diazepam)	24. 地佐辛及其注射剂(Dezocine and Its Injection)
10. 艾司唑仑(Estazolam)	25. 麦角胺咖啡因片(Ergotamine and Caffeine Tablet)
11. 氟西泮(Flurazepam)	26. 氨酚氢可酮片(Paracetamol and Hydrocodone Bitartrate Tablet)
12. 劳拉西泮(Lorazepam)	27. 曲马多(Tramadol)
13. 甲丙氨酯(Meprobamate)	28. 扎来普隆(Zaleplon)
14. 咪达唑仑(Midazolam)	29. 佐匹克隆(Zopiclone)
15. 硝西泮(Nitrazepam)	

注:1. 上述品种包括其可能存在的盐和单方制剂(除非另有规定);
　　2. 上述品种包括其可能存在的化学异构体及酯、醚(除非另有规定);
　　3. 自 2015 年 5 月 1 日起,将含可待因复方口服液体制剂(包括口服溶液剂、糖浆剂)列入第二类精神药品管理。

二、麻醉药品和精神药品的管理部门

根据《条例》,麻醉药品和精神药品的管理部门及其职责如表 12-5 所示。在各级管理部门严格监督管理的同时,麻醉药品和精神药品生产、经营企业及使用单位可依法参加行业协会,行业协会应当加强行业自律管理。

表 12-5　麻醉药品和精神药品管理部门及其职责

管理部门	职责
国务院药品监督管理部门	负责全国麻醉药品和精神药品的监督管理工作,并会同国务院农业主管部门对麻醉药品药用原植物实施监督管理
国务院农业主管部门	会同国家药监局对麻醉药品药用原植物实施监督管理
国务院公安部门	负责对造成麻醉药品药用原植物、麻醉药品和精神药品流入非法渠道的行为进行查处
国务院其他有关主管部门	在各自的职责范围内负责与麻醉药品和精神药品有关的管理工作
省级药品监督管理部门	负责本行政区域内麻醉药品和精神药品的监督管理工作
县级以上地方公安机关	负责对本行政区域内造成麻醉药品和精神药品流入非法渠道的行为进行查处
县级以上地方人民政府、其他有关主管部门	在各自的职责范围内负责与麻醉药品和精神药品有关的管理工作

三、种植、实验研究和生产管理

国家根据麻醉药品和精神药品的医疗、国家储备和企业生产所需原料的需要确定需求总量,对麻醉药品药用原植物的种植、麻醉药品和精神药品的生产实行总量控制。

(一)麻醉药品药用原植物的种植管理

国家药监局根据麻醉药品和精神药品的需求总量制订年度生产计划。国家药监局与农业农村部根据麻醉药品年度生产计划,制订麻醉药品药用原植物年度种植计划。麻醉药品药用原植物种植企业应按计划种植,并定期向国家药监局和农业农村部报告种植情况。

麻醉药品药用原植物种植企业由国家药监局和农业农村部共同确定,其他单位和个人不得种植麻醉药品药用原植物。

(二)麻醉药品和精神药品的实验研究管理

开展麻醉药品和精神药品实验研究活动应具备下列条件,并经国家药监局批准:①以医疗、科学研究或者教学为目的;②有保证实验所需麻醉药品和精神药品安全的措施和管理制度;③单位及其工作人员 2 年内没有违反有关禁毒的法律、行政法规规定的行为。

国家药监局于 2005 年发布了《关于麻醉药品和精神药品实验研究管理规定的通知》,规定开展麻醉药品和精神药品实验研究应事先提出立项申请,连同相关资料报省级药监局。经省级药监局初审后报国家药监局审查。符合条件和规定的,由国家药监局发给《麻醉药品和精神药品实验研究立项批件》。《麻醉药品和精神药品实验研究立项批件》不得转让。申请人经批准开展麻醉药品和精神药品实验研究的,应在 3 年内完成药物临床前研究,向国家药监局申报药品注册。

麻醉药品和第一类精神药品的临床试验,不得以健康人为受试对象。

药品研究单位在普通药品的实验研究过程中,产生管制品种的,应立即停止实验研究活动,并向国家药监局报告。国家药监局应根据情况决定是否同意其继续实验研究。

(三)麻醉药品和精神药品的生产管理

1. 定点生产制度　国家对麻醉药品和精神药品实行定点生产制度。国家药监局根据麻醉药品和精神药品的需求总量,按照合理布局、总量控制的原则,确定麻醉药品和精神药品定点生产企业的数量和布局,并根据年度需求总量对数量和布局进行调整。

2. 定点企业的审批　从事麻醉药品、精神药品生产的企业,应当经所在地省级药监局批准。

麻醉药品和精神药品的定点生产企业应具备的条件包括:①有药品生产许可证;②有麻醉药品和精神药品实验研究批准文件;③有符合规定的麻醉药品和精神药品生产设施、储存条件和相应的安全管理设施;④有通过网络实施企业安全生产管理和向药品监管部门报告生产信息的能力;⑤有保证麻醉药品和精神药品安全生产的管理制度;⑥有与麻醉药品和精神药品安全生产要求相适应的管理水平和经营规模;⑦麻醉药品和精神药品生产管理、质量管理部门的人员应熟悉麻醉药品和精神药品管理以及有关禁毒的法律、行政法规;⑧没有生产、销售假药、劣药或违反有关禁毒的法律、行政法规规定的行为;⑨符合国家药监局公布的麻醉药品和精神药品定点生产企业数量和布局的要求。

3. 生产管理　定点生产企业生产麻醉药品和精神药品,应依照药品管理法的规定取得药品批准文号。未取得药品批准文号的,不得生产麻醉药品和精神药品。

国家药监局应组织医学、药学、社会学、伦理学和禁毒等方面的专家成立专家组,对申请首次上市的麻醉药品和精神药品的社会危害性和被滥用的可能性进行评价,并提出是否批准的建议。

定点生产企业应严格按照麻醉药品和精神药品年度生产计划安排生产,并依照规定向所在地省级药监局报告生产情况。

发生重大突发事件,定点生产企业无法正常生产或不能保证供应麻醉药品和精神药品时,国家药监局可以决定其他药品生产企业生产麻醉药品和精神药品。重大突发事件结束后,国家药监局应及时决定前款规定的企业停止麻醉药品和精神药品的生产。

4. 生产企业的销售管理　国家药监局发布《麻醉药品和精神药品生产管理办法(试行)》(国食药监安〔2005〕528号)对麻醉药品、精神药品定点生产、生产计划及安全管理、销售管理等活动作了详细规定。

定点生产企业应将麻醉药品和精神药品销售给具有麻醉药品和精神药品经营资格的企业或经批准的其他单位。定点生产企业销售麻醉药品和精神药品,应建立购买方销售档案,不得使用现金交易。

知识拓展

麻醉药品、精神药品生产企业的销售渠道

麻醉药品药用原植物种植企业生产的麻醉药品原料(阿片)按照计划销售给国家设立的麻醉药品储存单位。国家设立的麻醉药品储存单位只能将麻醉药品原料按照计划销售给麻醉药品生产企业以及经批准购用的其他单位。

定点生产企业生产的麻醉药品和第一类精神药品原料药只能按照计划销售给制剂生产

企业和经批准购用的其他单位,小包装原料药可以销售给全国性批发企业和区域性批发企业。

定点生产企业生产的麻醉药品和第一类精神药品制剂销售给定点全国性批发企业、区域性批发企业以及经批准购用的其他单位。定点区域性批发企业从定点生产企业购进麻醉药品和第一类精神药品制剂,须经所在地省级药监局批准。

定点生产企业只能将第二类精神药品原料药销售给定点全国性批发企业、区域性批发企业、专门从事第二类精神药品批发业务的企业、第二类精神药品制剂生产企业以及经备案的其他需用第二类精神药品原料药的企业,并应按照备案的需用计划销售。

定点生产企业只能将第二类精神药品制剂销售给全国性批发企业、区域性批发企业、专门从事第二类精神药品批发业务的企业、第二类精神药品零售连锁企业、医疗机构或经批准购用的其他单位。

麻醉药品和精神药品定点生产企业必须建立购买方的销售档案。麻醉药品和精神药品定点生产企业销售麻醉药品和精神药品不得使用现金交易。

四、经营管理

(一)定点经营制度

国家对麻醉药品和精神药品实行定点经营制度。国家药监局应根据麻醉药品和第一类精神药品的需求总量,确定麻醉药品和第一类精神药品的定点批发企业布局,并根据年度需求总量对布局进行调整、公布。

药品经营企业不得经营麻醉药品原料药和第一类精神药品原料药。但是,供医疗、科学研究、教学使用的小包装的上述药品可以由国家药监局规定的药品批发企业经营。

(二)定点经营企业应具备的条件

麻醉药品和精神药品定点批发企业除应具备药品经营企业的开办条件外,还应具备下列条件:①有符合本条例规定的麻醉药品和精神药品储存条件;②有通过网络实施企业安全管理和向药品监督管理部门报告经营信息的能力;③单位及其工作人员 2 年内没有违反有关禁毒的法律、行政法规规定的行为;④符合国家药监局公布的定点批发企业布局。

麻醉药品和第一类精神药品的定点批发企业,还应具有保证供应责任区域内医疗机构所需麻醉药品和第一类精神药品的能力,并具有保证麻醉药品和第一类精神药品安全经营的管理制度。

国家药监局发布《麻醉药品和精神药品经营管理办法(试行)》(国食药监安〔2005〕527号)对麻醉药品、精神药品经营管理作了详细规定。

知识拓展

麻醉药品和第一类精神药品经营企业的药品储备规定

全国性批发企业应当具备经营 90% 以上品种规格的麻醉药品和第一类精神药品的能力,并保证储备 4 个月销售量的麻醉药品和第一类精神药品;区域性批发企业应当具备经营

60%以上品种规格的麻醉药品和第一类精神药品的能力,并保证储备2个月销售量的麻醉药品和第一类精神药品。

(三)定点经营企业的审批

1. 全国性批发企业　跨省(区、市)从事麻醉药品和第一类精神药品批发业务的企业,应当经国家药监局批准,并明确其所承担供药责任的区域。

2. 区域性批发企业　在本省(区、市)行政区域内从事麻醉药品和第一类精神药品批发业务的企业,应当经所在地省级药监局批准,并明确其所承担供药责任的区域。

3. 专门从事第二类精神药品批发业务的企业　应当经所在地省级药监局批准。全国性批发企业和区域性批发企业可以从事第二类精神药品批发业务。

4. 零售(连锁)企业　麻醉药品和第一类精神药品不得零售。经所在地设区的市级药监部门批准,实行统一进货、统一配送、统一管理的药品零售连锁企业可以从事第二类精神药品零售业务。未经批准的其他药品经营企业不得从事第二类精神药品零售活动。

(四)购销管理

1. 麻醉药品和第一类精神药品的购销　全国性批发企业应从定点生产企业购进麻醉药品和第一类精神药品。

区域性批发企业可以从全国性批发企业购进麻醉药品和第一类精神药品;经所在地省级药监局批准,也可以从定点生产企业购进麻醉药品和第一类精神药品。

全国性批发企业在确保责任区内区域性批发企业供药的基础上,可以在全国范围内向其他区域性批发企业,或者经批准可以向取得麻醉药品和第一类精神药品使用资格的医疗机构以及经批准的其他单位销售麻醉药品和第一类精神药品。全国性批发企业向取得麻醉药品和第一类精神药品使用资格的医疗机构销售麻醉药品和第一类精神药品,应当经医疗机构所在地省级药监局批准。

区域性批发企业可以向本省级行政区域内取得麻醉药品和第一类精神药品使用资格的医疗机构销售麻醉药品和第一类精神药品;由于特殊地理位置的原因,需要就近向其他省内取得麻醉药品和第一类精神药品使用资格的医疗机构销售的,应当经企业所在地省级药监局批准。

区域性批发企业之间因医疗急需、运输困难等特殊情况,需要调剂麻醉药品和第一类精神药品的,应当在调剂后2日内将调剂情况分别报所在地省级药监局备案。

2. 第二类精神药品的购销　《麻醉药品和精神药品经营管理办法(试行)》规定:从事第二类精神药品批发业务的企业可以从第二类精神药品定点生产企业、全国性批发企业、区域性批发企业、其他专门从事第二类精神药品批发业务的企业购进第二类精神药品。

从事第二类精神药品批发业务的企业可以将第二类精神药品销售给定点生产企业、全国性批发企业、区域性批发企业、其他专门从事第二类精神药品批发业务的企业、医疗机构和从事第二类精神药品零售的药品零售连锁企业。

第二类精神药品零售企业应当凭执业医师出具的处方,按规定剂量销售第二类精神药品,并将处方保存2年备查;禁止超剂量或者无处方销售第二类精神药品;不得向未成年人销售第二类精神药品。

3. 其他销售规定　企业、单位之间购销麻醉药品和精神药品一律禁止使用现金进行交易。但是个人合法购买麻醉药品和精神药品的除外。

全国性批发企业和区域性批发企业向医疗机构销售麻醉药品和第一类精神药品,应当将药品送至医疗机构。医疗机构不得自行提货。药品零售连锁企业门店所零售的第二类精神药品,应当由本企业直接配送,不得委托配送。

罂粟壳只能用于中药饮片和中成药生产,以及凭盖有乡镇卫生院以上医疗机构公章的医生处方配方使用,不准生用,严禁单味零售。麻醉药品和精神药品实行政府定价,在制定出厂和批发价格的基础上,逐步实行全国统一零售价格,具体办法由国务院价格主管部门制定。

(五)购进管理

1. 药品生产企业　需要以麻醉药品和第一类精神药品为原料生产普通药品的,应向所在地省级药监局报送年度需求计划,由省级药监局汇总,报国家药监局批准后,向定点生产企业购买。需要以第二类精神药品为原料生产普通药品的,应将年度需求计划报所在地省级药监局,并向定点批发企业或定点生产企业购买。

2. 非药品生产企业　食品、食品添加剂、化妆品、油漆等生产企业需要使用咖啡因作为原料的,应当经所在地省级药监局批准,向定点批发企业或定点生产企业购买。

3. 科学研究、教学单位　需要使用麻醉药品和精神药品开展实验、教学活动的,应当经所在地省级药监局批准,向定点批发企业或定点生产企业购买。需要使用麻醉药品和精神药品的标准品、对照品的,应当经所在地省级药监局批准,向国家药监局批准的单位购买。

五、使用管理

(一)印鉴卡管理

医疗机构需要使用麻醉药品和第一类精神药品的,应当经所在地设区的市级卫生主管部门批准,取得麻醉药品、第一类精神药品购用印鉴卡(以下称印鉴卡)。医疗机构应凭印鉴卡向本省级行政区域内的定点批发企业购买麻醉药品和第一类精神药品。

设区的市级卫生主管部门发给医疗机构印鉴卡时,应将医疗机构情况抄送所在地设区的市级药监部门,并报省级卫生主管部门备案。省级卫生主管部门应将取得印鉴卡的医疗机构名单向本行政区域内的定点批发企业通报。印鉴卡有效期为3年,有效期满前3个月,医疗机构应向市级卫生主管部门重新申请。

医疗机构取得印鉴卡应具备下列条件:①有与使用麻醉药品和第一类精神药品相关的诊疗科目;②具有经过培训的、专职从事麻醉药品和第一类精神药品管理的药学专业技术人员;③有获得麻醉药品和第一类精神药品处方资格的执业医师;④有保证麻醉药品和第一类精神药品安全储存的设施和管理制度。

(二)麻醉药品和精神药品的使用管理

1. 处方资格　医疗机构应按照国务院卫生主管部门的规定,对本单位执业医师进行有关麻醉药品和精神药品使用知识的培训、考核,经考核合格的,授予麻醉药品和第一类精神药品处方资格。执业医师取得麻醉药品和第一类精神药品的处方资格后,方可在本医疗机构开具麻醉药品和第一类精神药品处方,但不得为自己开具该种处方。

医疗机构应将具有麻醉药品和第一类精神药品处方资格的执业医师名单及其变更情

况,定期报送所在地设区的市级卫生主管部门,并抄送同级药品监管部门。

具有麻醉药品和第一类精神药品处方资格的执业医师,根据国务院卫生主管部门制定的临床应用指导原则,对确需使用麻醉药品或第一类精神药品的患者,应满足其合理用药需求。

在医疗机构就诊的癌症疼痛患者和其他危重患者得不到麻醉药品或者第一类精神药品时,患者或其家属可以向执业医师提出申请。具有麻醉药品和第一类精神药品处方资格的执业医师认为要求合理的,应及时为患者提供所需麻醉药品或者第一类精神药品。

2. 处方管理　执业医师应使用专用处方开具麻醉药品和精神药品,单张处方的最大用量、专用处方的格式应符合国务院卫生主管部门的规定。对麻醉药品和第一类精神药品处方,处方的调配人、核对人应当仔细核对,签署姓名,并予以登记;对不符合规定的,应拒绝发药。

医疗机构应对麻醉药品和精神药品处方进行专册登记,加强管理。麻醉药品处方至少保存 3 年,精神药品处方至少保存 2 年。

卫生部印发的《处方管理办法》(卫生部令第 53 号)进一步对涉及麻醉药品和精神药品的处方印刷、处方开具、处方限量、专册登记等做了如下详细规定:

麻醉药品和第一类精神药品处方印刷用纸为淡红色,右上角标注"麻、精一"。第二类精神药品处方印刷用纸为白色,右上角标注"精二"。

门(急)诊癌症疼痛患者和中、重度慢性疼痛患者需长期使用麻醉药品和第一类精神药品的,首诊医师应当亲自诊查患者,建立相应的病历,要求其签署《知情同意书》。病历中应留存下列材料复印件:①二级以上医院开具的诊断证明;②患者户籍簿、身份证或者其他有效身份证明文件;③为患者代办人员身份证明文件。医疗机构应要求长期使用麻醉药品和第一类精神药品的门(急)诊癌症患者和中、重度慢性疼痛患者,每 3 个月复诊或者随诊一次。

【12-5】拓展信息

除需长期使用麻醉药品和第一类精神药品的门(急)诊癌症疼痛患者和中、重度慢性疼痛患者外,麻醉药品注射剂仅限于医疗机构内使用。

麻醉药品和精神药品单张处方最大剂量见表 12-6。

表 12-6　麻醉药品和精神药品单张处方最大剂量

药品	类别	剂型	一般患者	癌症疼痛、中重度慢性疼痛患者
麻醉药品、第一类精神药品	门急诊	注射剂	1 次常用量	≯3 日常用量
		其他剂型	≯3 日常用量	≯7 日常用量
		控缓释制剂	≯7 日常用量	≯15 日常用量
	住院	逐日开具,1 日常用量		
第二类精神药品		≯7 日用量,特殊情况应注明		
盐酸二氢埃托啡		1 次用量,仅限于二级以上医院使用		
盐酸哌替啶		1 次用量,仅限于医疗机构内使用		
哌醋甲酯		用于治疗儿童多动症时,≯15 日常用量		

医疗机构应根据麻醉药品和精神药品处方开具情况,按照品种、规格对其消耗量进行专册登记,登记内容包括发药日期、患者姓名、用药数量。专册保存期限为 3 年。

3. 药品借用和制剂配制管理 医疗机构抢救患者急需麻醉药品和第一类精神药品而本医疗机构无法提供时,可以从其他医疗机构或定点批发企业紧急借用;抢救结束后,应及时将借用情况报所在地设区的市级药监部门和卫生主管部门备案。

对临床需要而市场无供应的麻醉药品和精神药品,持有医疗机构制剂许可证和印鉴卡的医疗机构需要配制制剂的,应当经所在地省级药监局批准,并且只能在本医疗机构使用,不得对外销售。

4. 其他规定 因治疗疾病需要,个人凭医疗机构出具的医疗诊断书、本人身份证明,可以携带单张处方最大用量以内的麻醉药品和第一类精神药品;携带麻醉药品和第一类精神药品出入境的,由海关根据自用、合理的原则放行。医务人员为了医疗需要携带少量麻醉药品和精神药品出入境的,应持有省级以上药监局发放的携带证明,海关凭携带证明放行。

医疗机构、戒毒机构以开展戒毒治疗为目的,可以使用美沙酮或国家确定的其他用于戒毒治疗的麻醉药品和精神药品,具体管理办法由国家药监局、公安部门和卫生主管部门制定。

六、储存和运输管理

(一)麻醉药品和精神药品的储存管理

1. 设置专库 麻醉药品用原植物种植企业、定点生产企业、全国性批发企业和区域性批发企业以及国家设立的麻醉药品储存单位,应设置储存麻醉药品和第一类精神药品的专库。该专库应符合下列要求:①安装专用防盗门,实行双人双锁管理;②具有相应的防火设施;③具有监控设施和报警装置,报警装置应当与公安机关报警系统联网。麻醉药品定点生产企业应将麻醉药品原料药和制剂分别存放。

【12-6】知识链接

麻醉药品和第一类精神药品的使用单位应设立专库或专柜储存麻醉药品和第一类精神药品。专库设有防盗设施并安装报警装置;专柜使用保险柜。专库和专柜实行双人双锁管理。

2. 专人负责、专用账册 麻醉药品用原植物种植企业、定点生产企业、全国性批发企业和区域性批发企业、国家设立的麻醉药品储存单位以及麻醉药品和第一类精神药品的使用单位,应配备专人负责管理工作,并建立储存麻醉药品和第一类精神药品的专用账册。药品入库双人验收,出库双人复核,做到账物相符。

第二类精神药品经营企业应在药品库房中设立独立的专库或专柜储存第二类精神药品,并建立专用账册,实行专人管理。

专用账册的保存期限应当自药品有效期满之日起不少于 5 年。

(二)麻醉药品和精神药品的运输及邮寄管理

1. 运输管理 托运、承运和自行运输麻醉药品和精神药品的,应采取安全保障措施,防止麻醉药品和精神药品在运输过程中被盗、被抢、丢失。

托运或者自行运输麻醉药品和第一类精神药品的单位,应向所在地设区的市级药品监管部门申请领取运输证明。运输证明有效期为 1 年。运输证明应由专人保管,不得涂改、转让、转借。运输第二类精神药品无需办理运输证明。

托运人办理麻醉药品和第一类精神药品运输手续,应将运输证明副本交付承运人。承运人应当查验、收存运输证明副本,并检查货物包装。没有运输证明或货物包装不符合规定的,承运人不得承运。承运人在运输过程中应携带运输证明副本,以备查验。

通过铁路运输麻醉药品和第一类精神药品的,应使用集装箱或铁路行李车运输,具体办法由国务院药品监管部门会同国务院铁路主管部门制定。没有铁路需要通过公路或水路运输麻醉药品和第一类精神药品的,应由专人负责押运。

定点生产企业、全国性批发企业和区域性批发企业之间运输麻醉药品、第一类精神药品,发货人在发货前应向所在地省级药监局报送本次运输的相关信息。

2. 邮寄管理 邮寄麻醉药品和精神药品,寄件人应提交所在地设区的市级药监部门出具的准予邮寄证明。邮政营业机构应查验、收存准予邮寄证明;没有准予邮寄证明的,邮政营业机构不得收寄。

省级邮政主管部门指定符合安全保障条件的邮政营业机构负责收寄麻醉药品和精神药品。邮政营业机构收寄麻醉药品和精神药品,应依法对收寄的麻醉药品和精神药品予以查验。邮寄麻醉药品和精神药品的具体管理办法,由国家药监局会同邮政主管部门制定。

七、监督管理

药品监管部门应根据规定的职责权限,对麻醉药品用原植物的种植以及麻醉药品和精神药品的实验研究、生产、经营、使用、储存、运输活动进行监督检查。

(一)建立监控信息网络和信息报告要求

省级以上药品监管部门根据实际情况建立监控信息网络,对定点生产企业、定点批发企业和使用单位的麻醉药品和精神药品生产、进货、销售、库存、使用的数量以及流向实行实时监控,并与同级公安机关做到信息共享。

尚未连接监控信息网络的麻醉药品和精神药品定点生产企业、定点批发企业和使用单位,应每月通过电子信息、传真、书面等方式,将本单位麻醉药品和精神药品生产、进货、销售、库存、使用的数量以及流向,报所在地设区的市级药监部门和公安机关;医疗机构还应当报所在地设区的市级卫生主管部门。

设区的市级药监部门每3个月向上一级药监局报告本地区麻醉药品和精神药品的相关情况。

(二)对滥用、存在安全隐患药品品种的管理

对已经发生滥用,造成严重社会危害的麻醉药品和精神药品品种,国家药监局应采取在一定期限内中止生产、经营、使用或限定其使用范围和用途等措施。对不再作为药品使用的麻醉药品和精神药品,国家药监局应撤销其药品批准文号和药品标准,并予以公布。

药品监管部门、卫生主管部门发现生产、经营企业和使用单位的麻醉药品和精神药品管理存在安全隐患时,应责令其立即排除或者限期排除;对有证据证明可能流入非法渠道的,应及时采取查封、扣押的行政强制措施,在7日内作出行政处理决定,并通报同级公安机关。

药品监管部门发现取得印鉴卡的医疗机构未依照规定购买麻醉药品和第一类精神药品时,应及时通报同级卫生主管部门。接到通报的卫生主管部门应立即调查处理。必要时,药

监局可以责令定点批发企业中止向该医疗机构销售麻醉药品和第一类精神药品。

(三)对过期、损坏的药品的销毁

麻醉药品和精神药品的生产、经营企业和使用单位对过期、损坏的麻醉药品和精神药品应当登记造册,并向所在地县级药品监管部门申请销毁。药品监管部门应当自接到申请之日起 5 日内到场监督销毁。医疗机构对存放在本单位的过期、损坏麻醉药品和精神药品,应申请卫生主管部门监督销毁。对依法收缴的麻醉药品和精神药品,除经国务院药品监管部门或公安部门批准用于科学研究外,应依照国家有关规定予以销毁。

(四)相关部门的协同监督

县级以上卫生主管部门应对执业医师开具麻醉药品和精神药品处方的情况进行监督检查。

药品监管部门、卫生主管部门和公安机关应互相通报麻醉药品和精神药品生产、经营企业和使用单位的名单以及其他管理信息。

各级药监部门应将在麻醉药品药用原植物的种植以及麻醉药品和精神药品的实验研究、生产、经营、使用、储存、运输等各环节的管理中的审批、撤销等事项通报同级公安机关。麻醉药品和精神药品的经营企业、使用单位报送各级药监部门的备案事项,应同时报送同级公安机关。

发生麻醉药品和精神药品被盗、被抢、丢失或者其他流入非法渠道的情形的,案发单位应立即采取必要的控制措施,同时报告所在地县级公安机关和药监部门。医疗机构发生上述情形的,还应报告其主管部门。公安机关接到报告、举报,或有证据证明麻醉药品和精神药品可能流入非法渠道时,应及时开展调查,并可以对相关单位采取必要的控制措施。药品监管部门、卫生主管部门以及其他有关部门应配合公安机关开展工作。

八、法律责任

依据《麻醉药品和精神药品管理条例》,相关责任人若有违法行为,应承担相应的法律责任。

(一)监管部门的法律责任(表 12-7)

表 12-7　监管部门的法律责任

行为主体	违法行为	行政处罚
药品监管部门、卫生主管部门	有下列情形之一的: 1.对不符合条件的申请人准予行政许可或者超越法定职权作出准予行政许可决定的; 2.未到场监督销毁过期、损坏的麻醉药品和精神药品的; 3.未依法履行监督检查职责,应当发现而未发现违法行为、发现违法行为不及时查处,或者未依照本条例规定的程序实施监督检查的; 4.违反本条例规定的其他失职、渎职行为。	1.由上级行政机关或监察机关责令改正; 2.情节严重的,对直接负责的主管人员和其他直接责任人员依法给予行政处分; 3.构成犯罪的,依法追究刑事责任。

(二)麻醉药品药用原植物种植企业的法律责任(表12-8)

表12-8 麻醉药品药用原植物种植企业的法律责任

行为主体	违法行为	行政处罚
麻醉药品药用原植物种植企业	有下列情形之一的： 1. 未依照麻醉药品药用原植物年度种植计划进行种植的； 2. 未依照规定报告种植情况的； 3. 未依照规定储存麻醉药品的。	1. 由药品监管部门责令限期改正，给予警告； 2. 逾期不改的，处5万～10万元罚款； 3. 情节严重的，取消其种植资格。

(三)定点生产企业的法律责任(表12-9)

表12-9 定点生产企业的法律责任

行为主体	违法行为	行政处罚
定点生产企业	有下列情形之一的： 1. 未按照麻醉药品和精神药品年度生产计划安排生产的； 2. 未依照规定向药品监督管理部门报告生产情况的； 3. 未依照规定储存麻醉药品和精神药品，或者未依照规定建立、保存专用账册的； 4. 未依照规定销售麻醉药品和精神药品的； 5. 未依照规定销毁麻醉药品和精神药品的。	1. 由药品监管部门责令限期改正，给予警告，并没收违法所得和违法销售的药品； 2. 逾期不改的，责令停产，并处5万～10万元罚款； 3. 情节严重的，取消其定点生产资格。

【12-7】知识链接

(四)定点批发企业的法律责任(表12-10)

表12-10 定点批发企业的法律责任

行为主体	违法行为	行政处罚
定点批发企业	违反规定销售麻醉药品和精神药品，或违反规定经营麻醉药品原料药和第一类精神药品原料药的	1. 责令限期改正，给予警告，并没收违法所得和违法销售的药品； 2. 逾期不改的，责令停业，并处违法销售药品货值金额2～5倍罚款； 3. 情节严重的，取消其定点批发资格。

续表

行为主体	违法行为	行政处罚
定点批发企业	有下列情形之一的： 1. 未依照规定购进麻醉药品和第一类精神药品的； 2. 未保证供药责任区域内的麻醉药品和第一类精神药品的供应的； 3. 未对医疗机构履行送货义务的； 4. 未依照规定报告麻醉药品和精神药品的进货、销售、库存数量以及流向的； 5. 未依照规定储存麻醉药品和精神药品，或者未依照规定建立、保存专用账册的； 6. 未依照规定销毁麻醉药品和精神药品的； 7. 区域性批发企业之间违反本条例的规定调剂麻醉药品和第一类精神药品，或因特殊情况调剂麻醉药品和第一类精神药品后未依照规定备案的。	1. 责令限期改正，给予警告； 2. 逾期不改正的，责令停业，并处 2 万～5 万元罚款； 3. 情节严重的，取消其定点批发资格。

(五)第二类精神药品零售企业的法律责任(表 12-11)

表 12-11 第二类精神药品零售企业的法律责任

行为主体	违法行为	行政处罚
第二类精神药品零售企业	违反规定储存、销售或销毁第二类精神药品的	1. 责令限期改正，给予警告，并没收违法所得和违法销售的药品； 2. 逾期不改的，责令停业，并处 0.5 万～2 万元罚款； 3. 情节严重的，取消其第二类精神药品零售资格。

(六)取得印鉴卡的医疗机构的法律责任(表 12-12)

表 12-12 取得印鉴卡的医疗机构的法律责任

行为主体	违法行为	行政处罚
取得印鉴卡的医疗机构	有下列情形之一的： 1. 未依照规定购买、储存麻醉药品和第一类精神药品的； 2. 未依照规定保存麻醉药品和精神药品专用处方，或者未依照规定进行处方专册登记的； 3. 未依照规定报告麻醉药品和精神药品的进货、库存、使用数量的； 4. 紧急借用麻醉药品和第一类精神药品后未备案的； 5. 未依照规定销毁麻醉药品和精神药品的。	1. 由设区的市级卫生主管部门责令限期改正，给予警告； 2. 逾期不改的，处 0.5 万～1 万元罚款； 3. 情节严重的，吊销其印鉴卡； 4. 对直接负责的主管人员和其他直接责任人员，依法给予降级、撤职、开除的处分。

(七)医师、药师的法律责任(表 12-13)

表 12-13　医师、药师的法律责任

行为主体	违法行为	行政处罚
具有麻醉药品和第一类精神药品处方资格的执业医师	违反规定开具麻醉药品和第一类精神药品处方,或未按照临床应用指导原则的要求使用麻醉药品和第一类精神药品	1. 由其所在医疗机构取消其麻醉药品和第一类精神药品处方资格; 2. 造成严重后果的,由原发证部门吊销其执业证书。
执业医师	未按照临床应用指导原则的要求使用第二类精神药品;或未使用专用处方开具第二类精神药品	造成严重后果的,由原发证部门吊销其执业证书。
未取得麻醉药品和第一类精神药品处方资格的执业医师	擅自开具麻醉药品和第一类精神药品处方	1. 由县级以上卫生主管部门给予警告,暂停其执业活动; 2. 造成严重后果的,吊销其执业证书; 3. 构成犯罪的,依法追究刑事责任。
处方的调配人、核对人	违反规定未对麻醉药品和第一类精神药品处方进行核对	造成严重后果的,由原发证部门吊销其执业证书。

(八)运输、邮寄环节的法律责任(表 12-14)

表 12-14　运输、邮寄环节的法律责任

行为主体	违法行为	行政处罚
	违反规定运输麻醉药品和精神药品的	1. 由药品监管部门和运输管理部门依照各自职责,责令改正,给予警告,处 2 万~5 万元罚款。
收寄麻醉药品、精神药品的邮政营业机构	未依照规定办理邮寄手续的	1. 由邮政主管部门责令改正,给予警告; 2. 造成麻醉药品、精神药品邮件丢失的,依照邮政法律、行政法规处理。

(九)实验研究环节的法律责任(表 12-15)

表 12-15　实验研究环节的法律责任

行为主体	违法行为	行政处罚
	提供虚假材料、隐瞒有关情况,或采取其他欺骗手段取得麻醉药品和精神药品的实验研究、生产、经营、使用资格	1. 由原审批部门撤销已取得的资格,5 年内不得提出有关麻醉药品和精神药品的申请; 2. 情节严重的,处 1 万~3 万元罚款,有药品生产许可证、药品经营许可证、医疗机构执业许可证的,依法吊销许可证明文件。
药品研究单位	在普通药品的实验研究和研制过程中,产生规定管制的麻醉药品和精神药品,未依照规定报告的	1. 责令改正,给予警告,没收违法药品; 2. 拒不改正的,责令停止实验研究和研制活动。

续表

行为主体	违法行为	行政处罚
药物临床试验机构	以健康人为麻醉药品和第一类精神药品临床试验的受试对象的	1.责令停止违法行为,给予警告; 2.情节严重的,取消其药物临床试验机构的资格; 3.构成犯罪的,依法追究刑事责任。 4.对受试对象造成损害的,药物临床试验机构依法承担治疗和赔偿责任。

(十)生产、销售、购买环节的法律责任(表 12-16)

表 12-16　生产、销售、购买环节的法律责任

行为主体	违法行为	行政处罚
定点生产企业、定点批发企业和第二类精神药品零售企业	生产、销售假劣麻醉药品和精神药品的	取消其定点生产资格、定点批发资格或第二类精神药品零售资格,并依照药品管理法的有关规定予以处罚。
定点生产企业、定点批发企业和其他单位	使用现金进行麻醉药品和精神药品交易的	责令改正,给予警告,没收违法交易的药品,并处 5 万~10 万元罚款。
第 34、35 条规定的单位	违反规定,购买麻醉药品和精神药品的	1.没收违法购买的麻醉药品和精神药品,责令限期改正,给予警告; 2.逾期不改的,责令停产或停止相关活动,并处 2 万~5 万元罚款。

(十一)发生被盗、被抢、丢失案件单位的法律责任(表 12-17)

表 12-17　发生被盗、被抢、丢失案件单位的法律责任

行为主体	违法行为	行政处罚
发生麻醉药品和精神药品被盗、被抢、丢失案件的单位	违反规定未采取必要的控制措施或未依照规定报告的	1.由药品监管部门和卫生主管部门依照各自职责,责令改正,给予警告; 2.情节严重的,处 5000 元以上 1 万元以下的罚款; 3.有上级主管部门的,由其上级主管部门对直接负责的主管人员和其他直接责任人员,依法给予降级、撤职的处分。

(十二)倒卖、转让、出租、出借、涂改许可证明文件的法律责任(表 12-18)

表 12-18　倒卖、转让、出租、出借、涂改许可证明文件的法律责任

行为主体	违法行为	行政处罚
依法取得麻醉药品药用原植物种植或麻醉药品和精神药品实验研究、生产、经营、使用、运输等资格的单位	倒卖、转让、出租、出借、涂改其麻醉药品和精神药品许可证明文件的	1.由原审批部门吊销相应许可证明文件,没收违法所得; 2.情节严重的,处违法所得 2~5 倍的罚款;没有违法所得的,处 2 万~5 万元罚款; 3.构成犯罪的,依法追究刑事责任。

(十三)流入非法渠道的法律责任(表 12-19)

表 12-19　流入非法渠道的法律责任

行为主体	违法行为	行政处罚
	违反规定,致使麻醉药品和精神药品流入非法渠道造成危害	1. 构成犯罪的,依法追究刑事责任; 2. 尚不构成犯罪的,由县级以上公安机关处 5 万~10 万元罚款; 3. 有违法所得的,没收违法所得; 4. 情节严重的,处违法所得 2 倍以上 5 倍以下的罚款; 5. 由原发证部门吊销其药品生产、经营和使用许可证明文件。
药品监管部门、卫生主管部门	在监督管理工作中发现前款规定情形的,应立即通报所在地同级公安机关,并依照国家有关规定,将案件以及相关材料移送公安机关。	

第三节　医疗用毒性药品管理

【12-8】教学课件

　　为加强医疗用毒性药品的管理,防止中毒或死亡等严重事件的发生,保证人民用药安全有效,社会稳定,根据《药品管理法》有关规定,国务院于 1988 年 12 月 27 日发布了《医疗用毒性药品管理办法》,对毒性药品的定义、生产、供应和使用做了规定。2002 年 10 月,国家药品监督管理局发布《关于切实加强医疗用毒性药品监管的通知》,进一步明确生产、经营、储运和使用的监督管理。2008 年 7 月,国家食品药品监督管理局和卫生部发布《关于将 A 型肉毒毒素列入毒性药品管理的通知》,明确将 A 型肉毒毒素及其制剂作为毒性药品管理。

一、医疗用毒性药品的定义和品种

(一)医疗用毒性药品的定义

　　医疗用毒性药品(medicinal toxic drug,以下简称毒性药品),是指毒性剧烈、治疗剂量与中毒剂量相近、使用不当会致人中毒或死亡的药品。因此,如果对毒性药品管理不严而发生流失,将会对社会造成重大影响和危害。

(二)医疗用毒性药品的分类和品种

　　我国卫生主管部门会同国家药品监管部门确定并公布毒性药品的管理品种。目前,医疗用毒性药品分为中药品种和西药品种两大类。

　　1. 毒性中药品种(包括原药材和饮片)共 27 种　　砒石(红砒、白砒)、砒霜、水银、生马前子、生川乌、生草乌、生白附子、生附子、生半夏、生南星、生巴豆、斑蝥、青娘虫、红娘虫、生甘遂、生狼毒、生藤黄、生千金子、生天仙子、闹羊花、雪上一支蒿、白降丹、蟾酥、洋金花、红粉、轻粉、雄黄。

2. 毒性西药品种共 13 种　去乙酰毛花苷丙、阿托品、洋地黄毒苷、氢溴酸后马托品、三氧化二砷、毛果芸香碱、升汞、水杨酸毒扁豆碱、亚砷酸钾、氢溴酸东莨菪碱、士的宁、亚砷酸注射液、A 型肉毒毒素及其制剂（其中除了亚砷酸注射液、A 型肉毒毒素制剂外，其余品种仅指原料药，不包括制剂）。

二、医疗用毒性药品的生产、经营和使用管理

(一)毒性药品的生产管理

1. 生产单位及生产计划　毒性药品的生产由药品监管部门指定的药品生产企业承担，未取得毒性药品生产许可的企业，不得生产毒性药品。

毒性药品年度生产、收购、供应和配制计划，由省级药监局根据医疗需要制定，经下达给指定的毒性药品生产、收购、供应单位，并抄报国家药监局和国家中医药管理局。生产单位不得擅自改变生产计划，自行销售。

2. 生产管理要求　毒性药品生产企业（含医疗机构制剂室）必须由医药专业人员负责生产、配制和质量检验，并建立严格的管理制度，严防与其他药品混杂。

每次配料，必须经 2 人以上复核无误，并详细记录每次生产所用原料和成品数，经手人要签字备查。所有工具、容器要处理干净，以防污染其他药品。标示量要准确无误。包装容器和标签必须印有医疗用毒性药品的专用标识。

生产（配制）毒性药品及其制剂，必须严格执行生产工艺操作规程，在本单位药品检验人员的监督下准确投料，并建立完整的生产记录，保存 5 年备查。在生产毒性药品过程中产生的废弃物，必须妥善处理，不得污染环境。

凡加工炮制毒性中药，必须按照《中国药典》或者省级药监部门制定的炮制规范的规定进行。药材符合药用要求的，方可供应、配方和用于中成药生产。

(二)毒性药品的经营管理

1. 经营单位　毒性药品的收购、经营，由药品监管部门指定的药品经营企业负责；配方用药由药品零售企业、医疗机构负责供应。其他任何单位或者个人均不得从事毒性药品的收购、经营和配方业务。

2. 经营管理　收购、经营、加工、使用毒性药品的单位必须建立健全保管、验收、领发、核对等制度；严防收假、发错，严禁与其他药品混杂，做到划定仓间或仓位，专柜加锁并由专人保管，做到双人、双锁、专账记录。

毒性药品的包装容器上必须印有毒性药品专用标志，在运输毒性药品的过程中，应当采取有效措施，防止发生事故。

(三)毒性药品的使用和调配管理

1. 调配管理　医疗单位供应和调配毒性药品，凭医生签名的正式处方。药品零售企业供应和调配毒性药品，凭盖有医生所在的医疗单位公章的正式处方。每次处方剂量不得超过 2 日极量。

调配处方时，必须认真负责，计量准确，按医嘱注明要求，并由配方人员及具有药师以上技术职称的复核人员签名盖章后方可发出。对处方未注明"生用"的毒性中药，应当付炮制品。如发现处方有疑问时，须经原处方医生重新审定后再行调配。处方一次有效，取药后处

方保存两年备查。

2. 其他管理　科研和教学单位所需的毒性药品,必须持单位证明信,经单位所在地县级以上药品监管机构批准后,供应部门方能发售。

群众自配民间单、秘、验方需用毒性中药,购买时要持有本单位或者城市街道办事处、乡(镇)人民政府的证明信,供应部门方可发售。每次购用量不得超过 2 日极量。

三、法律责任

对违反《医疗用毒性药品管理办法》的规定,擅自生产、收购、经营毒性药品的单位或者个人,由县级以上药品监管部门没收其全部毒性药品,并处以警告或按非法所得 5~10 倍的罚款。情节严重、致人伤残或死亡,构成犯罪的,由司法机关依法追究其刑事责任。

知识拓展

将 A 型肉毒毒素及其制剂列入毒性药品管理

A 型肉毒毒素(botulinum toxin A)是肉毒杆菌在繁殖中分泌的一种蛋白质,是一种神经毒素,毒性非常强,对人体中毒剂量仅为 $1\mu g$。由于肉毒毒素能导致肌肉松弛性麻痹,在医学上常被用来治疗眼部肌肉痉挛等症,并被引入美容除皱领域,但都限于超微剂量。为加强监督管理,卫生部和国家药监局将 A 型肉毒毒素及其制剂列入毒性药品管理,对其生产、经营和使用管理作出如下规定:

1. 经批准生产 A 型肉毒毒素制剂的药品生产企业应严格按照《病原微生物实验室生物安全管理条例》的要求,加强对生产 A 型肉毒毒素制剂用菌种的保藏管理,未经批准,严禁向任何单位和个人提供菌种。药品生产企业应制订 A 型肉毒毒素制剂年度生产计划,严格按照年度生产计划和药品 GMP 要求进行生产,并指定具有生物制品经营资质的药品批发企业作为 A 型肉毒毒素制剂的经销商。

2. 药品批发企业只能将 A 型肉毒毒素制剂销售给医疗机构,未经指定的药品经营企业不得购销 A 型肉毒毒素制剂。药品零售企业不得零售 A 型肉毒毒素制剂。

3. 医疗机构应当向经药品生产企业指定的 A 型肉毒毒素经销商采购 A 型肉毒毒素制剂;对购进的 A 型肉毒毒素制剂登记造册、专人管理,按规定储存,做到账物相符;医师应当根据诊疗指南和规范、药品说明书中的适应症、药理作用、用法、用量、禁忌、不良反应和注意事项开具处方,每次处方剂量不得超过两日用量。处方按规定保存。

第四节　其他特殊管理的药品

一、易制毒化学品的管理

为规范易制毒化学品的生产、经营、购买、运输和进口、出口行为,防

【12-9】教学课件

止易制毒化学品被用于制造毒品，维护经济和社会秩序，国务院于 2005 年 8 月 26 日颁布了《易制毒化学品管理条例》。卫生部于 2010 年 3 月发布了《药品类易制毒化学品管理办法》（卫生部令第 72 号），共 50 条，于 2010 年 5 月 1 日起施行。

（一）易制毒化学品的概念和分类

1. 定义 易制毒化学品，是指国家规定管制的可用于制造麻醉药品和精神药品的前体、原料和化学配剂等物质，流入非法渠道可用于制造毒品。

易制毒化学品本身不是毒品，但其具有双重性，既是一般医药化工的工业原料和试剂，又是非法制造和合成毒品必不可少的化学品，包括原料前体、试剂、溶剂、稀释剂、添加剂等。易制毒化学品一旦流入非法渠道，可能被毒品犯罪分子用于生产毒品，从而对社会造成巨大危害。

药品类易制毒化学品，是指《易制毒化学品管理条例》中确定的麦角酸、麻黄素等物质。

2. 品种和分类 易制毒化学品的分类及品种由国务院批准调整；药品类易制毒化学品品种由国家药品监督管理部门负责调整及公布。

易制毒化学品分为三类：第一类是可以用于制毒的主要原料，第二类、第三类是可以用于制毒的化学配剂。药品类易制毒化学品属于第一类易制毒化学品。

药品类易制毒化学品分为两类：麦角酸和麻黄素等物质。

上述第一类、第二类所列物质包括可能存在的盐类；药品类易制毒化学品包括原料药及其单方制剂。

（二）易制毒化学品的监督管理

国家对易制毒化学品的生产、经营、运输、使用等环节实施许可、备案程序。

国务院公安部门、药品监管部门、安全生产监管部门、商务主管部门、卫生主管部门、海关总署、价格主管部门、铁路主管部门、交通主管部门、工商行政管理部门、环境保护主管部门在各自的职责范围内，负责全国的易制毒化学品有关管理工作。

县级以上各级人民政府有关行政主管部门在各自职责范围内，负责本行政区域内的易制毒化学品有关管理工作。

国家药监局主管全国药品类易制毒化学品生产、经营、购买等方面的监督管理工作。县级以上药监部门负责本行政区域内的药品类易制毒化学品生产、经营、购买等方面的监督管理工作。

（三）药品类易制毒化学品的管理

1. 生产、经营许可 生产、经营药品类易制毒化学品，应当依照有关规定取得药品类易制毒化学品生产、经营许可。

药品生产企业申请生产药品类易制毒化学品，应向所在地省级药监局申请，经国家药监局实质性审查，取得《药品类易制毒化学品生产许可批件》。省级药监局在企业《药品生产许可证》生产范围中标注"药品类易制毒化学品"。

药品类易制毒化学品以及含有药品类易制毒化学品的制剂不得委托生产。药品生产企业不得接受境外厂商委托加工药品类易制毒化学品以及含有药品类易制毒化学品的产品；特殊情况需要委托加工的，须经国家药监局批准。

药品类易制毒化学品的经营许可，国家药监局委托省级药监局办理。符合规定的，在

《药品经营许可证》经营范围中标注"药品类易制毒化学品"，并报国家药监局备案。

药品类易制毒化学品单方制剂和小包装麻黄素，纳入麻醉药品销售渠道经营，仅能由麻醉药品全国性批发企业和区域性批发企业经销，不得零售。

未实行药品批准文号管理的品种，纳入药品类易制毒化学品原料药渠道经营。《易制毒化学品管理条例》规定了药品经营企业的申请条件，其中要求具有麻醉药品和第一类精神药品定点经营资格或第二类精神药品定点经营资格。

2. 购买许可　国家对药品类易制毒化学品实行购买许可制度。购买药品类易制毒化学品的，应办理《药品类易制毒化学品购用证明》(简称《购用证明》)。《购用证明》由国家药监局统一印制，有效期为 3 个月，只能在有效期内一次使用。《购用证明》不得转借、转让。购买药品类易制毒化学品时必须使用《购用证明》原件，不得使用复印件、传真件。

《购用证明》申请范围是受到限制的，具有药品类易制毒化学品的生产、经营、使用相应资质的单位，方有申请《购用证明》的资格。

符合以下情形之一的，豁免办理《购用证明》：①医疗机构凭麻醉药品、第一类精神药品购用印鉴卡购买药品类易制毒化学品单方制剂和小包装麻黄素的；②麻醉药品全国性批发企业、区域性批发企业持麻醉药品调拨单购买小包装麻黄素以及单次购买麻黄素片剂 6 万片以下、注射剂 1.5 万支以下的；③按规定购买药品类易制毒化学品标准品、对照品的；④药品类易制毒化学品生产企业凭药品类易制毒化学品出口许可自营出口药品类易制毒化学品的。

3. 购销要求　药品类易制毒化学品生产企业应当将药品类易制毒化学品原料药销售给取得《购用证明》的药品生产企业、药品经营企业和外贸出口企业。应当将药品类易制毒化学品单方制剂和小包装麻黄素销售给麻醉药品全国性批发企业。

药品类易制毒化学品经营企业应当将药品类易制毒化学品原料药销售给本省行政区域内取得《购用证明》的单位。麻醉药品全国性批发企业、区域性批发企业应按照《麻醉药品和精神药品管理条例》规定的渠道销售药品类易制毒化学品单方制剂和小包装麻黄素。

药品类易制毒化学品经营企业之间不得购销药品类易制毒化学品原料药。麻醉药品区域性批发企业之间不得购销药品类易制毒化学品单方制剂和小包装麻黄素。

教学科研单位只能凭《购用证明》从麻醉药品全国性批发企业、区域性批发企业和药品类易制毒化学品经营企业购买药品类易制毒化学品。

药品类易制毒化学品禁止使用现金或实物进行交易。药品类易制毒化学品生产企业、经营企业销售药品类易制毒化学品，应当逐一建立购买方档案，并核查采购人员身份证明和相关购买许可证明，保存核查记录。

除药品类易制毒化学品经营企业外，购用单位应当按照《购用证明》载明的用途使用药品类易制毒化学品，不得转售；外贸出口企业购买的药品类易制毒化学品不得内销。

4. 安全管理　药品类易制毒化学品生产企业、经营企业、使用药品类易制毒化学品的药品生产企业和教学科研单位，应配备安全管理设施，建立相应管理制度。应设置专库专柜，双人双锁管理，入库双人验收，出库双人复核，做到账物相符。

药品类易制毒化学品生产企业、经营企业和使用药品类易制毒化学品的药品生产企业，其关键生产岗位、储存场所应设置电视监控设施，安装报警装置并与公安机关联网；应建立药品类易制毒化学品专用账册。专用账册保存期限自药品类易制毒化学品有效期期满之日起不少于 2 年。

二、兴奋剂的管理

为了防止在体育运动中使用兴奋剂,保护体育运动参加者的身心健康,维护体育比赛的公平竞争,国务院于 2004 年 1 月 13 日发布了《反兴奋剂条例》(国务院令第 398 号),自 2004年 3 月 1 日起施行。2014 年 7 月国务院对其个别条款做了修订。

(一)兴奋剂的概念及危害

1. 兴奋剂的概念　兴奋剂的原意是"供赛马使用的一种鸦片麻醉混合剂"。早期运动员为提高体育竞赛成绩服用的药品大多属于兴奋剂一类的药品,尽管被禁用的其他类型药品并不都具有兴奋性(如利尿药),有的还具有抑制性(如 β-受体阻断剂),但国际上仍习惯用"兴奋剂"的统称,泛指所有能提高体育成绩并对人体有害的禁用物质。

我国法规所称的兴奋剂,是指兴奋剂目录所列的禁用物质等。

2. 兴奋剂的危害　国际奥委会严禁运动员使用兴奋剂,我国政府对兴奋剂实行严格管理,禁止使用兴奋剂,主要源于其危害性:①使用不同种类、不同剂量的禁用药物,对人体身心健康会产生不同程度的危害,甚至伴随终身。②滥用药品严重破坏竞技体育训练的基本原则,违背公平竞争的体育精神,属于欺骗行为。③严重损害国家荣誉,损害人民根本利益。

(二)兴奋剂的类别和目录

1. 兴奋剂的类别　按照药理作用分类,主要有 7 大类。

(1)刺激剂,是最早使用和最早禁用的兴奋剂,按照药理学特点和化学结构可分为精神刺激药、拟交感神经胺类药物、咖啡因类、杂类中枢神经刺激物质。

(2)麻醉止痛剂,分为哌替啶类、阿片生物碱类。

(3)蛋白同化制剂,俗称合成类固醇类,是目前使用范围最广、频度最高的兴奋剂。

(4)利尿剂,通过快速排除体内水分,减轻体重,增加尿量,尽快减少体液和排泄物中其他兴奋剂代谢产物,以此造成药检的假阴性结果。

(5)肽类激素,多以激素形式存在于人体,滥用会形成较强的心理依赖。

(6)β-受体拮抗剂,以抑制剂为主,在体育运动中运用较少,可降低心率,放松肌肉,减轻比赛前紧张和焦虑。

(7)血液兴奋剂,又称血液红细胞回输技术。

2. 我国兴奋剂目录　国家体育总局、商务部、国家卫计委、海关总署、国家药监局联合发布《2014 年兴奋剂目录》,自 2014 年 1 月 1 日起施行。《2014 年兴奋剂目录》将兴奋剂分为七大类,共计 236 个品种。其目录中品种类别分布为:

(1)蛋白同化制剂 77 个。

(2)肽类激素 15 个。

(3)麻醉药品 13 个。

(4)刺激剂(含精神药品)70 个。

(5)药品类易制毒化学品 3 个。

(6)医疗用毒性药品 1 个。

(7)其他品种(β-受体阻断剂、利尿剂等),57 个。

目录所列物质包括上述可能存在的盐及光学异构体,原料药及单方制剂;蛋白同化制剂品种包括其可能存在的盐、酯、醚及光学异构体。

《反兴奋剂条例》规定,国家对兴奋剂目录所列禁用物质实行严格管理,任何单位和个人不得非法生产、销售、进出口。

(三)兴奋剂的生产经营监督管理

1. 管理主体　国务院体育主管部门负责并组织全国的反兴奋剂工作。

县级以上药品监督管理、卫生、教育等有关部门,在各自职责范围内依照本条例和有关法律、行政法规的规定负责反兴奋剂工作。

2. 管理层次　我国对含兴奋剂药品的管理可体现为三个层次。

(1)兴奋剂目录中属于麻醉药品、精神药品、医疗用毒性药品、药品类易制毒化学品的品种,依照相关法规实施特殊管理。

(2)兴奋剂目录中属于我国未实施特殊管理的蛋白同化制剂、肽类激素的品种,依照相关规定实施严格管理。

(3)除上述实施特殊管理和严格管理的品种外,兴奋剂目录所列的其他禁用物质,实施处方药管理。

3. 含兴奋剂药品标签和说明书管理　药品中含有兴奋剂目录所列禁用物质的,应在药品包装标识或说明书上注明"运动员慎用"字样。

4. 蛋白同化制剂、肽类激素管理的主要规定　生产企业在取得《药品生产许可证》和药品批准文号之后,方可生产蛋白同化制剂、肽类激素。药品批发企业应具备一定条件并经省级药监局批准后,方可经营蛋白同化制剂、肽类激素。

生产企业应记录蛋白同化制剂、肽类激素的生产、销售和库存情况,并保存记录至超过蛋白同化制剂、肽类激素有效期 2 年。批发企业对蛋白同化制剂、肽类激素的验收、检查、保管、销售和出入库登记记录应当保存至超过蛋白同化制剂、肽类激素有效期 2 年。

国家对蛋白同化制剂、肽类激素实行进出口准许证管理。药品生产企业、药品批发企业必须严格按规定的渠道销售蛋白同化制剂、肽类激素。

除胰岛素外,药品零售企业不得经营蛋白同化制剂或其他肽类激素。

医疗机构只能凭依法享有处方权的执业医师开具的处方向患者提供蛋白同化制剂、肽类激素。处方应保存 2 年。

三、生物制品批签发和疫苗的管理

(一)生物制品批签发管理

为加强生物制品监督管理,规范生物制品批签发行为,保证生物制品安全、有效,国家药监局重新修订发布了《生物制品批签发管理办法》,自 2018 年 2 月 1 日起施行。

1. 生物制品批签发的概念　生物制品批签发,是指国家药监局对获得上市许可的疫苗类制品、血液制品、用于血源筛查的体外诊断试剂以及国家药监局规定的其他生物制品,在每批产品上市销售前或者进口时,指定药品检验机构进行资料审核、现场核实、样品检验的监督管理行为。

未通过批签发的产品,不得上市销售或者进口。

2. 批签发管理主体 国家药监局主管全国生物制品批签发工作,负责规定批签发品种范围,指定批签发机构,指导批签发工作的实施。

省级药监局负责本行政区域批签发申请人的日常监管,协助批签发机构开展现场核实,组织批签发产品的现场抽样及批签发不合格产品的处置,对批签发过程中发现的违法违规行为进行调查处理。

国家药监局指定的批签发机构负责批签发的受理、资料审核、现场核实、样品检验等工作,并依法作出批签发决定。批签发机构及其所负责的批签发品种由国家药监局确定。

3. 实施国家批签发的生物制品品种 国家批签发生物制品品种目录中的品种包括:①疫苗制剂共 49 个品种,其中细菌类疫苗 18 个品种,病毒类疫苗 31 个品种;②血液制品 4 个品种;③体外诊断试剂 9 个品种。

4. 生物制品批签发管理的有关规定

(1)批签发申请。按照批签发管理的生物制品在生产、检验完成后,药品生产企业应当填写《生物制品批签发申请表》,提交规定的证明文件、资料及样品,向相应属地的批签发机构申请。

(2)批签发检验、审核与签发。批签发可以采取资料审核的方式,也可以采取资料审核和样品检验相结合的方式进行,并可根据需要进行现场核实。批签发机构按照确定的批签发方式和检验要求进行检验。批签发机构根据资料审核、样品检验或者现场检查等结果作出批签发结论。符合要求的,签发生物制品批签发证明,加盖批签发专用章,发给批签发申请人。

(3)监督。按照批签发管理的生物制品在销售时,应当出具该批产品的《生物制品批签发证明》复印件并加盖企业公章。

(二)疫苗的管理

疫苗作为用于健康人体的预防性生物制品,其自身的特殊性使得国务院药品监管部门一直将其作为高风险药品进行监管。2005 年 3 月 24 日,国务院公布《疫苗流通和预防接种管理条例》,并于 2016 年 4 月 23 日重新修订并施行。

为了加强疫苗管理,保证疫苗质量和供应,规范预防接种,促进疫苗行业发展,保障公众健康,维护公共卫生安全,全国人大常委会于 2019 年 6 月 29 日通过了《中华人民共和国疫苗管理法》,自 2019 年 12 月 1 日起实施,适用于在我国境内从事疫苗研制、生产、流通和预防接种及其监督管理活动。

1. 疫苗的定义和管理制度 疫苗,是指为预防、控制疾病的发生、流行,用于人体免疫接种的预防性生物制品,包括免疫规划疫苗和非免疫规划疫苗。

国家对疫苗实行最严格的管理制度,坚持安全第一、风险管理、全程管控、科学监管、社会共治。国家坚持疫苗产品的战略性和公益性。国家实行免疫规划制度。国家实行疫苗全程电子追溯制度。

国家药监局负责全国疫苗监督管理工作。国家卫健委负责全国预防接种监督管理工作。国务院其他有关部门在各自职责范围内负责与疫苗有关的监督管理工作。

2. 疫苗研制和注册 开展疫苗临床试验,应当经国家药监局依法批准。在中国境内上市的疫苗应当经国家药监局批准,取得药品注册证书;申请疫苗注册,应当提供真实、充分、可靠的数据、资料和样品。

应对重大突发公共卫生事件急需的疫苗或者国家卫健委认定急需的其他疫苗,经评估获益大于风险的,国家药监局可以附条件批准疫苗注册申请。

3. 疫苗生产和批签发　国家对疫苗生产实行严格准入制度。从事疫苗生产活动,应当经省级以上药监局批准,取得药品生产许可证,并具备以下条件:①具备适度规模和足够的产能储备;②具有保证生物安全的制度和设施、设备;③符合疾病预防、控制需要。

国家实行疫苗批签发制度。每批疫苗销售前或进口时,应当经国家药监局指定的批签发机构按照相关技术要求进行审核、检验。符合要求的,发给批签发证明。不予批签发的疫苗不得销售,并由省级药监局监督销毁。疫苗批签发应逐批进行资料审核和抽样检验。疫苗批签发检验项目和检验频次应根据疫苗质量风险评估情况进行动态调整。

4. 疫苗流通　国家免疫规划疫苗由国家卫健委会同财政部等组织集中招标或者统一谈判,形成并公布中标价格或者成交价格,各省(区、市)实行统一采购。国家免疫规划疫苗以外的其他免疫规划疫苗、非免疫规划疫苗由各省(区、市)通过省级平台组织采购。疫苗的价格由疫苗上市许可持有人依法自主合理制定。

省级疾病预防控制机构应根据国家免疫规划和本行政区域疾病预防、控制需要,制订本行政区域免疫规划疫苗使用计划,并按照国家有关规定向组织采购疫苗的部门报告,同时报省级卫健委备案。

疫苗上市许可持有人应当按照采购合同约定,向疾病预防控制机构供应疫苗。疾病预防控制机构应按照规定向接种单位供应疫苗。疾病预防控制机构以外的单位和个人不得向接种单位供应疫苗,接种单位不得接收该疫苗。

疾病预防控制机构、接种单位、疫苗上市许可持有人、疫苗配送单位应遵守疫苗储存、运输管理规范,保证疫苗质量。疫苗在储存、运输全过程中应当处于规定的温度环境,冷链储存、运输应当符合要求,并定时监测、记录温度。

疫苗上市许可持有人在销售疫苗时,应提供加盖其印章的批签发证明复印件或电子文件,建立真实、准确、完整的销售记录。各项记录应保存至疫苗有效期满后不少于五年备查。

5. 预防接种　国家卫健委制定国家免疫规划;国家卫健委会同财政部拟定免疫规划疫苗种类,并建立动态调整机制。省级政府可根据本行政区域疾病预防、控制需要,增加免疫规划疫苗种类,报国家卫健委备案。

县级以上卫健委指定符合条件的医疗机构承担责任区域内免疫规划疫苗接种工作。医疗卫生人员应按照要求检查核对受种者、预防接种证和疫苗信息是否一致,确认无误后方可实施接种,并真实、准确、完整记录接种信息。接种记录保存至疫苗有效期满后不少于五年备查。国家对儿童实行预防接种证制度。

接种单位接种免疫规划疫苗不得收取任何费用。县级以上卫健委根据传染病监测和预警信息,为预防、控制传染病暴发、流行,报经本级政府决定,并报省级卫健委备案,可以在本区域进行群体性预防接种。任何单位和个人不得擅自进行群体性预防接种。

6. 异常反应监测和处理　国家加强预防接种异常反应监测。接种单位、医疗机构等发现疑似预防接种异常反应的,应按规定向疾病预防控制机构报告。

国家实行预防接种异常反应补偿制度。实施接种过程中或实施接种后出现受种者死亡、严重残疾、器官组织损伤等损害,属于预防接种异常反应或不能排除的,应给予补偿。补偿范围实行目录管理,并根据实际情况进行动态调整。

7. 疫苗上市后管理　疫苗上市许可持有人应建立健全疫苗全生命周期质量管理体系，制订并实施疫苗上市后风险管理计划，开展疫苗上市后研究，对疫苗的安全性、有效性和质量可控性进行进一步确证。

疫苗上市许可持有人应对疫苗进行质量跟踪分析，持续提升质量控制标准，改进生产工艺，提高生产工艺稳定性。

国家药监局可以根据实际情况，责令疫苗上市许可持有人开展上市后评价或直接组织开展上市后评价。

8. 保障措施　县级以上人民政府应当将疫苗安全工作、购买免疫规划疫苗和预防接种工作以及信息化建设等所需经费纳入本级政府预算，保证免疫规划制度的实施。

国家将疫苗纳入战略物资储备，实行中央和省级两级储备。

各级财政安排用于预防接种的经费应当专款专用，任何单位和个人不得挪用、挤占。

国家实行疫苗责任强制保险制度。

9. 监督管理　药品监管部门依法对疫苗研制、生产、储存、运输以及预防接种中的疫苗质量进行监督检查。卫健主管部门依法对免疫规划制度的实施、预防接种活动进行监督检查。

药品监管部门应加强对疫苗上市许可持有人的现场检查；必要时，可以对为疫苗研制、生产、流通等活动提供产品或者服务的单位和个人进行延伸检查。

药品监管部门应建立疫苗上市许可持有人及其相关人员信用记录制度，纳入全国信用信息共享平台，按规定公示其严重失信信息，实施联合惩戒。

疫苗存在或疑似存在质量问题的，疫苗上市许可持有人、疾病预防控制机构、接种单位应立即停止销售、配送、使用，必要时立即停止生产，按规定向县级以上药品监管部门、卫健主管部门报告。卫健主管部门应立即组织疾病预防控制机构和接种单位采取必要的应急处置措施，同时向上级卫健主管部门报告。药品监管部门应当依法采取查封、扣押等措施。

疫苗上市许可持有人应当建立信息公开制度。国家药监局会同国家卫健委等建立疫苗质量、预防接种等信息共享机制。国家实行疫苗安全信息统一公布制度。任何单位和个人不得编造、散布虚假疫苗安全信息。

县级以上政府应制定疫苗安全事件应急预案，对疫苗安全事件分级、处置组织指挥体系与职责、预防预警机制、处置程序、应急保障措施等作出规定。疫苗上市许可持有人应当制定疫苗安全事件处置方案，定期检查各项防范措施的落实情况，及时消除安全隐患。

思考题

1. 什么是药物滥用和药物依赖性？

2. 简述麻醉药品和精神药品的定义。为什么必须对这类药品进行特殊管理？

3. 我国生产和使用的麻醉药品、精神药品有多少个品种？分别列出常用的 5 个品种。

4. 国家对麻醉药品和精神药品在生产、经营、使用有哪些规定？

5. 简述医疗用毒性药品的定义，其在使用中有哪些规定？

【12-10】课堂练习

6. 为何要对药品类易制毒化学品进行特殊管理？

7. 兴奋剂会造成哪些危害？常用的种类有哪些？

8. 什么是生物制品批签发？

9. 国家对疫苗流通的管理规定有哪些？

【12-11】教学视频

（黄越燕）

第十三章

中药管理

学习导航

1. **掌握**　野生药材资源保护管理的内容、中药品种保护制度的分级及保护措施。
2. **熟悉**　法律法规中涉及中药材、中药饮片的管理规定。
3. **了解**　中药的概念、中医药法的主要规定。
4. **能力**　能自觉遵守中药管理法规,能胜任中药采购、野生药材资源保护、中药饮片的保管与养护等工作,具备运用法规分析解决中药生产、经营、使用及管理工作中碰到的实际问题的能力。

第一节　概　述

中药是中华民族的传统药,是祖国医学极其重要的组成部分,是我国劳动人民与疾病作斗争中积累起来的宝贵财富,对维护公众健康、保障中华民族的繁衍昌盛作出了重要贡献。中药管理是我国药事管理的重要内容之一。

【13-1】教学课件

【13-2】案例思考

一、中药的概念及分类

(一)中药的概念

中药是指中医药理论指导下用以预防、诊断和治疗疾病的药用物质,包括中药材、中药饮片和中成药。

1. 中药材　中药材是指药用植物、动物、矿物的药用部分采收后经产地初加工形成的原料药材。大部分中药材来源于植物,药用部位有根、茎、叶、花、果实、种子、皮等。药用动物来自动物的骨、角、胆、结石、皮、肉和脏器等。矿物类药材包括可供药用的天然矿物、矿物加工品以及动物的化石等,如朱砂、石膏、轻粉、芒硝、白降丹、红粉、自然铜、雄黄、紫石英等。

2. 中药饮片　中药饮片是指在中医药理论指导下,根据辨证施治和调剂、制剂的需要,对中药材进行特殊加工炮制后的制成品。《中国药典》规定,"饮片系指药材经过炮制后可直接用于中医临床或者制剂生产的处方药品"。

3. 中成药　中成药是指在中医药理论指导下,按规定的处方和工艺加工制成一定剂型,标明药物作用、适应症、用法用量,供医生、患者直接选用的药品。中成药应由依法取得药品生产许可证的企业生产,质量符合国家药品标准,包装、标签、说明书符合《药品管理法》的规定。

(二)中药的分类

中药的分类方法很多,最常见的是自然属性分类法和功能(功效)分类法。

(1)以药物的来源和性质为依据的自然属性分类,如植物药、动物药、矿物药。

(2)按照药用部分分类,如根类、叶类、花类等。

(3)按照药物功能分类,如解表药、清热药、泻下药、理气药、活血化瘀药等。

(4)按照有效成分分类,如含生物碱的中药、含挥发油的中药等。

二、中药管理立法的发展

【13-3】拓展信息

新中国成立以来,国家对中医药事业的发展高度重视,制定了一系列保护、扶持、发展中医药的方针政策,为中医药事业的发展提供有力的政策保障,促进中医药事业的迅速发展。《宪法》规定:"国家发展医药卫生事业,发展现代医药和我国传统医药"。这从法律层面确立了中医药等传统医药的地位,成为中医药事业健康发展和法律制度建设的根本法律依据和坚实的法律基础。随着我国药事管理立法逐渐成熟,中药管理立法也经历了从起步、发展到渐趋完善的过程。

1988年5月,国家中医药管理局成立,成为全国性中医药行政管理的专门机构。2003年,国务院颁布了《中华人民共和国中医药条例》,这是我国第一部中医药行政法规,为中医药的立法奠定了基础,也从根本上保障了中医药事业的规范、有序发展。随后,《药品管理法》《野生药材资源保护管理条例》《中药品种保护条例》相继颁布实施,中医药立法体系框架初步形成。我国涉及中药管理的法律规范较多交叉分散于一般性医药类法律规范中。

2016年12月25日,全国人大常委会通过《中华人民共和国中医药法》(以下简称《中医药法》),于2017年7月1日起施行。《中医药法》是我国首部依据中医药自身特点而制定的国家法律,第一次从法律层面确立了中医药的地位,为继承、弘扬中医药,促进中医药事业的发展提供了法律支撑。

三、《中医药法》有关中药管理的规定

(一)中药保护与发展的规定

1. 中药材种植养殖、采集、贮存和初加工　国家制定中药材种植养殖、采集、贮存和初加工的技术规范、标准,加强对中药材生产流通全过程的质量监督管理,保障中药材质量安全。国家鼓励发展中药材规范化种植养殖,严格管理农药、肥料等农业投入品的使用,禁止在中

药材种植过程中使用剧毒、高毒农药，支持中药材良种繁育，提高中药材质量。

国家建立道地中药材评价体系，支持道地中药材品种选育，扶持道地中药材生产基地建设，加强道地中药材生产基地生态环境保护，鼓励采取地理标志产品保护等措施保护道地中药材。

采集、贮存中药材以及对中药材进行初加工，应符合国家有关技术规范、标准和管理规定。国家鼓励发展中药材现代流通体系，提高中药材包装、仓储等技术水平，建立中药材流通追溯体系。药品生产企业购进中药材应建立进货查验记录制度。中药材经营者应建立进货查验和购销记录制度，并标明中药材产地。

国家保护药用野生动植物资源，对药用野生动植物资源实行动态监测和定期普查，建立药用野生动植物资源种质基因库，鼓励发展人工种植养殖，支持依法开展珍贵、濒危药用野生动植物的保护、繁育及其相关研究。

2. 乡村医生自种、自采和使用中药材　在村医疗机构执业的中医医师、具备中药材知识和识别能力的乡村医生，按照国家有关规定可以自种、自采地产中药材并在其执业活动中使用。

3. 中药饮片的炮制和使用　国家保护中药饮片传统炮制技术和工艺，支持应用传统工艺炮制中药饮片，鼓励运用现代科学技术开展中药饮片炮制技术研究。

对市场上没有供应的中药饮片，医疗机构可以根据本医疗机构医师处方的需要，在本医疗机构内炮制、使用。医疗机构应遵守中药饮片炮制有关规定，对其炮制的中药饮片的质量负责，保证药品安全。医药机构炮制中药饮片，应向所在地设区的市级人民政府药品监督管理部门备案。根据临床用药需要，医疗机构可以凭本医疗机构医师的处方对中药饮片进行再加工。

4. 中药新药研制　国家鼓励和支持中药新药的研制和生产。国家保护传统中药加工技术和工艺，支持传统剂型中成药的生产，鼓励运用现代科学技术研究开发传统中成药。

生产符合国家规定条件的来源于古代经典名方的中药复方制剂，在申请药品批准文号时，可以仅提供非临床安全性研究资料。

5. 医疗机构中药制剂　国家鼓励医疗机构根据本医疗机构临床用药需要配制和使用中药制剂，支持应用传统工艺配制中药制剂，支持以中药制剂为基础研制中药新药。医疗机构配制中药制剂，应按规定取得医疗机构制剂许可证，或委托取得药品生产许可证的药品生产企业、取得医疗机构制剂许可证的其他医疗机构配制中药制剂。

委托配制中药制剂，应向委托方所在地省级药监局备案。医疗机构对其配制的中药制剂的质量负责；委托配制的，委托方和受托方对所配制的中药制剂的质量分别承担相应责任。

医疗机构配制的中药制剂品种，应依法取得制剂批准文号。但是，仅应用传统工艺配制的中药制剂品种，向医疗机构所在地省级药监局备案后即可配制，不需要取得制剂批准文号。医疗机构应加强对备案的中药制剂品种的不良反应监测，并按照国家有关规定进行报告。药品监管部门应加强对备案的中药制剂品种配制、使用的监督检查。

(二)中医药人才培养与科学研究

国家发展中医药师承教育，支持有丰富临床经验和技术专长的中医医师、中药专业技术人员在执业、业务活动中带徒授业，传授中医药理论和技术方法，培养中医药专业技术人员。

　　国家建立和完善符合中医药特点的科学技术创新体系、评价体系和管理体制,推动中医药科学技术进步与创新。

　　国家采取措施,加强对中医药基础理论和辨证论治方法,常见病、多发病、慢性病和重大疑难疾病、重大传染病的中医药防治,以及其他对中医药理论和实践发展有重大促进作用的项目的科学研究。

(三)中医药传承与文化传播的规定

　　国家建立中医药传统知识保护数据库、保护名录和保护制度。中医药传统知识持有人对其持有的中医药传统知识享有传承使用的权利,对他人获取、利用其持有的中医药传统知识享有知情同意和利益分享等权利。国家对经依法认定属于国家秘密的传统中药处方组成和生产工艺实行特殊保护。

(四)保障措施的规定

　　县级以上地方人民政府应为中医药事业发展提供政策支持和条件保障,将中医药事业发展经费纳入本级财政预算。

　　县级以上地方人民政府有关部门应按照国家规定,将符合条件的中医医疗机构纳入基本医疗保险定点医疗机构范围,将符合条件和中医诊疗项目、中药饮片、中成药和医疗机构中药制剂纳入基本医疗保险基金支付范围。

(五)法律责任(表 13-1)

表 13-1　法律责任

行为主体	违法行为	处罚规定
	举办中医诊所、炮制中药饮片、委托配制中药制剂应当备案而未备案,或备案时提供虚假材料的	1.由中医药主管部门和药监部门各自责令改正,没收违法所得,并处 3 万元以下罚款,向社会公告相关信息; 2.拒不改正的,责令停止执业活动或者责令停止炮制中药饮片、委托配制中药制剂活动,其直接责任人员 5 年内不得从事中医药相关活动。
医疗机构	应用传统工艺配制中药制剂未按规定备案,或未按照备案材料载明的要求配制中药制剂的	按生产假药给予处罚。
	在中药材种植过程中使用剧毒、高毒农药的	1.依照有关法律、法规规定给予处罚; 2.情节严重的,由公安机关对其直接负责的主管人员和其他直接责任人员处 5~15 日拘留。

第二节　野生药材资源保护管理

　　我国地大物博,资源丰富,中药资源大部分为野生药材资源,但随着中药产业的迅猛发展,野生药材资源受到掠夺式采挖、捕猎,资源储量不断缩减。我国生态建设和环境保护加强,物种栖息地不断改善,野生药材资源的天然更新能力明显提高。

【13-4】教学课件

为了保护和合理利用野生药材资源,适应人民医疗保健事业的需要,国务院于 1987 年 12 月 1 日实施《野生药材资源保护管理条例》。

一、国家对野生药材资源保护的原则

在我国境内采猎、经营野生药材的任何单位和个人,除国家另有规定外,都必须遵守该条例。国家对野生药材资源实行保护、采猎相结合的原则,并创造条件开展人工种养。

二、国家重点保护野生药材物种的分级及名录

(一)国家重点保护的野生药材物种的分级

国家重点保护的野生药材物种采取三级管理,具体为:

一级保护:指濒临灭绝状态的稀有珍贵药材物种。

二级保护:指分布区域缩小、资源处于衰竭状态的重要野生药材物种。

三级保护:指资源严重减少的主要常用野生药材物种。

(二)国家重点保护的野生药材物种名录

国家重点保护的野生药材名录共收载野生药材物种 76 种,中药材 42 种,具体如下:

一级保护药材名称:虎骨(已禁用)、豹骨、羚羊角、鹿茸(梅花鹿)。

二级保护药材名称:鹿茸(马鹿)、麝香(3 个品种)、熊胆(2 个品种)、穿山甲(已禁用)、蟾蜍(2 个品种)、蛤蟆油、金钱白花蛇、乌梢蛇、蕲蛇、蛤蚧、甘草(3 个品种)、黄连(3 个品种)、人参、杜仲、厚朴(2 个品种)、黄柏(2 个品种)、血竭。

三级保护药材名称:川贝母(4 个品种)、伊贝母(2 个品种)、刺五加、黄芩、天冬、猪苓、龙胆(4 个品种)、防风、远志(2 个品种)、胡黄连、肉苁蓉、秦艽(4 个品种)、细辛(3 个品种)、紫草、五味子(2 个品种)、蔓荆子(2 个品种)、诃子(2 个品种)、山茱萸、石斛(5 个品种)、阿魏(2 个品种)、连翘、羌活(2 个品种)。

三、野生药材资源保护管理内容

(一)对采猎、收购野生药材物种的规定

【13-5】知识链接

禁止采猎一级保护野生药材物种。一级保护野生药材物种属于自然淘汰的,其药用部分由各级药材公司负责经营管理,但不得出口。

采猎、收购二、三级保护野生药材物种必须按照批准的计划执行。采猎者必须持有采药证;需要进行采伐或狩猎的,必须向有关部门申请采伐证或狩猎证。同时,不得在禁止采猎区、禁止采猎期采猎,并不得使用禁用工具进行采猎。二、三级保护野生药材物种属于国家计划管理的品种,由中国药材公司统一经营管理,其余品种由产地县药材公司或其委托单位按照计划收购。二、三级保护野生药材物种的药用部分,除国家另有规定外,实行限量出口。

（二）对野生药材资源保护区的要求

建立国家或地方野生药材资源保护区时，须经国务院或县级以上地方人民政府批准。进入野生药材资源保护区从事科研、教学、旅游等活动的，必须经该保护区管理部门批准。在国家或地方自然保护区内建立野生药材资源保护区时，必须征得国家或地方自然保护区主管部门的同意，进入该保护区从事科研、教学、旅游等活动，还须征得该自然保护区主管部门的同意。

（三）法律责任

违反采猎、收购、保护野生药材物种规定的，由当地县以上药品监管部门会同同级有关部门没收其非法采猎的野生药材及使用工具，并处以罚款。

违反规定，未经野生药材资源保护管理部门批准进入野生药材资源保护区从事科研、教学、旅游等活动的，当地县以上药品监管部门和自然保护区主管部门有权制止，造成损失的，必须承担赔偿责任。

违反保护野生药材物种收购、经营、出口管理的，由工商行政管理部门或有关部门没收其野生药材和全部违法所得，并处以罚款。

保护野生药材资源管理部门工作人员徇私舞弊的，由所在单位或上级管理部门给予行政处分；造成野生药材资源损失的，必须承担赔偿责任。

【13-6】案例思考

破坏野生药材资源情节严重，构成犯罪的，由司法机关依法追究刑事责任。

四、关于野生药材资源保护的其他法规内容

1981 年我国正式加入了《濒危野生动植物种国际贸易公约》，2006 年国务院发布《濒危野生动植物进出口管理条例》，专门规范濒危野生动植物进出口活动。国家规定经营出口经济、药用野生动植物及其产品的，如鹿茸、熊胆、天麻、石斛、云木香、兰花、珊瑚及含豹骨、麝香、犀牛角的药品等，需向我国濒危物种进出口管理办公室申报，凭批件或允许出口证明书，再予办理检疫、检验和放行。

国家林业局、国家食药监局等五部委分别于 2004 年、2007 年联合发布通知，对所有天然麝香和熊胆粉实行定点保管制度，禁止零售天然麝香和熊胆粉，禁止出口天然麝香，并限定天然麝香和熊胆粉的使用范围，天然麝香的使用范围严格限定于特效药、关键药等重点成药品种和重点医院。对赛加羚羊角、穿山甲、稀有蛇类及其产品实行封装库存，限定使用范围。对含天然麝香、熊胆粉、赛加羚羊角、穿山甲片和稀有蛇类的产品实行专门标记，需贴"中国野生动物经营利用管理专用标识"后方可进入流通渠道。2020 年版《中国药典》中删除了穿山甲的药用标准，并经国务院批准将穿山甲由国家二级保护野生动物调整为国家一级保护野生动物。

1993 年，国务院发出《关于禁止犀牛角和虎骨贸易的通知》，取消了虎骨和犀牛角的药用标准，不再入药，与虎骨有关的所有中成药全部停产禁售。2018 年，国务院印发《关于严格管制犀牛和虎及其制品经营利用活动的通知》（国发〔2018〕36 号），允许从人工繁育的犀牛和老虎（动物园饲养和繁育除外）所获取的犀牛磨角粉和自然死亡虎骨，用于医学研究或

临床救治危急重症、疑难杂症等,并在正规医院由国家中医药局确认的处方医师实施。

2006 年,国家食药监局发布了《关于豹骨使用有关事宜的通知》,全面禁止从野外猎捕豹类和收购豹骨,但为避免经济损失,准许药品生产企业将现有库存豹骨继续使用完毕。对非内服中成药处方中含豹骨的品种,一律除去豹骨,不用代用品;对内服中成药处方中含豹骨的品种,药品生产企业可按"替代或减去"上报药品补充申请资料。

第三节 中药品种保护

我国有质量稳定、疗效确切的传统中药 4000 余种,但由于对中药品种缺少必要的保护措施,一些新、名、优产品,独特出口产品常常被仿制【13-7】教学课件

或移植,严重损害了研制者和企业的权益,挫伤了研制开发新药的积极性,毁坏了名优产品的社会形象。为了提高中药品种的质量,保护中药生产企业的合法权益,促进中药事业的发展,国务院于 1992 年颁布了《中药品种保护条例》,自 1993 年 1 月 1 日起施行。中药品种保护法规的颁布实施,对保护中药名优产品,保护中药研制生产的知识产权,提高中药质量和信誉,推动中药制药企业的科技进步,开发临床安全有效的新药和促进中药走向国际医药市场均具有重要意义。

2006 年和 2009 年,国家食药监局制定颁布了《关于中药品种保护有关事宜的通知》和《中药品种保护指导原则》,进一步加强中药品种保护的监督管理,规范中药品种保护受理审批程序。2018 年 9 月 30 日,国务院令第 703 号修改了《中药保护品种条例》的部分条款,自公布之日起施行。

一、《中药品种保护条例》的适用范围及管理部门

《中药品种保护条例》适用于中国境内生产制造的中药品种,包括中成药、天然药物的提取物及其制剂和中药人工制品。申请专利的中药品种,依照专利法的规定办理,不适用本条例。

国务院药品监督管理部门负责全国中药品种保护的监督管理工作。国家药监局设立国家中药品种保护审评委员会,负责组织国家中药保护品种的技术审查和审评工作,配合国家药监局制定或修订中药品种保护的技术审评标准、要求、工作程序以及监督管理中药保护品种等。

二、中药保护品种的范围和等级划分

受保护品种必须是列入国家药品标准的品种。经过国家药监局认定,列为省级药品标准的品种,也可以申请保护。受保护的中药品种分为一级、二级。

1. 一级保护 符合下列条件之一的中药品种,可以申请一级保护:①对特定疾病有特殊疗效的;②相当于国家一级保护野生药材物种的人工制成品;③用于预防和治疗特殊疾病的。

对特定疾病有特殊疗效,是指对某一疾病在治疗效果上能取得重大突破性进展。例如,对常见病、多发病等疾病有特殊疗效;对既往无有效治疗方法的疾病能取得明显疗效;或者

对改善重大疑难疾病、危急重症或罕见疾病的终点结局(病死率、致残率)取得重大进展。

相当于国家一级保护野生药材物种的人工制成品,是指列为国家一级保护物种药材的人工制成品,或目前虽属于二级保护物种,但其野生资源已处于濒危状态物种药材的人工制成品。

这里的特殊疾病,是指严重危害公众身体健康和正常社会生活、经济秩序的重大疑难疾病、危急重症、烈性传染病和罕见病,如恶性肿瘤、终末期肾病、脑卒中、急性心肌梗死、艾滋病、传染性非典型肺炎、人禽流感、苯酮尿症、地中海贫血等疾病。

用于预防和治疗重大疑难疾病、危急重症、烈性传染病的中药品种,其疗效应明显优于现有治疗方法。

2. 二级保护　符合下列条件之一的中药品种,可以申请二级保护:①符合上述一级保护的品种或者已经解除一级保护的品种;②对特定疾病有显著疗效的;③从天然药物中提取的有效物质及特殊制剂。

对特定疾病有显著疗效,是指能突出中医辨证用药特色,具有显著临床应用优势,或对主治的疾病、证候或症状的疗效优于同类品种。

从天然药物中提取的有效物质及特殊制剂,是指从中药、天然药物中提取的有效成分、有效部位制成的制剂,且具有临床应用优势。

三、中药保护品种的申请类别

为明确目标、保护先进、合理设定同品种管理、提高品种保护延长门槛,《中药品种保护指导原则》将中药保护品种申请分为初次保护、同品种保护、延长保护期三个类别。

1. 初次保护申请　指首次提出的中药品种保护申请;其他同一品种生产企业在该品种保护公告前提出的保护申请,按初次保护申请管理。

2. 同品种保护申请　指初次保护申请品种公告后,其他同品种生产企业按规定提出的保护申请。所谓同品种,指药品名称、剂型、处方都相同的品种。

3. 延长保护期申请　指中药保护品种生产企业在该品种保护期届满前按规定提出延长保护期的申请。申请延长保护的品种,应能证明其对主治的疾病、证候或症状较同类品种有显著临床疗效优势。

四、中药保护品种的保护措施

(一)保护期限

一级中药保护品种的保护期限可以为 30 年、20 年、10 年。一级中药保护品种因特殊情况需要延长保护期限的,由生产企业在该品种保护期满前 6 个月申报。延长的保护期限由国家药监局根据国家中药品种保护审评委员会的审评结果确定;但每次延长的保护期限不得超过第一次批准的保护期限。

二级中药保护品种的保护期限为 7 年。二级中药保护品种在保护期满后可以延长 7 年,应当由生产企业在保护期满前 6 个月,依据条例规定的程序申报。

知识拓展

中药保护品种受理与审批流程

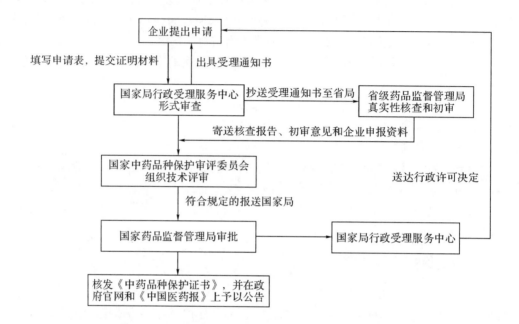

(二)保护措施

一级中药保护品种的处方组成、工艺制法,在保护期内由获得《中药保护品种证书》的生产企业和有关的药品监督管理部门及有关单位和个人负责保密,不得公开。负有保密责任的有关部门、企业和单位应按照国家有关规定,建立必要的保密制度。

向国外转让一级中药保护品种的处方组成、工艺制法的,应按照国家有关保密规定办理。

(三)其他措施

被批准保护的中药品种在保护期内仅限于由获得《中药保护品种证书》的企业生产,但临床用药紧缺的保护品种,经有关部门批准后可进行仿制。仿制企业应付给持有《中药保护品种证书》并转让该中药品种处方组成、工艺制法的企业合理的使用费。

对已批准保护的中药品种,如果在批准前是由多家企业生产的,其中未申请《中药保护品种证书》的企业应当自公告发布之日起 6 个月内向国家药监局申报,按规定提交完整的资料,经指定的药品检验机构对申报品种进行质量检验,对达到国家药品标准的,经审批后,补发《中药保护品种证书》;对未达到国家药品标准的,依照药品管理的法律、行政法规的规定,撤销该中药品种的批准文号。未申报或逾期申报的,发通告终止药品批准文号。

生产中药保护品种的企业应当根据省级药监局提出的要求,改进生产条件,提高品种质量。

中药保护品种在保护期内向国外申请注册时,必须经国家药监局批准同意。

(四)罚则

违反《中药品种保护条例》规定,将一级保护品种的处方组成、工艺制法泄密者,对其责任人员,由所在单位或其上级机关给予行政处分;构成犯罪的,依法追究刑事责任。

【13-8】案例思考

违反《中药品种保护条例》规定,擅自仿制和生产中药保护品种的,由县级以上药品监管部门以生产假药论处。伪造《中药品种保护证书》及有关证明文件进行生产、销售的,由县级以上药品监管部门没收其全部有关药品及违法所得,并可处有关药品正品价格 3 倍以下罚款;构成犯罪的,依法追究刑事责任。

【13-9】知识链接

第四节　中药材和中药饮片管理

一、中药材管理规定

【13-10】教学课件

(一)《进口药材管理办法》涉及中药材管理的规定

为加强进口药材监督管理,保证进口药材质量,2019 年 5 月 16 日国家市场监督管理总局令第 9 号公布了《进口药材管理办法》,自 2020 年 1 月 1 日起施行。进口药材申请、审批、备案、口岸检验及监督管理,适用本办法。

药材应当从国务院批准的允许药品进口的口岸或允许药材进口的边境口岸进口。

国家药品监督管理局主管全国进口药材监督管理工作。国家药监局委托省级药监局实施首次进口药材审批,并对委托实施首次进口药材审批的行为进行监督指导。允许药品进口的口岸或允许药材进口的边境口岸所在地负责药品监管的部门负责进口药材的备案,组织口岸检验并进行监督管理。

药材进口单位,应当是中国境内的中成药上市许可持有人、中药生产企业,以及具有中药材或者中药饮片经营范围的药经营企业。首次进口药材,取得进口药材批件后,向口岸药品监管部门办理备案。非首次进口药材,直接向口岸药品监管部门办理备案。进口的药材应符合国家药品标准。

进口药材批件编号格式为:(省、自治区、直辖市简称)药材进字＋4 位年号＋4 位顺序号。

(二)《药用植物及制剂进出口绿色行业标准》涉及中药材管理的规定

2001 年 4 月 23 日,国家对外贸易经济合作部(现商务部)发布了《药用植物及制剂进出口绿色行业标准》,自 2001 年 7 月 1 日起实施。该标准是我国对外经济贸易活动中药用植物及其制剂进出口的重要质量标准之一,适用于药用植物原料及制剂的进出口品质检验,主要规定了药用植物原料、饮片、提取物及其制剂等的重金属及砷盐、黄曲霉毒素、农药残留、微生物等的限量指标及检验方法。

二、中药饮片管理规定

(一)《医院中药饮片管理规定》对中药饮片的管理规定

【13-11】拓展信息

为加强医院中药饮片管理,保障人体用药安全、有效,国家中医药管理局于2007年3月23日发布了《医院中药饮片管理规定》,适用于各级各类医院中药饮片的采购、验收、保管、调剂、临方炮制、煎煮等管理。

1. 采购　医院应建立健全中药饮片采购制度。医院采购中药饮片,应验证生产经营企业的《药品生产许可证》或《药品经营许可证》《企业法人营业执照》和销售人员的授权委托书、资格证明、身份证,并将复印件存档备查。购进实行批准文号管理的中药饮片,还应验证注册证书并将复印件存档备查。医院与中药饮片供应单位应签订"质量保证协议书"。医院应定期对中药饮片质量进行评估,并根据评估结果及时调整供应单位和供应方案。严禁擅自提高饮片等级、以次充好,为个人或单位谋取不正当利益。

2. 验收　医院对所购的中药饮片,应按照国家药品标准和省级药监局制定的标准和规范进行验收,验收不合格的不得入库。对购入的中药饮片质量有疑义需要鉴定的,应委托国家认定的药检部门进行鉴定。有条件的医院,可设置中药饮片检验室、标本室,掌握中药饮片常规检验方法。购进中药饮片时,验收人员应对品名、产地、生产企业、产品批号、生产日期、合格标识、质量检验报告书、数量、验收结果及验收日期逐一登记并签字。购进实行批准文号管理的中药饮片,还应核查批准文号。发现假冒、劣质中药饮片,应及时封存并报告当地药监部门。

3. 保管　中药饮片仓库应有与使用量相适应的面积,具备通风、调温、调湿、防潮、防虫、防鼠等条件及设施。中药饮片出入库应有完整记录。中药饮片出库前,应严格进行检查核对,不合格的不得出库使用。应定期进行中药饮片养护检查并记录检查结果。养护中发现质量问题,应及时上报本单位领导处理并采取相应措施。

4. 调剂与临方炮制　中药饮片调剂室应有与调剂量相适应的面积,配备通风、调温、调湿、防潮、防虫、防鼠、除尘设施,工作场地、操作台面应当保持清洁卫生。中药饮片调剂室的药斗等储存中药饮片的容器应排列合理,有品名标签。药品名称应符合《中国药典》或省级药监局制定的规范名称。标签和药品要相符。

中药饮片装斗时要清斗,认真核对,装量适当,不得错斗、串斗。医院调剂用计量器具应当按照质量技术监督部门的规定定期校验,不合格的不得使用。

中药饮片调剂人员在调配处方时,应按照《处方管理办法》和中药饮片调剂规程的有关规定进行审方和调剂。对存在"十八反""十九畏"、妊娠禁忌、超过常用剂量等可能引起用药安全问题的处方,应当由处方医生确认(双签字)或重新开具处方后方可调配。

中药饮片调配后,必须经复核后方可发出。二级以上医院应由主管中药师以上专业技术人员负责调剂复核工作,复核率应达到100%。医院应定期对中药饮片调剂质量进行抽查并记录检查结果。中药饮片调配每剂重量误差应在±5%以内。

调配含有毒性中药饮片的处方,每次处方剂量不得超过二日极量。对处方未注明"生用"的,应给炮制品。如在审方时对处方有疑问,必须经处方医生重新审定后方可调配。处方保存两年备查。

罂粟壳不得单方发药,必须凭有麻醉药处方权的执业医师签名的淡红色处方方可调配,每张处方不得超过三日用量,连续使用不得超过七天,成人一次常用量为每天 3～6 克。处方保存三年备查。

医院进行临方炮制,应具备与之相适应的条件和设施,严格遵照国家药品标准和省级药监局制定的炮制规范炮制,并填写"饮片炮制加工及验收记录",经医院质量检验合格后方可投入临床使用。

5. 煎煮 医院开展中药饮片煎煮服务,应当有与之相适应的场地及设备,卫生状况良好,具有通风、调温、冷藏等设施。医院应建立健全中药饮片煎煮的工作制度、操作规程和质量控制措施并严格执行。中药饮片煎煮液的包装材料和容器应当无毒、卫生、不易破损,并符合有关规定。

(二)《药品经营质量管理规范》(GSP)对中药饮片的管理规定

《药品经营质量管理规范》(GSP)对经营中药饮片做了明确规定:经营中药饮片应划分零货称取专库(区),各库(区)应设有明显标志;分装中药饮片应有符合规定的专门场所,其面积和设备应与分装要求相适应;中药饮片应与其他药品分开存放;对中药材和中药饮片按其特性,采取干燥、降氧、熏蒸等方法养护,对在库时间较长的中药材,应抽样送检;药品零售企业经营中药饮片也应配置所需的调配处方和临方炮制的设备;中药饮片装斗前应进行质量复核,不得错斗、串斗,防止混药。药斗前应写正名正字。对于从事中药饮片批发与零售企业的质量负责人,质量管理部门负责人、验收人员、养护人员均有明确的执业资格和技术职称要求。

(三)《关于加强中药饮片监督管理的通知》

为加强中药饮片各个环节的监督管理,2011 年 1 月 5 日,国家食药监局下达了《关于加强中药饮片监督管理的通知》,其主要精神是:加强中药饮片生产行为监管,加强中药饮片经营行为监管,加强医疗机构中药饮片监管。

同时通知要求,严禁生产企业外购中药饮片半成品或成品进行分包装或改换包装标签等行为。严禁经营企业从事饮片分包装、改换标签等活动。严禁从中药材市场或其他不具备饮片生产经营资质的单位或个人采购中药饮片。严禁医疗机构违法采购中药饮片调剂使用。医疗机构如加工少量自用特殊规格饮片,应将品种、数量、加工理由和特殊性等情况向所在地市级以上药品监管部门备案。

(四)《中药配方颗粒管理暂行规定》

中药配方颗粒是以传统中药饮片为原料,经过提取、分离、浓缩、干燥、制粒、包装等生产工艺加工制成的一种统一规格、统一剂量、统一质量标准的新型配方用药,可作为传统中药饮片的替代品供临床配方,免煎煮使用。在我国逐渐形成产业化趋势,但监管的相关法律法规滞后。

2001 年,国家食药监局下发《中药配方颗粒管理暂行规定》及附件"中药配方颗粒质量标准研究的技术要求"。该规定明确提出将中药配方颗粒自 2001 年 12 月 1 日起纳入中药饮片管理范畴,实行批准文号管理。目前中药配方颗粒仍处于科学研究阶段,采取选择试点企业研究、生产,试点临床医院使用。国家已确认 6 家企业为中药配方颗粒的合法生产企业。

2015 年 12 月,国家食药监总局起草了《中药配方颗粒管理办法(征求意见稿)》,向社会公开征求意见。国家层面的《中药配方颗粒管理办法》尚未正式颁布。

 思考题

【13-12】课堂练习

1. 简述中药保护品种等级的划分、保护期限及内容。
2. 简述国家重点保护的野生药材物种的分级情况。
3. 简述《中华人民共和国中医药法》中有关中药保护与发展的规定。

（熊友香　朱志红　黄越燕）

【13-13】教学视频

第十四章

药品知识产权保护

➡ **学习导航**

1. **掌握** 药品专利的类型及授予条件、专利的取得与保护、药品商标的注册申请、商标权的内容、药品商标的保护。
2. **熟悉** 药品知识产权的特征、医药商业秘密及保护、医药未披露数据保护。
3. **了解** 药品知识产权的概念、种类，药品专利的概念，商标的概念及特征。
4. **能力** 养成药品知识产权保护意识，学会应用知识产权法律法规，解决医药研发、生产、经营和使用过程中的相关问题。

第一节 药品知识产权概述

一、知识产权的概念及种类

知识产权（intellectual property）是指公民、法人或其他组织在科学技术和文学艺术领域内，对自己的创造性智力劳动成果所依法享有的专有权利。

【14-1】教学课件

知识产权是基于人的智力投入和资金投入而产生，与债权、物权、人身权并称四大民事权益。知识产权通常被归为无形资产范畴，与有形的财产一样，都受到国家法律的保护。

传统的知识产权包括两类：一类是工业产权（industrial property），主要包括专利权、商标权、禁止不正当竞争权等；另一类是文学产权，主要指著作权（copyright）及与著作有关的邻接权。广义的知识产权是指世界贸易组织（WTO）制定的《与贸易有关的知识产权协定》（TRIPS协定），把集成电路布图设计权、未披露过的信息专有权（商业秘密）也列入管辖范围。2020 年颁布的《中华人民共和国民法典》第 123 条规定将地理标志、植物新品种也纳入知识产权范围。

二、药品知识产权的界定

(一)药品知识产权的定义

药品知识产权是一切与药品有关的发明创造和智力劳动成果的法定权益。

(二)药品知识产权的种类

药品知识产权是一个完整的体系,包括以下几类:

1. 著作权(版权)类　著作权(版权)类是作者对其创作的作品享有的各项人身权和财产权。人身权包括发表权、署名权、修改权和保护作品完整权;财产权包括复制权、展览权、表演权、播放权、演绎权等。其涉及的作品既包括医药企业或人员创作或承担责任的有关年鉴、文献、教材、期刊、论文、辞典、档案、摄影、录像、产品说明书等作品,医药企业的计算机软件系统,也包括药品临床前研究的实验数据和药物临床试验数据等。

2. 发明创造类　药品专利,包括依法取得专利权的新医药产品、配方、生产工艺、新剂型、制药装备、医疗器械、药品包装等。未申请专利的药品及其他产品,主要指依据《中药保护品种条例》有关规定取得行政保护的药品品种和技术成果等。

3. 商标类　商标类是指注册的或依法取得认定的药品商标、服务商标、原产地标记、域名等商业标记。

4. 医药商业秘密　商业秘密所有人对其商业秘密享有不受非法侵害的权益。医药商业秘密包括经营秘密和技术秘密,包括产品的研发配方、生产记录、技术转让等技术信息和企业的管理策略、产销渠道、客户资料、招投标标底等经营信息。商业秘密是企业多年研究总结而来的智力劳动成果,是企业知识产权的重要组成部分。

(三)药品知识产权的特征

药品知识产权属于民事权利的范畴,但与其他民事权利相比,具有一定的特殊性。

1. 无形性　药品知识产权的客体是一种无形的具有财产价值的智力成果。权利所有人对新药技术、药品商标等的"占有",不是通过具体实物的控制来实现,可以以合同、登记、数据库等形式作为存在的依据。药品知识产权的核心在于,权利人可以利用其权利控制他人对其智力成果的使用,并可允许多个民事主体同时或反复多次使用,因此具有极高的经济价值。

2. 专有性　专有权也称为独占性或排他性,是指药品知识产权的所有人对其权利的客体享有独家实施、占有、收益和处分的权利。法律严格保护权利人对这种专有权的垄断,没有法律规定或权利人许可,任何人不得使用该知识产权,否则即构成侵权。同一知识产权客体不允许有两个或两个以上的主体同时享有权利。

3. 时效性　依法取得的知识产权只在法律规定的期限内受到保护,一旦超过保护期,知识产权的专有权利即终止,其智力成果进入公有领域,为全人类共同使用,以达到知识产权制度对智力成果的保护与对公众权利开放和促进科技进步的平衡。时效性主要体现在药品专利权领域,并非所有知识产权都具备,例如,商业秘密权,著作权中的署名权、修改权和保护作品完整权不受时间的限制;商标权的保护期在形式上有上限,实质上无限。

4. 地域性　药品知识产权的保护具有明显的国家界限。按照某一国或地区法律获得承认和保护的知识产权，只能在该国或地区发生法律效力，在其他国家或地区不受法律保护。权利人希望在他国受到法律保护，必须依照他国法律另行提出申请，除签有国际公约或双边互惠协定的以外，知识产权没有域外效力。

5. 法定性　知识产权是法律授予智力劳动成果所有人的一种权利，其主体、客体、权利内容等均应由法律规定。药品知识产权的取得必须经过严格依法申请、审批而获得；但著作权自作品创作完成之日起产生。

6. 可复制性　智力劳动成果一经创造出来，就很容易被大量复制，使该知识成果得以再现和传播，并通过一定载体表现出来，例如，利用药品专利技术生产的药品。

三、药品知识产权保护

(一)药品知识产权保护的意义

1. 激发医药科技创新驱动力　新药研发是高投入、高风险、费时长、创造性的复杂系统工程，如果耗费巨大成本而研制的新药被他人任意仿制，发明人得不到应有的回报，既有违公平也严重挫伤创新研发者的积极性。知识产权制度赋予医药研发者在一定时间内独占市场的权利，凭借这种合法垄断地位，使其创新的药品获得丰厚的回报，从而激励其继续投入新的研发活动中。知识产权保护能够提高研发者的积极性，促进医药科技创新不断发展。

2. 推动医药科技产业化发展　医药科技创新必须及时转化为产品，才能创造财富和价值；发明创造产业化带来的经济回报，又可以为新的研发提供资金。知识产权保护制度有利于加强科研和生产管理，促进企业之间的创新交流，促进产业化的形成。

3. 提升企业竞争意识与能力　拥有更多独立知识产权的品种，并保护好自己的发明成果，是医药企业参与竞争的基础。知识产权保护降低了产品被复制的可能性，从而使医药企业产生持续的竞争优势，提升了企业的竞争能力。知识产权制度可以提供良好的互惠互信的法律环境，可以吸引更多国家和企业在我国进行投资与科研合作。

4. 保护中药资源，促进资源配置效率　过去人们医药知识产权保护意识淡薄，曾给我国中药产业发展带来巨大损失。加强知识产权保护，可以避免或减少我国中医药资源的流失，使得中医药企业的长远利益得到保护。专利制度促进了技术情报的提前公开，他人可以方便获得药品研发的最新技术资料，在更高起点上研发，避免低水平的重复研究和生产，提高了社会资源配置效率。

(二)我国药品知识产权保护体系

1984 年 3 月 12 日《中华人民共和国专利法》的诞生标志着我国专利制度的建立，随后经过多次修订和修正。经过多年的发展与不断完善，结合国际法、国际公约的相关规定，我国已形成了国际公约、法律、行政法规、部门规章等多种形式有机结合的药品知识产权保护法律体系（表

【14-2】拓展信息

14-1、表 14-2、表 14-3、表 14-4）。这些保护法律体系的建立与完善不仅有利于促进医药的国际科技合作和经济贸易，也为我国制药工业的发展创造了有利的法律环境。

表 14-1 中国加入的与药品知识产权相关的国际公约

国际公约	生效时间	中国加入时间
世界知识产权组织公约	1970	1980.6.3
保护工业产权巴黎公约	1884	1985.3.19
商标国际注册马德里协定	1892	1989.10.4
保护文学艺术作品伯尔尼公约	1887	1992.10.15
世界版权公约	1955	1992.10.30
专利合作条约	1978	1994.1.1
商标注册用商品和服务国际分类尼斯协定	1961	1994.8.9
国际承认用于专利程序的微生物保存布达佩斯条约	1980	1995.7.1
商标国际注册马德里协定	1996	1995.12.1
建立工业品外观设计国际分类洛迦诺协定	1971	1996.9.19
国际专利分类斯特拉斯堡协定	1975	1997.6.19
国际植物新品种保护公约	1968	1999.4.23
与贸易有关的知识产权协定（TRIPS 协定）	1995	2001.12.11
世界知识产权组织版权公约	2002	2007.6.9

表 14-2 与我国药品知识产权保护有关的法律

序号	法律
1	宪法
2	民法典
3	反不正当竞争法
4	合同法
5	商标法
6	著作权法
7	专利法
8	药品管理法
9	刑法
10	公司法
11	科学技术进步法
12	中医药法
13	行政处罚法
14	海关法
15	对外贸易法
16	反垄断法

表 14-3 与我国药品知识产权保护有关的行政法规

序号	行政法规
1	野生药材资源保护管理条例
2	专利代理条例
3	中药品种保护条例
4	药品行政保护条例
5	植物新品种保护条例
6	计算机软件保护条例
7	著作权法实施条例
8	商标法实施条例
9	专利法实施细则
10	著作权集体管理条例
11	药品管理法实施条例
12	国防专利条例
13	信息网络传播权保护条例
14	知识产权海关保护条例
15	特殊标志管理条例
16	药品行政保护条例实施细则
17	海关关于知识产权保护的实施办法

表 14-4　与我国药品知识产权保护有关的部门规章

序号	部门规章
1	医药行业关于反不正当竞争的若干规定
2	关于中国实施《专利合作条约》的若干规定
3	关于禁止侵犯商业秘密行为的若干规定
4	植物新品种保护条例实施细则
5	中医药专利管理办法(试行)
6	专利行政执法办法
7	国家知识产权局行政复议规程
8	专利实施强制许可办法
9	专利代理管理办法
10	药物临床试验质量管理规范
11	药品进口管理办法
12	中国人民解放军实施《药品管理法》办法
13	生物制品批签发管理办法
14	互联网药品信息服务管理办法
15	药品注册管理办法
16	国家知识产权局行政复议规程
17	中央企业商业秘密保护暂行规定

第二节　药品专利保护

【14-3】拓展信息

专利制度是国际上通行的一种国家利用法律和经济手段保护发明创造者的合法权益,鼓励发明创造,推动科技进步的一项重要法律制度。这一制度的核心,是通过授予专利权人一定期限的垄断权,换取发明人将发明成果公开,推动科技进步,提高社会的整体利益。

药品专利保护是医药领域知识产权保护类型中力度最强、范围最广的一种方式。实施药品专利保护,是国际上对药品发明创造进行知识产权保护的主要手段。

【14-4】教学课件

1984 年 3 月 12 日,全国人大常委会通过了《中华人民共和国专利法》(以下简称《专利法》),随后在 1992 年、2000 年、2008 年分别进行了修订。现行版《专利法》自 2009 年 10 月 1 日起施行。

一、药品专利的概念及分类

(一)药品专利的概念

药品专利,是指源于药品领域的发明创造,且转化为一种具有独占权的形态,是各国医药企业普遍采用的以独占市场为主要特征的谋取市场竞争有利地位的一种手段。

(二)药品专利的分类

根据《专利法》的规定,药品专利分为发明专利、实用新型专利、外观设计专利三类。

1. 药品发明专利   药品发明专利是指对产品、方法或者其改进所提出的新的技术方案,包括新产品专利、新制备方法专利、新用途专利。

(1)新产品   主要包括:①有医药用途的新化合物;新基因工程产品;新微生物;用于制药的新原料、新辅料、新中间体、新代谢物和新药物前体;新异构体;新的有效晶型;新分离或提取得到的天然物质等。②中药新复方制剂;中药有效部位群;新剂型等。③生物制品;微生物及其代谢产物,经分离成为纯培养物,具有特定工业用途。

(2)新制备方法   包括:新制备方法;新配方、新工艺、新的加工处理方法;中药新的提取分离、纯化、炮制方法;新矿物、新动物、新微生物的生产方法等。

(3)新用途   包括已知化合物的新医药用途,药物的新适应症、新给药途径等。

2. 实用新型专利   实用新型专利是对产品的形状、构造或者其结合所提出的适于实用的新的技术方案。实用新型在创造性上比发明专利低,必须是具有一定形状和构造的产品。主要包括:①某些与功能相关的药物剂型、形状、结构及两者组合的改变。②诊断用药的试剂盒与功能有关的形状、结构及两者组合的创新。③生产药品的专用设备、结构及其组合所进行的改进。④某些单剂量给药器、与药品功能有关的包装容器的形状、结构和开关技巧等。

3. 外观设计专利   外观设计专利是指对产品的形状、图案或其结合,以及色彩与形状、图案的结合所做出的富有美感并适于工业应用的新设计。主要包括:①药品外观和包装容器的外观等;②新的盛放容器;③富有美感和特色的说明书、容器和包装盒等。

二、药品专利的申请与授权

(一)授予药品专利权的条件

1. 药品发明专利和实用新型专利   我国《专利法》规定,授予专利权的发明和实用新型应当具备新颖性、创造性和实用性。

(1)新颖性   指该发明或实用新型不属于现有技术,在申请日以前没有同样的药品发明或实用新型在国内外出版物上公开发表过、在国内公开使用过或以其他方式为公众所知;也没有任何单位或个人就同样的发明或实用新型向国务院专利行政部门提出过申请,并记载在申请日以后公布的专利申请文件中。

我国《专利法》规定,申请专利的发明创造在申请日以前6个月内,有下列情形之一的,不丧失新颖性:①在中国政府主办或者承认的国际展览会上首次展出的;②在规定的学术会议或者技术会议上首次发表的;③他人未经申请人同意而泄露其内容的。

(2)创造性   指与现有技术相比,该发明具有突出的实质性特点和显著的进步,该实用新型具有实质性特点和进步。

(3)实用性   指该发明或者实用新型能够制造或使用,并能产生积极效果。

2. 药品外观设计专利   授予专利权的外观设计,应当不属于现有设计或潜在的现有设计;也没有任何单位或个人就同样的外观设计在申请日以前向国务院专利行政部门提出过申请,并记载在申请日以后公告的专利文件中;不得与他人在申请日以前已经取得的合法权利相冲突。

(二)不授予专利权的技术领域

一项发明必须同时具备新颖性、创造性及实用性才能授予专利权。

《专利法》第 5 条、第 25 条也规定了以下情形不授予专利权：

1. 违反法律、社会公德或妨碍公共利益的发明创造　例如吸毒器
具、赌博机器、制造假钞、印章或文物的设备等。

【14-5】案例分析

2. 违反法律、行政法规的规定获取或利用遗传资源，并依赖该遗传资源完成的发明专利
　遗传资源，是指取自人体、动物、植物或者微生物等含有遗传功能单位并具有实际或者潜
在价值的材料。若对此类发明创造授予专利，会助长非法利用我国遗传资源的行为，还可能
由于专利权人享有的独占权而阻碍我国对遗传资源的开发利用。

3. 科学发现　科学发现是对自然界中客观现象、变化过程及其特性和规律的发现和认
识，并非人类的创造，而是客观事实，故不授予专利权。

4. 智力活动的规则和方法　专利保护的是技术方案，凡是技术方案均须利用自然规律。
而智力活动是指导人们思维、推理、分析和判断的，具有智力和抽象的特点，没有采取技术手
段或利用自然规律，也未解决技术问题和产生技术方案，因此不能被授予专利权，例如药品
生产管理方法、游戏方法、竞赛方法等。但进行智力活动的设备、装置或者根据智力活动的
规则和方法而设计制造的仪器、用具等，如果具备专利条件，可以被授予专利权。

5. 疾病的诊断和治疗方法　疾病的诊断和治疗方法与民众的健康相关，出于人道主义
考虑和社会伦理原因，不应允许医生对疾病的诊断和治疗方法进行垄断。但用于疾病诊断
和治疗的仪器和装置，以及使用的物质或材料可以授予专利权。

6. 动物和植物的品种　动物和植物品种本身不授予专利，但对培育或生产动物或植物
新品种的方法则可授予专利。

7. 用原子核变换方法获得的物质　原子核变换包括原子的自然衰变和人工核反应堆。
自然衰变不是人力所能控制，人工核反应所获物质关系到国家的重大利益，不宜为单位或私
人垄断，因此不能被授予专利权。

8. 平面印刷品的图案、色彩或者两者的结合做出的主要起标识作用的设计　主要起标
识作用的平面印刷品不授予专利，但若用于工业产品时，如药品包装盒等立体产品可以授予
专利权。

(三)药品专利的申请与审批

1. 专利申请的法定原则

(1)书面申请原则　专利申请以及后续审批过程中所有的手续都必须以书面形式提交
申请文件，履行各种法律手续。

(2)先申请原则　两个以上申请人分别就同样的发明创造申请专利时，专利权授予最先
提出申请的申请人。申请日是专利申请文件递交到国务院专利行政部门之日，若申请文件
是邮寄的，以寄出的邮戳日为申请日。

(3)单一性原则　一份专利申请文件只能就一项发明创造提出专利申请。

(4)优先权原则　专利申请人第一次提出专利申请的日期，称为优先权日，在优先权期
限内申请人就相同主题在他国或本国提出专利申请时享有优先权，其目的是防止抄袭者在

其他国家申请相同专利。

2. 专利申请文件的撰写 专利权人需要按照法定要求撰写专利申请文件，申请文件需完整、准确，以确保获得完善的专利权保护范围。专利申请文件的组成见表14-5。

表 14-5 专利申请文件的组成

名称	应包含内容	发明专利	实用新型专利	外观设计专利
请求书	向专利局进行专利申请的法律程序性文件	√	√	√
说明书	发明名称、技术领域、背景技术、发明内容、有益效果、附图说明、具体实施方式	√	√	
说明书附图	说明书中涉及的图片或照片的集合	必要时	必要时	
权利要求书	对发明创造要求法律保护范围的说明性文件	√	√	
说明书摘要	对发明创造内容进行简要说明的文件	√	√	
摘要附图	说明书附图中最具说明性的一幅图片或照片	必要时	必要时	
图片或照片	要求保护色彩的，应提交彩色版本			√
简要说明	对外观设计的简要说明			√
其他资料	生物材料保藏和存活证明、核酸序列表机读文本、代理委托书等	根据申请要求提供		

3. 药品专利的审批 依据《专利法》，药品发明专利申请的审批程序包括受理、初审、公布、实质审查及授权五个阶段。实用新型或者外观设计专利申请在审批中不进行公布和实质审查，只进行受理、初审和授权三个阶段(图14-1)。

三、药品专利的保护

(一)保护期限与范围

发明专利权的保护期限为20年，实用新型专利和外观设计专利的保护期限为10年，均自申请日起计算。

发明和实用新型专利权被授予后，任何单位或者个人未经专利权人许可，都不得实施其专利，即不得以生产经营为目的制造、使用、许诺销售、销售、进口其专利产品，或者使用其专利方法以及使用、许诺销售、销售、进口依照该专利方法直接获得的产品。发明或者实用新型专利权的保护范围以其权利要求的内容为准，说明书及附图可以用于解释权利要求。

外观设计专利权被授予后，任何单位或者个人未经专利权人许可，都不得实施其专利，即不得以生产经营为目的制造、许诺销售、销售、进口其外观设计专利产品。外观设计专利权的保护范围以表示在图片或者照片中的该产品的外观设计为准，简要说明可以用于解释图片或者照片所表示的该产品的外观设计。

(二)专利权人的主要权利

专利权人是专利权的所有人及持有人的统称，即专利权的主体。专利权人既可以是单

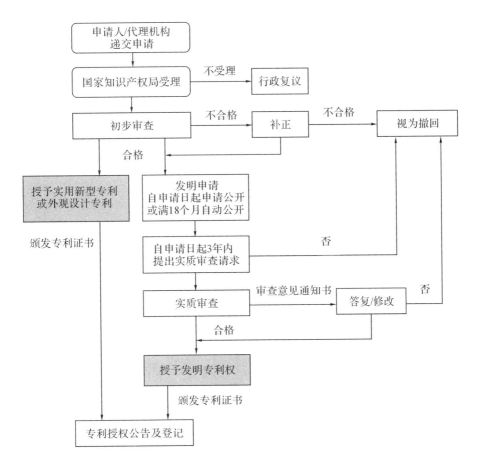

图 14-1   我国专利审批流程

位,也可以是个人。

1. 人身权 指发明人或设计人对发明创造享有在专利文件中写明其姓名的权利。人身权不依赖财产权而存在,在财产权转让后人身权仍然得以保留。

2. 财产权 指专利权人通过对专利技术的占有、使用而取得物质利益的权利,具体有以下几种:

(1)独占实施权 专利权被授予后,专利权人有权自行实施其发明创造,并有权禁止他人未经许可擅自实施其发明创造的权利,以确保自己独占实施权的实现。

(2)专利许可权 专利权人许可他人实施其专利技术并收取专利使用费的权利。任何单位或个人实施他人专利的,应当与专利权人订立书面实施许可合同,向专利权人支付专利使用费。专利实施许可的合同生效后,专利权仍然在专利权人手中。被许可人只享有合同约定范围内的实施权,并不享有完整的专利权。

(3)专利转让权 专利权可以转让,当事人应当订立书面合同,并向国务院专利行政部门登记,并予以公告。转让自登记之日起生效。中国单位或个人向外国人、外国企业等转让专利权的,依照有关法律、行政法规的规定办理。

(4)专利标记权 专利权人享有在其专利产品或使用专利方法获得的产品或产品包装上标注专利标记和专利号的权利。通过标记可起到宣传作用,扩大产品的销售;也可以起到警示作用,提示产品不能被随意仿造。

(三)保护终止与无效

1. 专利权终止　有下列情形之一的,专利权将终止:①专利期限届满将自行终止;②没有按照规定缴纳年费的;③专利权人以书面声明放弃其专利权的。

2. 专利权无效　自国务院专利行政部门公告授予专利权之日起,任何单位或个人认为该专利权的授予不符合专利法有关规定的,可以请求专利复审委员会宣告该专利权无效。专利复审委员会对宣告专利无效的请求应当及时审查和作出决定,并通知请求人和专利权人。宣告专利权无效的决定,由国务院专利行政部门登记和公告。宣告无效的专利视为自始即不存在。

(四)侵权责任

专利侵权,是指未经专利权人许可,实施其专利的行为。药品专利侵权行为发生时,专利权人可采取行政程序、司法程序来保护自己的权益,侵犯专利权的诉讼时效为 2 年。侵权行为人应当承担相应的民事责任、行政责任和刑事责任。

1. 行政责任　对专利侵权行为,专利主管部门拥有权责令侵权行为人停止侵权行为、责令改正、罚款、调解赔偿数额等。

2. 民事责任　①停止侵权:专利侵权行为人应根据专利主管部门的处理决定或者人民法院的裁判,立即停止专利侵权行为。②赔偿损失:侵犯专利权的赔偿数额,按照专利权人因被侵权所受到的损失或者侵权人获得的利益确定;难以确定的,可以参照该专利许可使用费的倍数合理确定。③消除影响:在侵权者实施侵权行为给专利产品在市场上的商誉造成损害时,侵权人应当采用适当的方法承担消除影响的法律责任,承认自己的侵权行为,以消除对专利产品造成的不良影响。

【14-6】拓展信息

【14-7】案例思考

3. 刑事责任　假冒他人专利,情节严重的,应对直接责任人员追究刑事责任。

第三节　药品商标保护

【14-8】教学课件

一、药品商标

(一)药品商标的概念

商标是市场交换中用来区分不同的生产者、经营者的商品或服务的标记,具有多种多样的表现形式。

药品商标是指能够将药品生产者、经营者的药品或服务与他人的药品或服务相区别,而使用在药品包装或服务上的标记,由文字、图形、字母、数字、三维标志、颜色组合和声音,或上述要素组合构成的一种可视性标志。

【14-9】案例思考

(二)药品商标的特征

1. 商标的特征　商标作为一种识别性标记,具有以下基本特征:

(1)显著性　即不与他人的商标相混同。显著性是商标的核心要件,只有具有鲜明个性的标记用于特定的商品或服务,才能便于消费者识别。

(2)独占性　注册商标所有人对其商标具有专有权、独占权,未经注册商标所有人许可,他人不得擅自使用,否则即构成侵权。

(3)价值性　商标代表商品或服务的质量,代表企业的信誉和竞争力,是一种无形资产,能够吸引消费者认牌购物,具有重大经济价值。

(4)依附性　商标是依附商品或者服务而存在的标记。只有附着在商品上用来表示商品来源并区别其他同类商品的标志才是商标。

(5)竞争性　商标是参与市场竞争的工具,象征一个企业的市场,商标知名度越高,其商品或服务的竞争力越强。

2. 药品商标的特征　药品是特殊的商品,药品商标除具有上述一般的特征外,还具有以下特征:

(1)行业性　药品商标必须符合医药行业的属性,即健康、安全、生命等,但应尽量避免与药品特性及功效的关联,以免误导患者用药。

(2)公益性　药品商标需考虑使用的广泛性,不得使用药品通用名作为商标,以免消费者误解。申请药品商标时,申请人应当出示国家药监局发给的药品批准证明文件。

(三)药品商标的分类

1. 根据商标的形态划分　①平面商标:包括单一的文字商标、图形商标、数字商标以及文字与图形的组合商标。②立体商标:商品或其包装的外形或者表示服务特征的外形组成的商标;③声音商标:一段音乐或某种特色声音作为商品或服务的标记。

2. 根据商标的使用对象划分　①商品商标:用于标记生产或销售的商品。②服务商标:用于标记服务行业所提供的服务。

3. 根据商标的知名度划分　①知名商标:由市级工商行政管理部门认可,在该行政区域范围内具有较高声誉和市场知名度的商标。②著名商标:由省级工商管理部门认可,在该行政区域内具有较高声誉和市场知名度的商标。③驰名商标:由国务院工商管理部门认定的,在市场上享有较高声誉并为相关公众所熟知的商标。

4. 根据商标的使用功能划分　①集体商标:以团体、协会或者其他组织名义注册,供该组织成员在商业活动中使用,以表明使用者在该组织中的成员资格的标志。②证明商标:由对某种商品或者服务具有监督能力的组织所控制,而由该组织以外的单位或者个人使用于其商品或服务,用以证明该商品或者服务的原产地、原料、制造方法、质量或者其他特定品质的标志。③联合商标:商标所有人在自己生产或者销售的相同或类似的商品上注册几个近似的商标,以构成一张立体交叉的保护网,有效地防止近似商标的出现,扩大注册商标专用权的范围。

(四)药品商标的作用

1. 具有区分来源的功能　药品商标能将药品生产、经营企业和其产品联系在一起,与其他企业及产品区别开来,帮助公众根据需要选择质量好、信誉好的企业产品。

2. 具有广告宣传功能 商标与药品长期固定,会成为药品质量和特色的象征,成为药品信息和企业形象的象征,使消费者认知该产品。

3. 具有财产功能 商标使企业经营中积累的商誉得以凝聚,是企业重要的无形资产。注册商标专用权,可以为企业带来巨大收益。

4. 具有保护竞争、规范管理的作用 商标竞争力是企业竞争力的综合反映,政府部门对药品商标的规范化管理,监督药品质量,可以促进我国医药经济发展,提高国际市场竞争力。

二、药品商标权的获得及内容

(一)药品商标的限制性条件

1. 不得作为商标使用的标志

(1)同中华人民共和国的国家名称、国旗、国徽、国歌、军旗、军徽、军歌、勋章等相同或者近似的,以及同中央国家机关的名称、标志、所在地特定地点的名称或标志性建筑物的名称、图形相同的。

(2)同外国的国家名称、国旗、国徽、军旗等相同或近似的,但经该国政府同意的除外。

(3)同政府间国际组织的名称、旗帜、徽记等相同或近似的,但经该组织同意或不易误导公众的除外。

(4)与表明实施控制、予以保证的官方标志、检验印记相同或近似的,但经授权的除外。

(5)同"红十字""红新月"的名称、标志相同或近似的。

(6)带有民族歧视性的。

(7)带有欺骗性,容易使公众对商品的质量等特点或产地产生误认的。

(8)有害于社会主义道德风尚或有其他不良影响的。

县级以上行政区划的地名或公众知晓的外国地名,不得作为商标。但是,地名具有其他含义或者作为集体商标、证明商标组成部分的除外;已经注册的使用地名的商标继续有效。

2. 不得作为商标注册的标志

(1)仅有本商品的通用名称、图形、型号的。

(2)仅直接表示商品的质量、主要原料、功能、用途、重量、数量及其他特点的。

(3)其他缺乏显著特征的。

(4)《药品管理法》规定,药品通用名称不能作为药品商标使用。

(二)药品商标的申请与审批

《中华人民共和国商标法》规定,申请注册的商标,应具有显著特征、便于识别,并不得与他人在先取得的合法权利相冲突。办理药品商标注册申请,是获准商标注册、取得药品商标权的前提和必经程序。

申请商标注册,应按照规定填报使用商标的商品或服务的类别和名称;可以自行办理,也可以委托代理机构办理。

国家知识产权局商标局主管全国商标注册和管理等工作。国家知识产权局设立商标评审委员会,负责处理商标争议事宜。我国药品商标注册审批流程见图14-2。

(三)药品商标权的主要内容

商标持有人在取得注册商标后,对该商标享有以下权利:

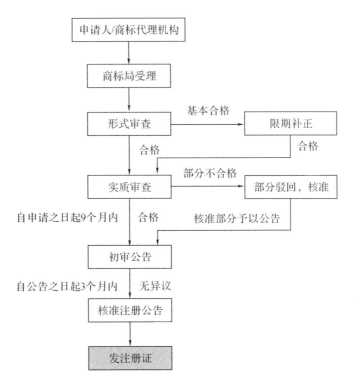

图 14-2　我国药品商标注册审批流程

1. 专有使用权　是指商标权人在被核准使用的医药商品或服务上使用核准的注册商标的权利。

2. 禁止权　即商标权人有权禁止他人未经许可使用其注册商标,或以其他方式侵犯其商标专用权的权利。对于驰名商标,国家实行跨类扩大保护,商标权人有权禁止他人将驰名商标或与之相类似的商标使用到任何商品和服务项目上;且未注册的驰名商标仍然受到专用权保护。

3. 转让权　即商标权人在法律允许范围内,将其注册商标有偿或者无偿转让的权利。转让注册商标的,转让人和受让人应当签订转让协议,并共同向商标局提出申请。

4. 许可权　即商标权人以收取使用费为代价,通过合同的方式许可他人使用其注册商标的权利。

三、药品商标的保护

(一)药品商标权的保护范围和期限

1. 商标权的保护范围　药品注册商标的专用权,以核准注册的商标和核定使用的商品为限。

2. 商标权的保护期限　我国注册商标的有效期为 10 年,自核准注册之日起计算。注册商标有效期满,需要继续使用的,商标注册人应当在期满前 12 个月内按照规定办理续展手续;在此期间未能办理的,可以给予 6 个月的宽展期。每次续展注册的有效期为 10 年,自该商标上一届有效期满次日起计算。期满未办理续展手续的,注销其注册商标。

商标通过续展注册可以得到永久性保护。

（二）药品商标的侵权保护

药品商标的侵权行为，指未经药品商标注册人许可侵犯其合法权益的行为，主要表现有未经许可使用、伪造标识、使用相近似的商标进行仿冒等。

药品商标权可以通过行政保护、司法保护、自我保护和消费者的社会保护等途径进行保护。

1. 行政保护和司法保护　我国对商标权实行的是行政保护与司法保护并行的双规制。对商标侵权行为，商标注册人或利害关系人可以向工商行政管理机关投诉，请求处理；也可以向人民法院起诉，要求损害赔偿。国家商标行政管理部门有权责令商标侵权人停止侵权，并对其予以处罚。人民法院对商标侵权案件进行审判，使侵权人承担法律责任。

2. 自我保护和消费者的社会保护　商标权人通过配备商标管理人员，采取各种预防措施，在发生侵权时及时向行政部门或司法部门提出保护请求。消费者的维权打假行为，对商标权也起到间接的保护作用。

【14-10】案例分析

第四节　药品知识产权的其他保护方式

一、医药商业秘密保护

（一）医药商业秘密的概念及特征

在 TRIPS 协定中，把商业秘密的范围规定为一切符合条件的"未披露信息"。

医药商业秘密，是指在医药行业中，不为公众所知悉，能为权利人带来经济利益、具有实用性并经权利人采取保密措施的技术信息和经营信息。

【14-11】教学课件

医药商业秘密的主要特征包括：

1. 秘密性　医药商业秘密是处于保密状态的，不可能从公开的渠道所获悉。

2. 价值性　商业秘密是企业在经营过程中获取的，具有独立的实际或潜在的经济价值和市场竞争价值，能给企业带来经济效益或竞争优势。在医药企业中，药品的开发方向、研究数据、生产记录、市场战略、客户资料等都具有极高的价值性。

3. 实用性　商业秘密区别于理论成果，具有现实的或潜在的使用价值。商业秘密是一种现在或将来能够应用于生产经营或对生产经营有用的具体的技术方案和经营策略。缺乏实用性的信息则无价值性可言。

4. 保密性　商业秘密权利人主观上将该信息视为秘密，客观上采取了保密措施，包括订立保密协议，建立保密制度或采取其他合理的保密手段，对技术秘密和经营秘密进行保护。只有当权利人采取了能够明示其保密意图的措施，才能成为法律意义上的商业秘密。

上述四个特征，是医药商业秘密缺一不可的构成要件，同时具备 4 个特征的技术信息和经营信息,才属于商业秘密。

此外,商业秘密还存在着:①历史性,商业秘密可能随着时间的推移公开转化为公用技术;②合法性,应通过合法方式取得或继受得到;③风险性,权利人不能以商业秘密为由对抗正当竞争,也不能阻止他人独立研究开发出不谋而合的技术。

(二)医药商业秘密的内容

1. 医药技术秘密 是指与医药产品的生产、制造、检验过程相关的技术诀窍或秘密技术,主要包括:

(1)产品信息 企业自行研发的新药,既没有申请专利,也还没有正式投入市场之前,尚处于秘密状态,就是一项商业秘密。

(2)配方与工艺 医药产品的工业配方、化学配方、药品配方、民间秘方等都是医药商业秘密的常见形式。先进的生产工艺、操作方法、技术诀窍也属于商业秘密。

(3)机器设备的改进 对市场购买的仪器设备进行技术改进,使其更具用途或效率更高,其改进方法属于商业秘密

(4)研发文件 记录了研究开发活动内容的文件,如蓝图、图样、实验结果、设计文件、设计规格、检验原则、质控参数等。

2. 医药经营秘密 是指与药品的生产、经营、销售有关的保密信息,主要包括:

(1)重要经营活动文件 包括产品采购计划、进货渠道、销售策略、财务报表、分配方案、市场调查资料等。

(2)客户情报 包括客户清单、销售渠道、协作关系、货源情报、招投标的标底和标书等。

(3)管理技术 行之有效的管理模式、管理方法、管理诀窍等,如人员培训方法、档案管理办法、标准操作规程等。

(三)医药商业秘密的保护方式

医药商业秘密的保护主要采用自我保护为主,商业秘密被侵犯后采取法律保护为主。

1. 自我保护 医药企业应加强自我保护意识,通过以下措施保护商业秘密:①企业内部设立专门的商业秘密管理机构;②与涉密人员签订保密合同以及竞业限制协议;③实行分级管理;④定期对涉密人员进行培训,增强保护商业秘密的意识,提高保护商业秘密的能力。

2. 法律保护 通过对非法侵害他人商业秘密的行为,依法追究法律责任的方式保护商业秘密权。《反不正当竞争法》是保护商业秘密的核心法律,其他相关的法律法规还包括《民法典》《合同法》《劳动法》《民事诉讼法》《刑法》等。

(四)商业秘密保护的缺陷

1. 现行法律保护力度较弱 我国无专门的《商业秘密保护法》,对商业秘密的保护散见于各种不同法律法规,相关法律条文难以保证内容统一、协调和体系完整。

2. 商业秘密保护自身有缺陷 商业秘密拥有权不具有排他性,不能禁止他人以合法途径了解和使用相同的技术,不能对抗反向工程和独立发明。他人独立发明出相同或类似的商业秘密,并不构成侵权;而且一旦他人申请专利获得专利权后,原商业秘密权利人则因专利技术、信息的公开而丧失商业秘密权,甚至不能继续使用这项技术或信息。

3. 存在不可预期的泄密风险 商业秘密依赖于保密措施,具有较大的保密成本和泄密风险。即使采用专利权申请保护商业秘密,也存在以下风险:①并非所有技术均满足专利权

的实质条件;②专利权保护有期限;③专利必须公开,更容易受到侵害。

二、医药未披露数据的保护

(一)医药未披露数据的定义和内容

1. 医药未披露数据的定义　医药未披露数据是指在含有新型化学成分药品注册过程中,申请者为获得药品生产批准证明文件向药品注册管理部门提交的关于药品安全性、有效性、质量可控性的未披露的试验数据。

2. 医药未披露数据的内容　医药未披露数据来源于药品研发过程中的临床前试验和临床试验,主要包括以下内容:

(1)针对试验系统的试验数据:包括动物、细胞、组织、器官、微生物等试验系统的药理、毒理、动物药代动力学等试验数据。

(2)针对生产工艺流程、生产设备与设施、生产质量控制等研究数据:包括药物的核查工艺、提取方法、理化性质及纯度、剂型选择、处方筛选、制备工艺、检验方法、质量指标、稳定性;中药制剂还包括原药材的来源、加工及炮制等;生物制品还包括菌毒种、细胞株、生物组织等起始材料的质量标准、保存条件、遗传稳定性及免疫学等研究数据。

(3)针对人体的临床试验数据:包括临床药理学、人体安全性、有效性评价等获得人体对新药的耐受程度、药代动力学参数和给药剂量等试验数据。

(二)医药未披露数据的特征

1. 专用限定与商业价值　医药未披露数据是原注册申请人进行药品研发和注册申请时专用的。但药物研发竞争者仍能从试验数据中反向推断破解该试验的设计思路、工艺流程等技术秘密,具有显著的商业价值。

2. 不具有独占性　医药未披露的试验数据保护不禁止其他申请人自行独立获取的该数据,其他申请人可以合法地使用自行独立获得的该数据。

3. 其获得的途径不具备创新性　《药品管理法实施条例》中的"生产或销售含有新型化学成分药品"中的"新",并不是应用创新方法而获得的信息,而是一个注册性概念,只要生产者或销售者提交的化学活性成分未经注册即是新的。

(三)医药未披露数据保护的法律依据

1. 医药未披露数据保护的含义　医药未披露数据保护是对未在我国注册过的含有新型化学成分药品的申报数据进行保护,在一定的时间内,负责药品注册的管理部门和药品仿制者既不能披露也不能依赖该新药研发者提供的证明药品安全性、有效性、质量可控的试验数据。医药未披露数据保护的目的在于,禁止后来的药品注册者直接或间接地依赖前者的数据来进行药品的注册申请,以保护新药开发的积极性。

2. 医药未披露数据保护的法律依据　WTO 的 TRIPS 协定规定,对含有新型化学成分的药品或农业化学产品的试验数据或其他数据进行保护,以防止不正当的商业使用。根据TRIPS 协定,我国政府在相应的行政法规和部门规章中,规定了对药品未披露试验数据进行保护,详见表 14-6。

表 14-6　医药未披露数据保护的法律依据

名称	条款内容
《TRIPS 协定》第 39 条 3 款	如果缔约方要求以提交未公开的测试数据或其他数据作为批准一种采用新化学成分的药品或农业化学产品投放市场的条件,而上述数据的产生需要付出相当的努力,则该缔约方应禁止对这种数据的不正当商业性使用。 此外,除非是为保护公众所必需,或者除非已经采用措施来确保防止对这些数据的不正当商业性使用,否则缔约方应禁止公开这样的数据。
《药品管理法实施条例》第 35 条	国家对获得生产或者销售含有新型化学成分药品许可的生产者或者销售者提交的自行取得且未披露的试验数据和其他数据实施保护,任何人不得对该未披露的试验数据和其他数据进行不正当的商业利用。 自药品生产者或者销售者获得生产、销售新型化学成分药品的许可证明文件之日起 6 年内,对其他申请人未经已获得许可的申请人同意,使用前款数据申请生产、销售新型化学成分药品许可的,药品监督管理部门不予许可;但是,其他申请人自行取得数据的除外。

 思考题

1. 简述医药知识产权的分类和保护意义。
2. 简述药品专利的类型和授予条件。
3. 药品商标注册有哪些禁止性规定?
4. 简述医药商业秘密的主要特征和保护形式。
5. 简述医药未披露数据的内容及特征。

【14-12】课堂练习　　　【14-13】教学视频

（黄越燕　朱琦峰）

参考文献

[1] 何宁,胡明.药事管理学[M].2版.北京:中国医药科技出版社,2018.

[2] 马凤森.药事管理学[M].2版.杭州:浙江大学出版社,2012.

[3] 孟锐.药事管理学[M].4版.北京:科学出版社,2016.

[4] 田侃,吕雄文.药事管理学[M].北京:中国医药科技出版社,2016.

[5] 万仁甫.药事管理与法规[M].3版.北京:人民卫生出版社,2018.

[6] 翁开源,廖瑞斌.药事管理学[M].2版.北京:科学出版社,2017.

[7] 翁开源,汤新强.药事管理学[M].北京:科学出版社,2012.

[8] 谢明,田侃.药事管理与法规[M].2版.北京:人民卫生出版社,2016.

[9] 杨世民.药事管理学[M].5版.北京:中国医药科技出版社,2015.

[10] 杨世民.药事管理学[M].6版.北京:人民卫生出版社,2016.

[11] 兰奋,洪小栩,宋宗华,等.《中国药典》2020年版基本概况和主要特点[J].中国药品标准,2020,21(3):185-188.

[12] 胡骏,薛礼浚,邵蓉.发达国家药品质量管理特点研究和启示[J].中国医药工业杂志,2019,50(9):1072-1078.

[13] 朱佳娴,施绿燕,颛孙燕,等.欧盟、美国、日本药品上市许可持有人制度分析及启示[J].上海医药,2020,41(1):47-51.

[14] 柏林,范平安,史录文,等.从美国1985—2019年新药批准情况看新药研发和审批趋势[J].中国新药杂志,2021,30(20):1830-1835.